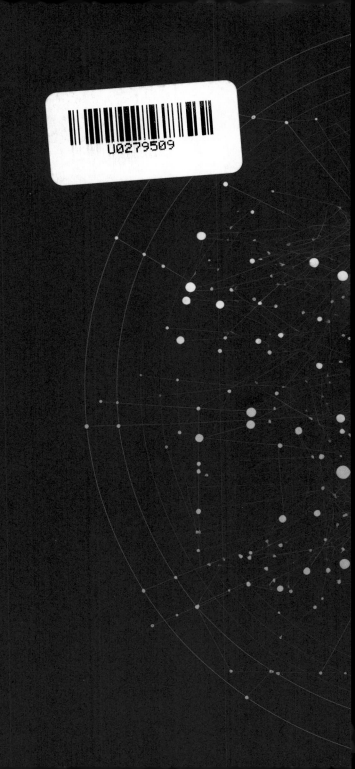

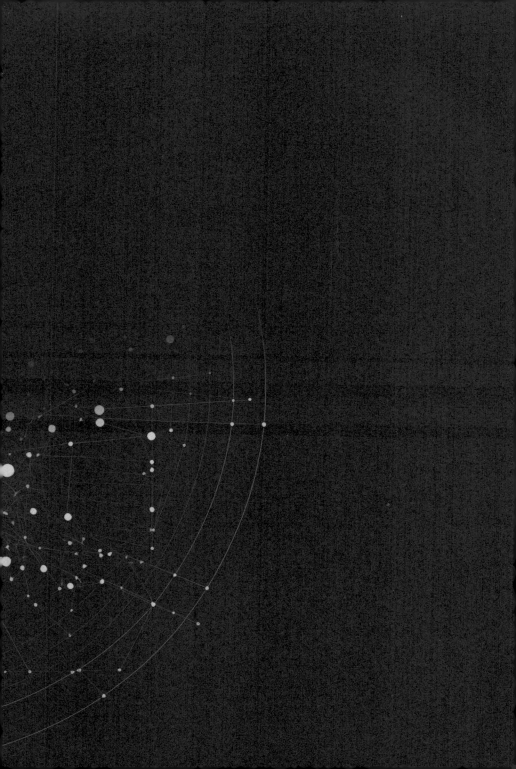

Artificial Intelligence
in Healthcare
AI, Machine Learning, and Deep and Intelligent Medicine
Simplified for Everyone

医疗中 的 人工智能

写给大家的
智慧医学书

Parag Mahajan 著

乔霄丹 译

上海科学技术出版社

图书在版编目（CIP）数据

医疗中的人工智能 / （卡塔尔）帕拉格·马哈詹 (Parag Mahajan) 著 ; 乔霓丹译. -- 上海 : 上海科学技术出版社, 2024. 7. -- ISBN 978-7-5478-6498-2

Ⅰ. R19-39

中国国家版本馆CIP数据核字第2024D0J653号

上海市版权局著作权合同登记号 图字: 09-2023-0065号

医疗中的人工智能

Parag Mahajan 著

乔霓丹 译

上海世纪出版（集团）有限公司
上海科学技术出版社 出版、发行
（上海市闵行区号景路159弄A座9F-10F）
邮政编码201101　　www. sstp. cn
徐州绪权印刷有限公司印刷
开本 890×1240　1/32　印张 13.5
字数 350千字
2024年7月第1版　2024年7月第1次印刷
ISBN 978-7-5478-6498-2 / R·2937
定价: 98.00元

本书如有缺页、错装或坏损等严重质量问题，请向印刷厂联系调换本书由资深医学影像学专家 Parag Mahajan 编写。医学是一门不断发展的学科，人工智能（AI）在许多方面推动了医学的发展，包括诊断、筛查、治疗、健康管理等。作者将 AI 在医疗保健中的应用整合成一本非常容易理解的书，所呈现的术语和技术通俗易懂，易为非专业人员所理解。

本书首先深入浅出地介绍了 AI 的基本概念、术语、技术和方法，然后详细介绍了 AI 在临床实践、放射医学、病理学、药物研发、基因组学、健康保险及医学教育等领域中的应用案例，以及 AI 在各个临床医学专业中的应用。由于 AI 越来越多地用于医疗决策，因此部分患者可能会担心应用 AI 的道德和伦理问题，当然，这个主题也包含在本书中。本书还介绍了大型企业，如谷歌、百度、西门子等，在医疗人工智能发展中的推进作用。最后，介绍了使用 AI 方法进行疾病筛查、健康监测及新治疗方法开发。

本书内容丰富且生动有趣，可作为大众了解医疗 AI 的科普读物，亦可作为医疗从业人员和医学生的 AI 入门教材，还可为医疗保健领域 AI 的投资者提供参考。

/ 致谢 /

　　我写这本书的过程中，没有人比我的家人更重要。我想感谢我的父母，无论我追求什么，他们的爱和鼓励都与我同在。我特别要提到我父亲开朗的态度，即使在接受胃癌治疗时，他仍保持着这种态度。最重要的是，我要感谢充满爱意并支持我的妻子阿努拉达，以及我的两个好女儿阿努什卡和帕夫尼，她们为本书的创作提供了无尽的灵感。我还要感谢我的偶像——埃隆·马斯克和斯蒂芬·霍金，他们激励我深入探寻未知的世界。

医学是一门不断发展的学科，随着人工智能（AI）的不断发展，其在医疗领域的应用也越来越广泛。AI在医疗保健领域的应用包括以下几个方面。其一，**诊断和治疗**：医疗人员可以使用AI来帮助诊断疾病、提供治疗方案和进行手术操作。例如，AI通过分析大量医学图像（如X线、CT和MRI等影像资料），来帮助医疗专业人员确定最佳的治疗方案。其二，**个性化医疗**：AI通过分析大量的医疗数据，为每个患者制订个性化的治疗方案，提高医疗的效率和准确性。其三，**健康管理**：AI根据个人的生理参数、健康历史和基因信息来预测患病风险、提供医疗建议并制订个性化的健康管理计划。AI还可以对体征进行实时监测，如监测心率、血压和血糖等。其四，**药物研发**：虽然药物研发是一项非常耗时和昂贵的过程，但是AI可通过大规模分析生物信息数据来开发药物，缩短研发周期和降低成本。其五，**医疗资源分配**：在应对突发疾病或重大公共卫生事件时，AI可帮助医疗机构进行资源优化和分配，以提高救援效率和缓解医疗压力。

总之，AI不仅能够提高医疗诊断的准确性和效率，还可帮助医生制订更加科学、合理的治疗方案，为患者的康复和治疗带来更好的效果。其应用使得医疗保健更加精确、高效和个性化，有助于提高医疗质量和降低医疗费用。

AI应用于医疗保健领域具有非常大的潜力。医疗AI市场规模高速增长，大量初创公司不断涌现。从具体应用层面来看，医疗信息化应用、智能诊疗、医疗健康管理、药物研发、医学影像等均有较大发展空间，且越来越多的应用场景正在被探索用于提高医疗效率和准确性、预防慢性病、加速药物研发和实现个性化医疗，这将是医学领域的重要发展趋势，将会大大改善人民的医疗水平，并提高医疗资源的利用效率。

然而，全球的医疗 AI 产业相较于制造业、通信和传媒业、零售业、教育业等，还处于早期阶段，商业化程度相对偏低。大多数公司都处于探索状态，竞争格局尚未完全形成。其原因可能包括：首先，目前 AI 模型或产品常局限于单个任务，通用性的多任务 AI 产品有待研发；外延性和普适性有待提高，还存在误诊、不准确等问题。其次，由于医疗数据的开放性不够高，高质量的医疗数据难以获得，导致 AI 系统的"训练"受阻。另外，医疗信息标准的缺失也是难题，如对于医疗图像的标注，即使是同一医院、同一科室的医生也可能有不同的标注方式，而 AI 对于内容的精准度和标准化要求很高。最后，医疗 AI 领域缺乏既懂医学又懂 AI 的复合型人才，医学人才的参与能够让 AI 团队少走弯路，许多医学问题也可能在 AI 辅助下有所突破。

但总体来说，AI 在医疗领域的发展能带来的好处是不可估量的，当然这也需要社会乃至国家层面的配合。2017 年，国务院印发《新一代人工智能发展规划》，提出推广应用 AI 治疗的新模式、新方法，建立快速精准的智能医疗体系。2021 年 7 月，国家药品监督管理局发布《人工智能医用软件产品分类界定指导原则》，明确 AI 医疗软件产品按照 Ⅲ 类医疗器械进行管理。本书还重点介绍了医疗 AI 企业的发展现状，通过分析国内外行业巨头的新技术和真实案例，使读者全面了解医疗 AI 的产业转化方向。

本书系统性地整合了 AI 的基本概念、AI 在医疗保健中的应用现状、各种医疗企业在医疗 AI 发展中的推进作用，体系构架完整、内容详细、语言通俗易懂，对 AI 应用研究人员、医护工作者、医学研究生、广大投资者都有很好的参考作用；对希望了解医疗 AI 的普通读者来说，本书也是一本不错的读物。

乔霓丹

2023 年 10 月

/ 目录 /

请扫描二维码，阅读本书参考文献。

第 1 部分

人工智能与
医疗保健

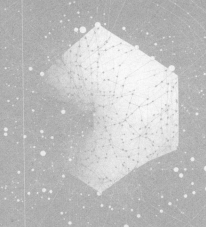

The question of whether a computer can think is no more interesting than the question of whether a submarine can swim.

——Edsger W. Dijkstra

质疑计算机是否能思考就像质疑潜艇是否能在水中航行一样。

——艾兹格·迪科斯特拉

1 · 医疗人工智能简介

人工智能（AI）是一门年轻的学科（图 1-1），它带来了医疗保健模式的转变。虽然在可预见的未来它不能取代医生或医疗工作者，但肯定会为全球医疗系统带来基础性的转变。

AI 是一个广泛的术语，包括任何代码、算法，或旨在模仿人类智能或行为的综合技术。它的各种子领域构成了我们通常所说的 AI 这一实体。每个 AI 支持的技术都可以应用于人类能力的不同方面。

其实我们可以把人工智能看作所有人类过程的"人造"形式。简单来说，人工智能是一种由软件编程驱动的机器、设备、机器人或工具，用于展示人类的特征性推理和思维模式。到目前为止，这些机器根据它们所使用的学习材料（即数据集）来做出特定的行为反应，从而实现了具体的目的。

我们中的大多数人在日常生活中都在使用人工智能，而且往往没有意识到。它最普遍的应用是通过基于人工智能算法的社交媒体分析消费者行为，如奈飞（Netflix）、亚马逊（Amazon）、脸书（Facebook）等公司从浏览历史、购物历史到电影选择等获取用户网络行为数据，以进行市场分析。艾赞伯格[1]利用自主研发的智能算法来捕获用户生成的数据，以分析和预测市场趋势；波音（Boeing）公司数年前就推出了基于人工智能的自动驾驶功能；而汽车制造商特斯拉[2]则通过为最近的车型提供自动驾驶功能来提高竞争力。特斯拉（Tesla）的自动驾驶技术基于 AI 支持的系统来检测车辆周围的情况，从而进行导航。在机场安检的护照控制，以及 Siri、Alexa 和 Google Home 等虚拟助手中使用的人脸识别软件，都利用响应式人工智能技术来实现其功能。

随着 AI 渗透到日常生活的方方面面，其也进入了医疗保健领域。

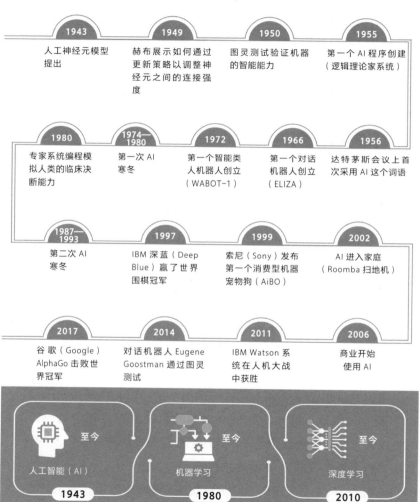

人工智能历史

1943
人工神经元模型提出

1949
赫布展示如何通过更新策略以调整神经元之间的连接强度

1950
图灵测试验证机器的智能能力

1955
第一个 AI 程序创建（逻辑理论家系统）

1980
专家系统编程模拟人类的临床决断能力

1974—1980
第一次 AI 寒冬

1972
第一个智能类人机器人创立（WABOT-1）

1966
第一个对话机器人创立（ELIZA）

1956
达特茅斯会议上首次采用 AI 这个词语

1987—1993
第二次 AI 寒冬

1997
IBM 深蓝（Deep Blue）赢了世界围棋冠军

1999
索尼（Sony）发布第一个消费型机器宠物狗（AiBO）

2002
AI 进入家庭（Roomba 扫地机）

2017
谷歌（Google）AlphaGo 击败世界冠军

2014
对话机器人 Eugene Goostman 通过图灵测试

2011
IBM Watson 系统在人机大战中获胜

2006
商业开始使用 AI

人工智能（AI） 至今 **1943**

机器学习 至今 **1980**

深度学习 至今 **2010**

图 1-1　AI 历史

AI 及其在医疗保健领域应用概述

虽然 AI 在所有人类领域都有实际应用，但在医疗保健领域中 AI 更是显示出了巨大的增长潜力。研究表明，预计到 2028 年，医疗保健领域的 AI 市场预计将达到 1 200 亿美元，并以超过 40% 的年复合增长率增长。与此同时，预计到 2026 年，AI 在医疗保健领域的应用将减少 1 500 亿美元的年度医疗保健费用 [3]。

AI 支持的医疗设备的广泛应用最近才得到改善，美国食品药品管理局（FDA）于 2017 年批准了这项技术供患者使用，而韩国食品药品安全部则在 2018 年才批准 [4]。

医疗行业每天都会产生大量的信息（图 1-2），所以利用技术来分层和集中这些数据以确保易于访问一直是医疗保健专业人士的需求。以电子健康记录（EHR）、X 线片、心电图和实验室报告的形式提供的数据，可输入算法以训练 AI 模型。AI 能够发展出自己的"逻辑"，从而

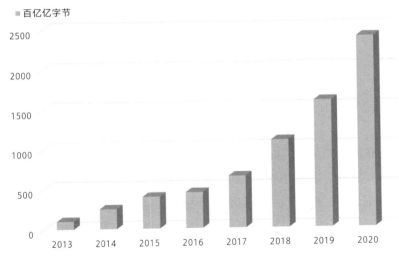

图 1-2 医疗健康数据呈指数级增长
来源：世界经济论坛 *
*https://www.weforum.org/agenda/2019/09/emerging-economies-healthcare-data/

为医务人员提供整合的系统，并以此将有用的信息转化为功能性工具。AI 系统目前的主流发展方向是模仿人类认知的能力。AI 还可用于帮助医疗行业整合统计分析、快速准确的诊断和生命关键应用的开发等 [4]。

以下是人工智能领域常用的术语。

• **机器学习（ML）**：AI 的子领域，为帮助机器通过自我学习开发自己的逻辑的技术和过程。ML 可用来分析大量图像中的模式，如在放射学和病理学领域进行基于图像的诊断。ML 还可以应用于发现基因组结构中的异常，有助于诊断先天性或基因介导的疾病。

• **深度学习（DL）**：是 ML 的特定类型，被描述为人工神经网络（ANN）的现代复兴，ANN 是模仿大脑生物结构的算法。DL 可以训练 AI 算法对大量数据进行统计分析，以准确预测患者的治疗效果，并为患者提供个性化的治疗建议。

• **机器人**：将技术精度与 AI 赋能的诊断准确性相结合，可优化外科手术操作程序，并广泛应用于医疗设备行业。

• **自然语言处理（NLP）和语音识别**：可将医生笔记或电子医疗记录中常见的长格式、非结构化的患者信息转换成分类和格式化的数据，使其变得易于分析和解释。

• **预测模型**：将数学方法和工具应用于大型数据集，通过使用回顾性信息来预测患者的状况或预后。

AI 与患者

物联网日趋成熟，促进了医疗物联网（IoMT）的兴起，这为将 AI 软件直接应用于患者带来了便利。现今，技术的使用已经不再局限于医疗保健提供者、医疗设备公司和制药公司。通过可穿戴技术如健身手环、智能手表、智能血氧仪和血糖仪等，连接智能手机应用和分析软件，患者和用户可以直接获得健康信息，分析、解读并对自己的健康数据采取行动，更早地寻求医生的咨询以进行干预。近年来，对预防性健康的关注已经占据了主导地位，科技巨头如苹果（Apple）、谷歌

（Google）、三星（Samsung）和 IBM 等公司竞相推出整合 AI 工具的服务、应用和设备，以提高诊断和预测的准确性。

汉农等 [5] 报道，他们使用 DL 算法分析 91 232 份单导联心电图，AI 能够通过心电图模式识别来诊断异常读数，且其诊断能力与训练有素的心脏病学家基本相当。

2017 年，苹果（Apple）[6] 和三星（Samsung）[7] 使用 DL 算法对其智能手表进行了升级，通过内置的心电图监测仪和心率读数能够检测心房颤动。该技术已获得 FDA 批准，并被广大消费者使用至今。

cHealthcare：当前医疗系统现状与问题

虽然将 AI 快速应用于医疗保健无疑令人振奋，且具有改善全球健康和保健工作的无限潜力，但了解其应用的原因及当前系统中的因素也是很有必要的。从不利于寿命和生活质量的情况中学习和发展是人类的天性，因此可以自然地推断出，现有医疗设施中存在的差距促进了 AI 的创新。当前的医疗保健系统（cHealthcare）存在以下缺陷（图 1-3）。

时间严重不足：医生的时间管理 医患之间存在很多问题，其中一个易被忽略且重要的问题，就是医生必须投入足够的时间与患者交流，以确保了解患者的实际情况。不幸的是，这种宝贵的时间严重缺乏，医生的看诊总是匆匆忙忙。研究表明，患者的满意度主要取决于与医疗保

cHealthcare：当前医疗系统现状与问题	iHealthcare：AI 助力的理想医疗系统
时间严重不足：医生的时间管理 缺乏实时的患者信息：EHR 是大趋势吗 用技术进行试验：EHR 是否符合潜力预期 应对狭隘的视野：医生的学识是否有限	精准医疗 高效的工作流程 诊断和治疗的准确性 临床决策支持系统（分诊和治疗） 恢复人与人的联系

图 1-3　cHealthcare 和 iHealthcare

健提供者的沟通质量。

勒德梅勒指出[8]："一个世纪以来，医学教育的目标一直是培养善于思考、具备科研能力且对患者充满爱心和责任心的医生。"

人与人的交流，93%基于肢体语言，而只有7%依赖于语言。医生因忙于繁重的工作而时间紧缺，只能匆忙完成患者的问诊，造成部分患者对医生失去信任[9,10]。

与普遍观点相反的是，这种负担并不是由于患者数量的增加。全球医疗系统的交流都过于依赖记录和文档化患者互动的过程，以至于大多数医生和专家都在忙于更新不断提供给他们的数据。医生需要不断填写病历记录，转录患者信息，并将数据输入纸质文件或电子系统中。这些工作通常由书记员或助理医师来完成，但这仍然依赖于熟练的体力劳动。这种情况在门诊和住院治疗中都很常见。

2018年，一项研究使用传感器网络分析重症监护病房中医护人员直接接触患者的时间，该研究比传统调查更准确，传统调查会受到参与者记忆或观察偏见的影响。研究结果表明，医生仅有14.7%的轮班时间在病房或患者的床边，却将40%的时间待在医生办公室，在办公桌上忙碌着进行电子病历审查和资料整理。这种与患者的有限互动进一步加剧了患者的不满和不信任，导致患者认为护理服务不合格[11]。

还有人担心，除了花费时间少外，这种状况也会导致医生缺乏了解患者的实时信息，导致对患者的诊断出现偏差。在诊疗期间，由于面对面的交流不充分，医生只能对发现的明显问题给予诊疗，而不能对患者的健康状况制订完善的方案。

缺乏实时患者信息：远程医疗可行吗　在2020年COVID-19大流行之前，由于医生持续高压的工作量，通常没有充足的时间在患者就诊后跟踪患者信息。医生的准确诊断取决于患者自诉的症状或用药经历，但这些信息可能不可靠或不完整。2020年则是这种医患互动关系的转折点，患者借助远程监测设备并与智能手机应用程序连接，方便与医疗保健提供者共享信息。越来越多的患者选择佩戴智能手表、健身手环、血压和心率监测器、脉搏血氧仪和血糖仪等来监测和评估健康状况，这些设备可以实时采集患者信息以便快速分析。其中许多应用得到了 AI 软件的支持，从而实现了快速、实时的生理监测和更好的依从性。虽然已实现持续的监测和便捷地获取大量数据，但是如何有效分析并及时干预是另一个需要攻克的难题[12]。

用技术进行试验：EHR 是否符合潜力预期 EHR 的引入优化了传统的纸张系统，因为后者在沟通和护理的连续性方面容易出现许多失误。EHR 提高了患者数据的安全性，使得患者报告和信息的传递也变得更加方便，这些便利保护了患者免受不必要的检测、诊断测试的重复和用药错误的影响。有了更好的电子医疗记录，也能更容易地将基因组数据与患者的表型数据相关联。

然而，这些数据的准确性在很大程度上取决于医生，他们通过图表、查房记录或交接记录自行输入数据，这个过程可能带来新的问题，如 EHR 已经证实与认知过载和用户疲劳关联。根据《2020 年全国医生职业倦怠和自杀报告》，该报告对超过 29 个领域的 15 000 名医生进行了评估，其中 42% 认为存在职业疲倦，而 55% 认为数据输入、制表和行政工作等烦琐任务是导致其职业疲倦的主要原因。

电子医疗记录中存在着大量的数据，为了充分利用这些数据，必须对其进行有效的分析和解释。所以应用 AI 算法就显得非常必要，AI 算法可以浏览庞大的数据集并得出可行的结论，帮助改善护理服务质量。否则就容易忽视目标而陷入数据中。

美国波士顿马萨诸塞州综合医院感染控制科副主任 Erica Shenoy 博士说："AI 工具需要达到感染控制和降低抗生素耐药性的目的。如果不行，那么这确实是我们所有人的失败。对医院来说，掌握堆积如山的 EHR 数据而不能充分利用；对工业界来说，没有创造出更智能、更快速的临床试验设计；对创造数据的 EHR 来说，没有使用它们的电子医疗记录系统，那这都将是一种失败[13]。"

应对狭隘的视野：医生的学识是否有限 众所周知，医生受限于有限的知识储备，往往只能专注于手头的患者，可能没有时间去深入研究，或将患者状况与大型数据库中的数据及医学文献中的诸多研究案例或参考文献进行比较。研究花费的时间过长，而且研究结果通常是不确定的，也可能不适用于手头的患者，这反过来又使他们不得不回到舒适和重复的诊断和治疗模式。这引出了一个关于医学研究实际应用的问题。

尽管医学文献的价值显而易见，但对医生来说，要跟上其领域的最新进展仍是极具挑战性的。美国医学图书馆协会杂志的报道显示，仅初级保健杂志每月就有超过 7 000 篇文章发表[14]。

医疗实践存在"太长，没读（TL，DR）"的问题。大多数医生可能没有时间仔细了解所属专业领域的最新进展。一项利用 AI 梳理庞大的医学文献数据库得出重点主题的研究显示，AI 在 60 分中得了 49 分，超过了人类研究人员的 46 分（两者使用相同的准确性判断标准），这表明 AI 在分析和过滤所需信息以促进改善医学教育方面很有潜力[15]。

造成 cHealthcare 缺陷的各种因素也是导致误诊的诱因，这也让已经脆弱的医患关系雪上加霜。

当患者被误诊并给予不恰当治疗时，结果可能错过最佳治疗时机，增加医疗事故的发生，导致高病死率和高致残率，医疗服务提供者的法律风险也随之增加。

关于医疗事故经济学的研究报告显示，医疗事故每年给美国带来 195 亿美元的损失。此外，"防御性医疗"每年的成本高达 450 亿～600 亿美元，而这种医疗行为仅仅是为了保护医生不受医疗事故索赔而进行的不必要检查。这揭示了没有充分证据支持或临床决策支持的治疗模式所造成的资源、时间和精力的浪费[16,17]。

面临当今医疗保健领域可能出现的诸多问题，AI 是否有能力改善现状，并为临床护理带来亟须的改革和支持？

iHealthcare：AI 助力的理想医疗系统

虽然 AI 的目的不是取代医生，但它确实有一个目标，那就是使该系统更加有效地为人类服务。曾被视为遥不可及的幻想已触手可及，这让全球的医护人员兴奋不已的同时，也带来了担忧。想象中的乌托邦——由 AI 驱动的医疗系统似乎就在眼前，但是算法和 ML 在医疗行业中的应用程度仍有待观察。如果将以 AI 驱动的医疗保健系统定义为"iHealthcare"，那么我们就可以实现如何更高效、准确地将人力和先进技术应用于医学领域（图 1-3）。

精准医疗 自 AI 进入医疗保健领域以来，精准医疗获得了广泛关注，因为它展示了基于个体患者的基因、生活方式、位置和环境因素定制护理或提供解决方案的巨大可能性。与传统医学的"一刀切"方法相反，精准医疗涵盖了从诊断到疾病检测、预后和治疗的整个治疗过程。利用 AI 算法，可以分析患者亚组的基因组和蛋白质组学谱，以预测心血管疾病和癌症的风险因素，以及神经退行性疾病的预后因素。

近年来，医疗记录的数字化使得大量患者数据被收集，其中包括美国国家卫生研究院（NIH）的 EMERGE 网络和"All of Us"计划、加拿大卫生研究所及英国国家医疗服务体系的数据库。将 AI 算法应用于这些数据集可以帮助推导出特定基因疾病的基因型-表型关系，并能够为患者提供全面护理。AI 算法帮助绘制了人类基因组图谱，并加入 MRI 图像数据，从而在 2011 年建立了艾伦发育脑图谱，并在 2017 年建立了人类细胞图谱。这就使得医疗行业可以使用 FDA 批准的有针对性的基因疗法进行个性化治疗[18]。坦帕斯（Tempus）集团[19]开发了相关的 AI 软件，该软件提供大量临床和分子数据库，使医生能够为数据驱动的个性化治疗做出实时决策。

高效的工作流程 AI 在医疗保健中将借助自动化和机器人系统构建，

通过精益管理策略提高医疗保健提供者的资源利用效率，同时向患者提供基于价值的护理，从而达到更好的护理结果。麦肯锡（McKinsey）集团估计，AI 将帮助医疗保健行业 15% 的工作时间实现自动化[20]。

总部位于美国的奥利夫（Olive）公司拥有一种 ML 算法[21]，可以自动执行医疗管理中的重复任务，从而使医生和管理员有更多时间处理更紧迫的问题。该平台可以自动进行保险核查和索赔，并与医疗网络无缝集成，以跟踪缺陷并突出需要改进的领域。CloudMedX[22] 使用 DL 来生成分析报告，展示患者在整个治疗过程中需要改进的地方。其编码分析器与现有的编码和计费软件一起使用，有效地管理、分析和沟通结构化和非结构化数据，以改善患者的护理情况。

诊断和治疗的准确性　ML 和 DL 算法在模式识别和图像分析方面优势显著，大大提高了放射学和病理学诊断的准确性。

普罗西亚[23] 作为数字病理学平台，提高了癌症诊断的速度和准确性；放射科的 AI 助手 Zebra Medical Vision[24]，可以分析和过滤常规扫描和具有积极临床结果的扫描，以帮助减轻医生的工作量。

临床决策（分诊和治疗）支持系统　临床决策支持工具已经存在多年，但由于通过健康记录或影像报告将 AI 算法应用于现有的电子数据，故现在正慢慢吸引着人们的关注。

皮克哈特等[25] 利用腹部 CT 扫描的身体成分标记，开发了一种专注于成像特征的 DL 算法，与 Framingham 风险分数和体重指数（BMI）等临床参数相比，这个算法更擅长预测主要的心血管疾病及成年患者群体的生存率，且该算法的表现优于既定的临床指标。

恢复人与人的联系　AI 系统有可能减少困扰医生的认知负荷，并导致倦怠事件的增加。世界卫生组织（WHO）指出：虽然到 2030 年，全球经济在卫生部门可以创造 4 000 万个工作岗位，但预计同期全球仍有 990 万医生、护士和助产士的短缺。通过 AI 可实现对重复、耗时流程的自动化处理，解决人力短缺问题，并有助于向服务不足或发展中地区提供医疗保健服务[26]。有人认为，应用 AI 或采用诊断和治疗技术可能导致医生和患者间的距离进一步疏远，但 AI 可帮助医生从烦琐的工作中解放出来，让医生有更多的精力建立与患者的友好互动，最先进的 AI 也无法取代这种情感交流产生的能量。换言之，AI 将使医生变得更加"人性化"。

AI 在医疗保健中应用的潜在风险

虽然 AI 正使医疗服务产生重大变革，但其发展和实施过程中必然存在缺陷，我们需要更加审慎地将 AI 逐步应用于医疗保健领域（图 1-4）。

数据库是否完整　我们必须评估用于得出结论的原始数据是否代表了所有种族和患者人群，有否偏向某个特定的种族。如果数据不包括少数族裔，那么精准医学可能存在偏颇的风险。在这种情况下，如果数据来源存在缺陷，那么分析结果也不可能准确。AI 是客观的，但它并不完美。这是因为开发这些算法的方法不仅需要大量信息来执行分析，而且需要开发人员秉持客观公正。但是不可避免的是，开发人员往往会因个人偏见的影响而使数据产生偏倚。这也造成了 AI 在医疗领域中开发和应用的局限性。

医生们准备好迎接变革了吗　AI 融入日常医疗工作流程的阻碍在于，有人认为 AI 最终会取代人类医生。虽然仍处于萌芽阶段，但大多数专家认为，只有技术智能和人类干预相结合，医务人员共同努力，AI 才可实现在医疗领域的成功应用。

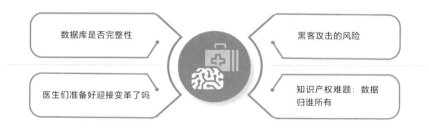

图 1-4　AI 在医疗保健中应用的潜在责任

雷希特等[27]提出：AI有望成为放射学工作流程的一部分，借助AI执行诸如分割或计数等常规任务，可解放放射学专家去执行高端任务，如将临床特征与影像报告相结合来进行诊断。卡奇[28]也认为："尽管AI有望取得进展，但人类医生的判断在初级医疗实践中仍是最优选择。"

黑客攻击的风险　我们是否有基础设施来有效地保护和存储数据，同时通过对医疗数据的强大加密来维护患者的隐私呢？　AI被认为是一把双刃剑，可能被用于防御或进攻，这取决于操纵者的意图。人类未来研究所指出AI可能被恶意使用[29]，AI启用的工具类似于无人机，既可以用来投掷药品，也可以用来投掷炸弹，产生的结果完全对立。

知识产权难题：数据归谁所有　医疗保健是一门"生意经"，AI的正确应用可产生巨大经济效益。因此，确定谁拥有AI软件的宝贵数据集非常重要。这些数据集可以用于算法的训练，设置AI的正常定义，从而能够诊断不正常情况。但是它属于个体患者吗？又或者是整个公众？还是利用该软件的政府医疗保健机构？甚至又或是开发该软件的私人科技公司？

总结

当今，AI的应用正带动全球医疗行业飞速发展，已逐步融入复杂医疗系统中的每一个环节，包括医疗咨询、症状检查、调查、诊断，以及有针对性的治疗管理等，给患者、医生和医院管理者带来了许多便利。AI对人类认知功能的模仿，可促进人类干预顺利推进。

就像大多数新技术一样，AI也面临诸多挑战，如对于患者隐私、数据安全、透明度的质疑，以及诊断或治疗模式出现问题导致患者诊疗结果不佳时的责任追究等问题。AI在医疗保健行业中的下一步是实现标准化。为了确保相关程序在医疗保健领域应用的技术质量和诊断准确性，建议执行严格的批准流程。这必须得到精心平衡，因为过于烦冗的流程会扼杀AI设计的多样性与创新性。FDA近期开始制定新的监管框架，旨在促进AI支持的医疗设备更加谨慎、安全和有效的开发[30]。

毫无疑问，AI 是当今最前沿的技术之一，是未来科技发展的关键。AI 在医疗保健领域的平台构建和网络运营，更是需要经验丰富的临床医生与技术专家深入合作来完成组织架构和流程设计。只有终端用户积极与技术开发者通力协作，AI 才能被广泛实施，促进人类社会的进步。

美国新泽西州罗格斯医学院医学教育副院长保罗·韦伯曾说[31]："我们能够训练机器表现出类似人类的智能，并将其应用于临床环境。虽然还未实现人类智能，但我们正在向它靠近。"

② · 人工智能增强型医疗的现状和未来应用

AI 以惊人的速度进入了医疗行业，这让许多人感到惊讶。虽然新一代的医护人员认为，AI 是技术快速发展的自然进步，但也有人担忧，患者的护理和人性的关怀可能会被机器和机器人所取代。这种不同的接受

优势		风险
🏆 外科机器人 🏆 精神卫生		⚠ 如何实现对 AI 的评估或监管
🏆 常规临床实践 🏆 预测医学		⚠ 当事情出错的时候会发生什么
🏆 掌握医学知识 🏆 医疗管理		⚠ 终端用户如何接受教育
🏆 增加诊断准确率 🏆 分析医疗系统		⚠ AI 对大众来说是否负担得起
🏆 预测危险事件 🏆 预测 COVID19 感染		⚠ AI 系统中收集的数据的安全性如何
🏆 初级预防以及促进健康生活		⚠ 被用于 AI 预测和诊断的数据是否有任何偏见
🏆 临床决策		
🏆 对抗专业人员数量缺乏		
🏆 药物研发		

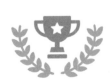

图 2-1　AI 的优势与风险

度导致部分人认为人类与机器之间存在竞争关系，这促使人们对这个理论的两面都进行深入研究。AI 是其所宣称的积极变革者吗？还是人类对机器的信任度太高？回报真的会大于风险吗？

以下概述 AI 的优势与风险（图 2-1）。

AI 的优势

DL 或 ML 可以显著影响大量数据可用的领域。医疗保健数据量巨大，因此在该领域实施 AI 非常符合实际情况。医疗行业每天都会产生大量信息，所以利用 AI 对这些数据进行分类、集中和分层，以确保易于访问、理解和解释，这是迫切需要解决的实际问题。AI 可以开发自己的"逻辑"，并可用于在集成的医疗系统中赋能医疗人员。

AI 系统有能力完美地模拟人类认知，其成功案例在科学界和患者中都备受关注。AI 还有助于统计分析，以及快速、准确地诊断重症情况的整合。AI 被誉为"21 世纪的听诊器"，这也已经成为许多专家关注的重心。在许多医院，医生承担着繁重的行政和临床任务，很难集中精力进行其他工作。这也就是为什么技术听诊器正在改变医疗领域。

除了烦琐的行政工作外，AI 的应用也是非常广泛和多样化的。如今，精密的技术机器人和用于诊断的强大算法正在渗透到各个医学领域。

外科机器人 在外科手术机器人领域，AI 使得特定机器人可以完成一些半自动化的重复任务，从而提高了手术的效率。然而，机器人无法完全模仿人体运动和人类智能，这一缺点正在通过引入自然语言处理、神经网络、语音识别和图像识别等应用来解决。

近年来，达·芬奇机器人已经展示了它作为手术机器人的巨大潜力，它相当于人类外科医生的延伸，医生可以通过控制台控制机器人完成手术操作 [1,2]。

微至（Microsure）是荷兰埃因霍温科技大学和马斯特里赫特大学医学中心的一个分支公司，该公司设计了一款可以精准进行微创手术的机器人 [3]。机器人由一位外科医生控制，外科医生的手部运动被感知并转化为由一组

"机器手"执行的微小、准确和更精确的运动。机器人系统通过 AI 增强，用于消除外科医生手部的任何颤动，以确保手术的精确操作。

常规临床实践　在常规临床实践中，目前的基本 AI 系统或计算机算法可成功地用于实现常规功能的自动化，主要包括以下几个方面。

- **警报和提醒**：包括从实验室结果的基本扫描到药物订单和更新患者的预约提醒。更先进的 AI 可以与患者的监视器对接，并检测疾病状况的变化[4]。

- **治疗预计划**：这是专门针对需要详细治疗计划的情况。患者得到的好处是，他们会收到可以改善其医疗状况的计划。医生也可以从中受益。

- **检索信息**：复杂的医疗应用程序可以配备软件搜索代理，这些代理比当今的许多网络代理更有效。在很大程度上，信息检索和数据更新变得更加容易。

驾驭医学知识　医学领域有一个任何医生都无法搅动的知识海洋，而这也在以惊人的速度不断增长。在 1950 年，医学知识的增倍时间为 50 年，在 1980 年为 7 年，而在 2010 年则只需 3.5 年。在 2020 年，这一时间估计缩短到了仅仅 73 天，而医生的培养和成长需要经过 5 年艰辛的教育和长达 10 年的专科培训。AI 系统可以为医生提供全球研究期刊、教科书和多年的临床实践中最新的医学知识，来协助医生为患者提供护理服务。此外，AI 系统还可以从广泛的患者数据库中提取信息进行实时推理，及时发出医疗风险警报和对健康结果进行预测。

提高诊断的准确性

- **放射诊断**：在 AI 领域，"复杂"只是"简单"的另一个代名词。AI 已经成功地消除了在某些血管造影和磁共振扫描中发生的问题，它们可以通过图像识别和解释方法即时检测出来。这已经吸引了全世界许多放射科诊所的大量使用。

位于西雅图的 ATL 超声公司开发了不同的诊断超声系统，使心脏组织结构的成像和监测更加简单。该系统旨在消除返回信号中的无关频率，在检查患者时，可以使用自适应智能算法来优化许多参数[5]。

位于美国马萨诸塞州安多弗的安捷伦科技公司（Agilent Technologies）成功开发出一种智能心电图，可以估计急性心肌缺血的概率。

英国牛津的约翰-拉德克利夫医院建立了一个诊断几种心脏疾病的系统[6]，与人类医生相比，这个 AI 诊断系统的准确率可达约 80%。

通过使用 InferVision[7]，疾病的诊断及 CT 和 X 射线扫描的阅读会变得更加容易。

Medical Sieve 是 IBM 推出的作为认识助手的一种算法[8]，凭借广泛的临床知识储备，可为团队提供分析和推理解决方案。该技术在心脏病学和放射学领域，可优化临床辅助诊断效率。在放射学领域，它可以更有效、更可靠地分析图像以检测问题。

• **病理诊断**：应用 DL 算法来分析组织学全切片图像可以显著提高诊断准确性和效率。通过 AI 的协助，病理医生的癌症诊断准确率不仅从仅有的 73% 提高到了超过 95%，而且缩短了诊断所需的时间[9]。IBM 的智能系统 Watson 只需要 10 分钟即可解读肿瘤细胞数据[10]，而人类医生完成这一过程则需要大约 6 天 10 小时，这包括从遗传数据中提炼出有价值的信息并提供治疗和建议。

哈佛大学开发的智能显微镜可检测血液中的有害感染[11]。该 AI 辅助工具通过对大约 25 000 个深色的载玻片进行处理以增加细菌的可见性，并将约 100 000 张图像汇集在一起进行训练。该系统的总体准确率达到了 95%，超过了住院医生的准确率。

美国新泽西州的神经医学系统（Neuromedical Systems）公司开发了一种方法，可以通过扫描宫颈涂片并应用神经网络来检查筛查过程中的细胞，从而为筛查癌症提供帮助[12]。另外，Skinlision 可以通过识别痣和皮肤病变来检测皮肤癌[13]。

临床决策　症状检查器可以跟踪慢性疾病的进展或恶化过程。用户通过输入 EHR，并附加其他报告（如心电图或 X 线片），在几分钟内可获得在线咨询。这种应用程序的优势在于双向性，医生有充足的时间处理更紧急的情况，让应用程序管理其他病例[14]。

这种应用程序的其中一个应用案例是 Akira。这是一家位于多伦多的健康科技公司，主要开发"口袋医生"应用程序，帮助用户与指定的医疗保健提供者进行虚拟沟通平台。患者可以在线申请病假条，节省了前往医院的时间。此外，专业医生可以通过应用程序将患者向专家转诊[15]。

关键事件预测　通过预测分析，AI 模型可通过患者既往诊疗记录，预测患者罹患癌症等疾病的风险。医护人员可以分析这些信息并采取干预措施，帮助患者避免患上心脏病、糖尿病和其他威胁生命的疾病。

糖尿病性视网膜病变是 21 世纪导致失明的主要原因，可通过 DL 算法更早地诊断。此外，AI 还可以利用同样用于视网膜病变的视网膜图像进行更详细的分析。在视网膜扫描中，有些人类医生无法发现的细节，DL 算法可以提供更多的见解。AI 可以从同样的眼部扫描中提取信息，预测未来 5 年患上危及生命的心血管事件的风险，如心脏病发作或卒中[16]。这可能是一种新兴、无创的心血管疾病检测方法。

诺丁汉大学报道的一项研究支持了这一推断[17]。他们开发了一套 AI 自学习系统，能够预测某些患者的心血管事件。该 AI 系统接受了近 380 000 名患者的数据训练，准确率较标准医疗中心高约 7.6%。"人类诊断项目"是一种将医生的现实经验与机器学习相结合的 AI 系统[18]，该系统也被称为"Human Dx"，制造商从 80 多个国家的不同医疗中心收集数据，涵盖了 500 个机构和 7 500 名医生。据说该系统将能够进行高度准确的医疗决策和审查。

初级预防和促进健康　越来越多的可穿戴设备，如可以做快速心电图的苹果手表（Apple Watch）或其他与 AI 相结合的医疗设备，也被用来发现早期的心脏疾病，帮助医生和护理人员能够更好地监测患者的健康状况，并在更多的治疗阶段发现可能危及生命的事件[19]。另一个应用程序 Morpheo，可用于检测睡眠障碍，提供有关睡眠模式的丰富跟踪数据[20]。

共享专家资源　全球由于缺乏放射科医师而导致了很多延误诊断的事件，从而使得癌症患者的发病率和病死率上升[21]。首都医科大学附属天坛医院的神经疾病人工智能研究中心的研究人员开发了一套 AI 系统（BioMind），该系统能够快速、准确地诊断脑部肿瘤，其效率可击败一支顶尖的中国放射科医师团队[22]。

AI 和放射科医生的技能结合可以创建混合智能，提高诊断精度和安全标准。AI 系统还可以作为有效的决策支持辅助，促进诊断并减少医生的疲劳感。

巴比伦（Babylon）开发了一款应用程序，可以扫描患者的症状，寻找可能的鉴别诊断，提出互动问题以缩小搜索范围，并将患者推荐给专家，或在应用程序内启动与普通医生的视频会议。这简直就是一个"口袋医生"，可辐射全球任何偏远地区，让偏远地区患者获得优质医疗服务，这是一个进步[14]。

药物研发　根据加州生物医学研究协会的数据，新药平均需要 12 年才能完成研发，到达急需治疗的患者手中。在 5 000 种开始临床前测试的药物中，只有 5 种能够进入人体测试，而这 5 种药物中只有一种被批准用于人体。此外，研发一种新药的研发费用至少为 3.59 亿美元[23]。

AI 框架正在帮助研究人员简化药物发现和再利用的过程。AI 缩短了新药上市所需的时间，并大大削减了投资于药物研发的资金。

利用 AI 创造或发现新药需要更多的研究和资金。如果这两个因素不变，AI 将对医疗保健行业产生重大影响。更重要的是，医疗创新的极限将是无限的。原子探索（Atomwise）公司利用超级计算机和程序化算法的分子结构数据库来发现治疗方法，他们启动了一项在线搜索，用于发现现有的安全药物，使这些药物能够被重新设计用于治疗埃博拉病毒。该公司用 AI 找到了两种预测能够减少埃博拉病毒传染性的药物。这个分析过程不到 24 小时就完成了，而人类干预可能需要数月甚至数年[24]。

精神健康　科吉托公司（Cogito Corp）是一家通过整合 AI 驱动的

语音识别和分析来改善客户服务互动的公司。该公司的最新产品 Cogito Companion 进军了心理健康领域，这是一款帮助跟踪行为模式的应用程序[25]。通过开启定位功能，该应用可以确定患者是否在家中，通过沟通记录也可以了解患者是否与人联系。该公司表示，该应用程序不会透露通话者的身份。患者的主动和被动行为信号都被监测。如果患者有一个护理团队，那么这个团队就可以监测患者整体心理健康的变化。

"音频签到"由一个 ML 算法进行分析，简称为语音记录，签到类似于音频日记。该算法可以从音频中捕捉到情感提示，通过对话区分一个人和另一个人的特征性声音属性，包括语调、能量和动态。而人类通过训练算法可以实现区分"能力强"和"值得信任"的声音。

该应用程序还可以通过训练算法来识别抑郁症患者的语调，并将其与情感性躁狂病患者的语调进行区分。患者可以通过这种实时信息来追踪自己的情绪变化，而医护人员则可以追踪患者的健康状况。可以看出，AI 可以理解人类交流的不同方面和人类的心理健康状况。

医疗管理　全球第一个虚拟护士被称为莫莉（Molly），一家名为感官（Sensely）的医疗创业公司开发了这个 AI 护士。她有一张"友好"的脸和"悦耳"的声音，她可以监测用户的健康状况和治疗情况。ML 模块大大改善了慢性病患者的治疗过程，同时他们也能接受医生的定期治疗。Molly 可以做到时刻关注慢性病，因为她能提供定制的监测及后续护理[26]。

与 Molly 类似，机器人 AiCure 可以监测患者服药的频率，对于依从性差的患者，这个应用非常有用。AiCure 获得了美国国家卫生研究院的认证，通过智能手机的网络摄像头结合 AI 来确认患者是否遵循处方，从而帮助患者做好健康管理[27]。

精准医疗　基因和基因组通常会受到 AI 的积极影响。为了解决这个问题，Deep Genomics 应运而生。该应用程序通过在基因信息数据库中识别相似模式来发现突变和与疾病的联系。随着时间的推移，一些系统将告知医生基因变异的后果（无论是治疗性的还是自然产生的）。

分析医疗系统　在荷兰，90%以上医疗服务为数字发票，包括医院、医护人员和患者治疗的所有数据。为了挖掘这些数据，佐格帕里斯马派布利克公司（Zorgprisma Publiek）在云端使用 IBM 的 Watson 来分析发票[28]。该公司帮助医院改善了医疗实践，并帮助非住院患者提供良好的医疗服务。但美中不足的是，该系统只能通过检测治疗过程中出现的重复错误来提高医院的服务质量。

预测 COVID-19 感染情况　为了应对 COVID-19 的全球暴发状况，美国和英国推出了名叫 COVID Symptom Study 的智能手机应用程序（以前被命名为 COVID Symptom Tracker）。考虑到大量 COVID 患者抱怨嗅觉和味觉丧失，研究人员希望利用该应用来确定这种症状是否是 COVID-19 的特有症状。该应用程序使用 AI 算法分析了 2 618 862 人上传的数据，分析了呈现症状的组合以预测感染的概率，并将可能性缩小到 805 753 人。然后他们预测，在所有参与者中有 140 312 人（17.42%），可能感染了 COVID-19。该分析还确定了 4 个主要症状，其中包括嗅觉或味觉丧失，干咳、持续和严重的咳嗽，肌肉疲劳或身体疼痛，以及食欲不振。共有 18 401 名参与者接受了 SARS-CoV-2 测试，结果显示，65% 的 COVID-19 测试阳性者经历了嗅觉和味觉的丧失，而阴性者只占到了 21.7%。考虑到症状和疾病之间的强相关性，研究人员认为这可能有助于在没有广泛检测的人群中提供快速筛查和诊断，但主要限制因素是数据主要为自我报告，可能存在偏见[29]。

AI 的风险

全球疾病负担的增加、处方管理不善、缺乏协作治疗、罕见疾病的诊断、患者流量的增加及患者数据负荷的增加，都是医疗领域面临的重要挑战。虽然我们在追求更快更好的医疗资源，但应该在充分了解 AI 的弊端后，安全而谨慎地拥抱 AI。AI 不应该被胡乱地整合——逻辑推理应由人来主导，而不是机器人。

为了证明基于机器的学习的潜在隐患，可以评估其在医疗保健以外的系统中的影响。2015 年 9 月，一名英国程序员推出了"AI 律师"，这个机器人可帮助人们对停车罚单提出上诉[30]。当收到停车罚单时，"AI 律师"通过询问相关问题来整理出如何处理这些罚单。推出 10 个月后，在纽约和伦敦约有 25 万张停车罚单被上诉，但成功率只有 64%。在像医疗保健这样敏感的领域，这个成功率是否足够？

另一个需要改进的潜在领域是，AI 研究人员在设计系统时没有考虑到终端用户体验的友好性。例如，在评估零售业时，使用 eBay 的人不会把它称为"AI 购物"；它被称为 eBay 是因为其完美地契合了消费者的需求，以至于消费者没有意识到在使用一个 AI 软件。

就像每台复杂的机器都带有使用说明一样，汇集的信息降低了 AI 的复杂性和从数据解释中获得的逻辑模式。其他机器无法做到这一点。因为 AI 是人类制造的，操作理解性从人类转移到机器。这就产生了一些问题，具体表现在以下几个方面。

如何实现对 AI 的评估或监管　评估过程是确定未来使用这些技术的真正潜力的唯一途径。AI 系统在被认证用于各种应用程序之前，要经过彻底的分析，其中所有的过程都被详细记录和识别[31]。

这就打开了潘多拉盒子的问题。我们打算如何评估和附加可信度给有效的 AI 软件？所有的 AI 都应该被批准吗？审批过程是什么？谁来决定什么可以在临床上使用？基准规范是什么？

FDA 于 2021 年 1 月公布并发布了"基于 AI/ML 的软件作为医疗设备（SaMD）行动计划"，试图通过提供基于生命周期监管的监督，为基于 AI 的系统提供整体和全面的支持。该计划旨在概述支持"良好机器学习实践"发展的方法，以评估、规范和改进基于 AI 的算法。这与目前在软件工程和质量系统中现有的良好实践类似。倡导对终端用户的透明度，促进以患者为中心，同时通过推进真实世界的性能监测试点，提高对 AI 服务理念的信心。

构建全产品生命周期（TPLC），对基于 AI/ML 的应用进行监督，这必须通过对真实世界数据的收集和监控来提供支持。这将帮助制造商了解产品的使用过程，确定改进的范围，并作出积极的反应，使其产品更安全或更方便使用。

这再次引起了对数据收集统一性的大量关注，比如什么样的参考数据被认为适合于衡量 AI/ML 的表现，或者如何监督利益相关者。需要多少数据，应该多久与管理机构共享这些信息？由 AI 支持的设备公司对算法、模型和索赔进行标准化、验证和测试的步骤是什么，以及应该如何收集用户反馈并将其纳入最终设计？

FDA 推出的这些标准还未达成共识文件，也没有提供一个强有力的法律框架。由于"AI 监管"涉及道德、技术和安全问题，若没有完善的法律框架支持，就需要通过许多不同的法律途径来解决，而且各国的情况可能不同[32]。

验证使用 AI 的医疗系统仍然是一个尚未解决的问题，因此提出了许多法规和标准。这些法规或标准的目标是确保系统足够安全、准确和精确，让医生和患者都能放心地使用。

剑桥大学领导的一项研究发现，在 2020 年描述的大约 300 个基于 COVID-19 机器学习的 AI 模型中，没有一个被证明适用于通过胸部 X 线片或 CT 扫描片等医学成像来检测或诊断 COVID-19。这是由于方法上的缺陷、偏见、缺乏可重复性和"科学怪人数据集"。考虑到需要 COVID-19 模型的紧迫性，这些问题被认为是一个主要弱点。

剑桥大学应用数学和理论物理系的迈克尔·罗伯茨博士说[33]："然而，任何机器学习算法都只和它所训练的数据一样好。特别是对于像 COVID-19 这样的全新疾病，训练数据尽可能多样化至关重要，因为正如我们在这次大流行中所看到的，有许多不同的因素会影响疾病的表现和行为方式。"

当 AI 出错时会发生什么　2010 年在蒙特利尔，机器人麻醉师麦斯利皮与手术机器人联手，完成首例由机器人支持的外科手术。MUHC 泌尿外科医生和肿瘤医疗小组负责人阿普利金医生说："达·芬奇的机械臂通过工作站操作手术器械，它的精确程度远超过了人所能达到的程度。"这两位医师都因其在整个手术过程中的出色表现而受到广泛的赞誉 [34]。

5 年后，麻省理工学院（MIT）对 FDA 的数据进行了回顾性分析 [35]，旨在确定机器人手术的安全性。结果显示，由于技术故障，有 144 名患者死亡，1 391 名患者受伤。然而，据称许多手术效果良好，没有出现问题。与此同时，妇科等复杂的外科手术记录了大量的不良事件。这一事件确实让人们对于外科机器人取代人类医生进行手术的能力产生了质疑。

这个问题突出了拼图中缺失的一部分，即问责制。当出现问题时，谁来负责？虽然这项技术是最近才出现的，但针对机器人的诉讼还没有得到广泛的考虑，因此这仍然是一个灰色地带。当医生忽视某些程序或违反护理标准时，就会被视为医疗事故。从理论上讲，AI 缺乏对过失概念的认识。要想让机器人对一些性能标准负责，这个标准的存在是根本。

因此，当机器人导致问题或过失时，谁来承担责任？是负责机器人的外科医生？还是机器人制造商？亦或是设计工程师？这个问题仍待解决。

终端用户如何接受教育 如果不解决对于 AI 发展的恐惧和疑虑，AI 就不会成为现实。世界需要了解 AI 的优势和风险。有些人认为，AI 可能非常复杂，以至于人类将会灭绝。还有些人则担心，AI 可能会超越人类的控制。著名科学家斯蒂芬·霍金和埃隆·马斯克都曾预言，全面的 AI 可能会给人类带来厄运。我们需要共同努力，宣传 AI 在医疗保健方面的优势和现实意义，以消除焦虑、担忧等负面情绪。

- **医学专家应该了解 AI 的机制和目标**：如果没有医生提供支持，未来几年 AI 将难以大规模实施。人们对于未知事物的恐惧和担忧，可能是不愿意接受 AI 的原因。

一项国际研究对 1 041 名放射科医生和住院医生进行了调查，发现对于被替代的恐惧和缺乏对 AI 应用的了解，极大地影响了医疗专业人员对 AI 的态度和实际应用。调查结果显示，48% 的放射科医生和住院医生持开放和积极的态度，认为 AI 是有益的，而 38% 的人则担心被 AI 取代。因此，笔者建议将 AI 纳入培训课程，使医疗专业人员在进入实践前能够更充分地了解 AI，从而可能促进更积极的临床应用 [36]。

- **患者也应该熟悉 AI**：一项哈佛商业评论的研究表明，即使医疗 AI 已被证明优于人类医生，患者对使用医疗 AI 提供的医疗服务仍然犹豫不决。患者认为，他们的医疗需求是独特的，不可能由算法成功解决。因此，AI 的制造商〔如 IBM、谷歌（Google）、脸书（Facebook）和百度〕，应该有效和透明地与大众沟通 AI 的进步，包括优势和风险，以克服大众的疑虑 [37]。

AI 对大众来说是否负担得起　要让 AI 正确训练模型，必须有现成的数据，但从病历、报告、X 线片和手写笔记中提取患者数据十分麻烦，这反映出技术基础设施存在缺陷。在医疗领域，购买昂贵的临床机器人手术系统所需的大量初始资本支出也是一大缺陷，大多数系统需要新的基础设施建设。此外，成本高昂的机器人技术需要高薪高技能的外科医生，这也是一大阻碍。为了有效地推进医疗保健革新，AI 应该被普及化，不仅局限于科学界或那些有能力的人，而是提供给每个人。

AI 系统中收集的数据的安全性如何　用户数据和医疗数据是 AI 算法的基础。然而，研究表明，年轻的患者群体不愿意与大公司分享他们的数据。最近，FDA 发布了一项指南 [32]，规定 AI 算法的数据安全问题应由 AI 系统管理员（AI Officer）负责。如果这些法规被应用，将有效保障最终用户的信息安全性。

被用于 AI 预测和诊断的数据是否有偏见　AI 解决方案为智能技术的评估带来了一个全新的标准：在提供的治疗中要做到不歧视和平等。由于大多数医疗数据源自电子健康记录，大部分由人工提供和导入，这可能会引入具有歧视性的评价标准，尽管这可能是数据提供者无意的。这种偏见可能基于民族、种族或性别等特征而产生。最近发布的 FDA

指南指出 [32]，用于训练基于 AI 的系统的数据需要被详细检查和评估，以确保不存在导致任何偏见，并充分代表它要帮助的患者群体。这将为最终用户提供更平等和不偏见的医疗服务。

总结

虽然将 AI 视为医生的潜在替代的前景非常诱人，但真正的取代之路尚远。AI 在增强医疗保健服务方面已经显示出了潜力，但在完全实施之前，我们必须克服一些障碍并解决一些细微的问题。例如，我们需要评估 AI 在准确性方面是否真的比医生更出色。同时，如果 AI 确实要取代医生，它需要做出哪些独特或具体的贡献，才能超过潜在的负面影响。这些问题需要被仔细研究和解决，以确保我们在实现 AI 医疗保健的潜力时，不会产生任何不良影响。

③ · 美国食品药品管理局批准的医疗人工智能应用

FDA 是一个成立于 1906 年的美国联邦机构，其唯一目的是保护公众健康，确保人类和动物用药、生物制品和医疗设备的安全和有效。此外，FDA 还负责审核食品供应、化妆品及放射性产品的安全性。其职能是通过批准和促进创新技术，帮助医疗产品更加有效和实惠，从而促进公众健康 [1]。该机构的使命是向公众提供正确循证的信息，以帮助人们使用医疗产品来维护健康。

获得 FDA 的批准非常重要，因为它验证了某些药物和医疗设备作用机制，以及它们对儿童和成人的影响。此外，它让人们知道使用这些产品是安全的，也使公司能够在全国范围内设计符合其标准的设备 [2]。一家公司设计出新设备或产品后，必须获得 FDA 的批准。在进行人类试验

心脏病学

检测心房颤动
AliveCor
PhysiQ Heart Rhythm Module

六导联智能手机心电图
AliveCor

超声心动图分析
Bay Labs

检测心律失常
Lepu Medical
BioFlux
Apple

心电图功能的
智能手表
Verily

神经病学

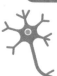

睡眠障碍的诊断
EnsoSleep

监测癫痫或发作的
可穿戴设备
Empatica

放射科

超声波图像诊断
Lumify

CT 上的卒中检测
Viz.ai

脑部磁共振成像解释
Icometrics

标记肺栓塞
Aidoc

通过乳腺 X 线检
查确定乳腺密度
iCAD

甲状腺结节的分析
AmCAD-US

CT 脑出血的诊断
Aidoc

胸部 X 射线分析
Zebra Medical Vision

X 射线腕部骨折诊断
Imagen

急性颅内出血的试验算法
MaxQ

CT 和 MRI 上的肝癌和
肺癌诊断
Arterys Inc.

冠状动脉钙化算法
Zebra Medical Vision

经颅多普勒探头定位
NeuralBot

精神病学

ADHD 的诊断和治疗
QbCheck

孤独症诊断
Cognoa

药物滥用障碍的
辅助治疗
ReSET-O

内分泌学

确定胰岛素的剂量
InPen

预测血糖变化
Medtronic

血糖监测系统
POGO

管理 1 型糖尿病
DreaMed

血糖水平的量化
One Drop
Blood Glucose

骨科

老年人的运动捕捉
MindMotion GO

老年医学

老年人的记忆评估
Cantab Mobile

肿瘤学

可疑病变的检测和诊断
ProFound AI

病理学

病理学的临床分级
Paige.AI

急诊医学

时间敏感的患者的
鉴别和诊断
BriefCase

眼科

糖尿病视网膜病变
的检测
Idx

识别视觉跟踪障碍
RightEye Vision System

图 3-1　FDA 批准的医疗 AI 应用

之前，该设备必须在动物身上进行测试，以确定其是否会对人类造成任何严重伤害。在动物测试后，公司必须向 FDA 提交新药研究（IND）申请，包括产品的制造过程及公开测试计划的结果。

在获得 IND 申请批准后，FDA 会批示开始临床试验，测试产品在人体上的效果。这将分 4 个阶段进行，包括小规模试验和大规模试验。然后将试验结果提交给 FDA，决定是否批准该产品。然后对产品的包装进行审查，以确保向医护人员和用户传达正确的信息。FDA 还会检查公司的生产基地，最后颁发生产批准证书或回复信。产品获得批准后，公司需要向 FDA 提交上市后的安全更新监测。

此外，FDA 批准了各种 AI 驱动的算法（图 3-1），为其在医疗领域的实施铺平了道路[3]。FDA 的 AI 医疗设备数据库可在以下网站查询：https://bit.ly/3BGRsUA。

FDA 批准的医疗 AI

心脏病学 主要用于检测心房颤动、检测心律失常、超声心动图分析、研究手表和手机的心电图功能。

- **检测心房颤动（AliveCor）**：AliveCor Kardia 系统是一款能够通过智能手机进行心电图监测和检测心房颤动的应用程序，该系统于 2014 年被 FDA 批准[4]。一项于 2017 年发表的研究表明，使用单导联 iECG 对非住院患者进行远程解读，能够比常规护理更有可能识别无症状的心房颤动。此外，患者普遍对 AliveCor 的易用性和数据安全性表示满意。

- **检测心房颤动（PhysiQ Heart Phythm Module）**：PhysiQ 在 2018 年 8 月获得了 FDA 的批准[5]，旨在供医护人员使用。该模块使用单导联的移动心电图来计算心率及其相关变异性，并检测心房颤动。PhysiQ 的应用场景包括亚急性临床环境及非临床场所的流动患者监测。需要注意的是，该模块不适用于需要生命支持、生命维持系统或心电图报警装置的患者。据报道，该模块在使用过程中易于操作，并获得了患者的满意评价。

- **检测心律失常（Lepu Medical）**：该公司专门开发针对大多数心血管

疾病的高科技医疗设备，Lepu Medical 被认为是心脏疾病患者的完整解决方案。其中，总部位于北京的 AI 心电图跟踪软件已于 2017 年获得了 FDA 的批准[6]。该软件旨在通过提高非持久性心律失常的检测功效，为患者提供最为动态的监测。这种失常在标准心电图评估中难以识别，而该软件能够帮助医生及时准确地解读数据。该设备可在诊所、医院及社区医疗中心使用，还可用于缺乏专业医生的中心。

- **检测心律失常**（BioFlux）：这款现代心脏监测软件旨在提高心脏疾病的诊断效率，改善患者的治疗效果，降低成本并增加收益。BioFlux 是一种高度准确的移动心脏遥测设备，能够实时传输患者的动态心电图细节[7]。该设备已于 2017 年 12 月获得 FDA 批准，可用于医疗机构和社区医疗中心，帮助医生实时监测患者的心脏状况并作出准确诊断。

- **检测心律失常**（苹果公司）：根据 mRhythm 研究[8]，苹果手表的 AI 驱动应用对心律失常的检测准确率高达 97%。该应用使用深度学习算法积累心率相关数据。苹果公司与 FDA 合作，并于 2018 年 9 月成功获得一款检测心律失常心电图应用程序的批准。其心律失常通知功能可以帮助人们识别不规则的心律，从而有效预防卒中。

- **超声心动图分析**（Bay Labs）：Bay Labs 使用其 AI 软件进行超声心动图分析，在 2018 年 1 月获得 FDA 批准[9]，被认为是完整的心脏疾病解决方案。该 AI 算法能够自动选择适当的心动周期，同时计算出心脏左心室的射血分数，从而消除了人工选择心动周期的需要，并减少了变异性和所需的时间。这项技术使医生能够更准确地解释超声心动图，从而提高了对患者的护理水平。

- **心电图功能的智能手表**（Verily）：Verily 将数据收集作为研究的一个要素，与作为消费者设备的苹果手表不同[10]。该设备于 2019 年被 FDA 批准，并且只能通过处方获得。Verily 的功能是记录、存储、传输和呈现单导联心电图，旨在辅助心脏病诊断或监测疑似患者。Verily 允许使用设备上的算法进行实时记录，并对记录进行加密压缩。

- **心电图功能的智能手机**（AliveCor）：2019年，FDA首次批准AliveCor的KardiaMobile 6L作为六导联心电图设备，成为个人心电图服务的先驱[11]。这为临床医生和患者打开了更深入了解患者心脏的大门，从而提高了对心律失常的认识，帮助临床诊断各种心脏疾病。AliveCor首席执行官Ira Bahr表示，AliveCor使心血管护理更方便、更易获得，并降低了成本。6L代表该技术可以从6个角度观察心脏，帮助医生能够比使用单导联心电图更好地检查心脏。

放射科　AI在放射科的应用较为广泛，主要包括以下几个方面。

- **超声波图像诊断**（Lumify）：飞利浦公司的Lumify超声设备是一项重要的举措，它使超声检查更加便捷和实惠[12]。该技术在2016年10月获得FDA批准，可以被医疗机构随时购买。这种超声系统不需要购买成像设备，只需要购买探头和在线应用程序。Lumify应用程序可以用于多种医疗领域，如急诊、内科、骨科、运动医学及一般的临床实践。

- **甲状腺结节的分析**（AmCAD-US）：这是一个基于计算机的应用程序，在2017年5月获得FDA批准[13]。该应用程序是一个超声图像分析系统，可用于对甲状腺结节进行风险评估。它是FDA批准的第一个计算机辅助超声设备，可帮助医生分析从FDA批准的超声系统获取的甲状腺超声图像。该软件的主要目的是使大于1 cm的甲状腺结节的超声图像更加清晰。此外，该软件通过提供超声可视化和甲状腺结节量化的详细数据，帮助医护人员做出更加有效和准确的诊断。结合医生的专业知识，该技术为快节奏的医疗需求提供了最佳解决方案。

- **卒中的检测**（Viz.ai）：这款由AI驱动的卒中识别软件，可以及时发现和鉴别大血管阻塞的卒中，并通过将放射图像发送至专家的智能手机[14]，提醒他们及时提供护理，这极大地缩短了急救反应时间。Viz.ai是FDA于2018年2月批准的一项创新技术，它改变了对卒中患者的护理方式。

- **肝癌和肺癌诊断**（Arterys Inc.）：这款AI软件于2018年2月获得FDA批准，它使用CT和MRI扫描来评估肺部图像并寻找病变。该软件基于云计算的工具利用 AI 来分割病变和结节，其评估结果与经过专业委员会认证的放射科医生一样准确。该软件的目的是让放射科医生能够检测和测量疑似肿瘤，并跟踪已诊断病例的进展。这项技术使放射科医生能够验证、评估、列举和报告肺部和肝脏结节。阿特瑞斯（Arterys）公司的联合创始人艾伯特·肖博士表示，该软件旨在最大限度地提高放射科医生在解读疑似病例时的精确度和效率，以便及时提供治疗。

- **脑部磁共振成像解释**（Icometrics）：这是一个非常重要的工具，可以加强对患者的监测并改善预后 [15]。它可以将放射科医生的工作流程加快 50% 以上，早期诊断和量化大脑状况和病变，如多发性硬化症和痴呆症。此外，它还可以通过快速的治疗反应加强对患者的护理。FDA 于 2018 年 4 月批准了该技术，患者的数据安全和隐私受到了高度重视。

- **X 射线腕部骨折诊断**（Imagen）：在 2018 年 5 月获得 FDA 批准后，Imagen 已经作为临床医生评估的辅助手段 [16]。它是最新的基于 AI 的计算机辅助检测技术，目的是辅助医护人员快速检测和诊断腕部骨折。它的 OsteoDetect 软件不仅采用了 AI 来检测，而且还标注了骨折的位置。它可用于初级保健和急诊环境，也可用于骨科等专业领域。

- **经颅多普勒探头定位**（NeuralBot）：这款软件在机器人执行器的帮助下，利用某些算法指导操作者正确定位在头颅颞部两侧的血管 [17]。它于 2018 年 5 月获得 FDA 的认证。当与 Lucid M1 系统一起使用时，NeuralBot 就像一个超声设备，指导用户设置和获取脑血流速度。它的目的是供受过训练的专业人员使用，并作为传统方法的辅助手段。

- **冠状动脉钙化算法**（Zebra Medical Vision）：Zebra 为一家以色列深度学习初创公司，于 2018 年 7 月获得 FDA 批准 [18]，主要为医学成像和放射学定制 AI 装备，旨在帮助临床医生量化冠状动脉钙化情况。这是一款使用特定算法对冠状动脉钙化进行自动评分的软件，可以识别有心血管事件风险的患者。此外，它还可提供更有效的治疗，降低不良事件的发生率，并减少医疗成本。

- **CT 脑出血的诊断（Aidoc）**：这款由 AI 驱动的软件能够优化放射科医生的工作流程，以协助他们进行鉴别诊断。该软件已于 2018 年 8 月获得 FDA 的批准，用于检测急性颅内出血。该技术提供了全面的解决方案，不仅局限于大脑，还可用于身体其他部位。通过分析各种放射学图像，Aidoc 能够识别疑似病例并优先处理更严重的情况，从而实现及时的诊断和治疗。使用 Aidoc，报告上传的时间大大减少，并提高了放射科医生在改善患者治疗方面的信心。

- **乳腺 X 线检查确定乳腺密度（iCAD）**：这款基于机器学习的自动化软件可提供快速且可重复的乳腺密度分析[19,20]。该基于 AI 的系统于 2018 年 8 月获得了 FDA 批准。它能够识别出由于乳腺组织密度增加而导致数字乳腺摄影敏感度下降的患者。此外，它还能够根据美国放射学会的报告系统（BIRADS）校准致密乳房组织，从而帮助医疗保健提供者更好地发现疑似乳腺癌的病例，并提高患者的护理满意度。

- **急性颅内出血的试验算法（MaxQ）**：MaxQ AI 的首席执行官兼主席 Gene Saragnese 表示，他们的软件可以提高对疑似出血患者的检测，并缩短识别此类病例的时间[21]。该软件是为帮助医生鉴别怀疑有急性颅内出血的患者而制定的工作流程工具，有助于对需要及时诊断的患者进行优先排序和分级。该系统于 2018 年 10 月底获得 FDA 批准。它是一个改变游戏规则的工具，并不是消除对临床医生的需求，而是作为一种辅助手段来加强对患者的护理。与其他类似的工具一样，它可以协助快速诊断并减轻专家的工作量。该公司与其他医疗保健公司的兼容性使其普适性更广，从而使其能够为全世界患者的福祉做出巨大贡献。

- **胸部 X 射线分析（Zebra Medical Vision）**：该软件是一个完整的分诊解决方案，旨在对急性病例进行优先排序和标记[22]。这是一项卓越的创新，它促进并优化了医疗保健系统，并利用算法释放了 AI 的力量。该工具于 2019 年 5 月获得 FDA 批准，放射科医生只需查看标记的病例，有助于减少放射科医生的工作量。它能够检测胸部 X 线片上的气胸和其他急性病变，并旨在进一步加强算法以提高发现其他急性病变的潜力。

- **标记肺栓塞**（Aidoc）：Aidoc 不仅可以检测颅内出血，还可以专门标记肺部的急性病变[23]。该产品于 2019 年 5 月获得 FDA 批准。它能够缩短检测肺栓塞所需的时间，从而降低由肺栓塞造成的病死率。基于 AI 的软件为诊断肺栓塞这种具有挑战性的疾病提供了帮助，并促进了工作流程的鉴别诊断。这使其成为一种拯救生命的工具，产生了前所未有的效果。这个产品可以被急诊专业医疗人员、研究员和住院医生广泛利用。

精神病学 主要涉及注意力缺陷多动障碍（ADHD）、孤独症的诊断和治疗，以及药物滥用障碍的辅助治疗。

- **ADHD 的诊断和治疗**（QbCheck）：这款由 AI 驱动的软件在算法方面发挥作用，协助医生诊断多动症或排除多动症的可能性[24]。该工具优化了治疗，同时增强了与患者的沟通。但需要注意的是，QbCheck 并不能独立地进行诊断，而是需要结合医生对患者的评估和问诊。它已于 2016 年 3 月获得 FDA 批准，可携带使用，且能确保患者数据的安全和保密。此外，QbCheck 还允许医生轻松解释报告，并提供在线培训。

- **孤独症诊断**（Cognoa）：儿科行为健康公司 Cognoa 开发了一款用于检测孤独症谱系障碍（ASD）的诊断应用程序[25]。目前，ASD 的诊断平均年龄为 4 岁，这已经超过了初级大脑发育阶段。然而，Cognoa 旨在促进儿科医生对 18 个月的 ASD 儿童进行初级护理，促进 ASD 的早期诊断和治疗。这是一个重大的突破，可以对 ASD 儿童终身产生影响。该应用程序于 2018 年 2 月获得 FDA 批准，并在 ASD 的诊断和管理方面取得了突破性进展，其目的是帮助医生和家长了解 ASD 早期检测和治疗的重要性，并了解如何影响儿童的行为健康。

- **药物滥用障碍的辅助治疗**（ReSET-O）：这款应用程序为药物（包括阿片类药物）滥用障碍提供了完整的解决方案[26]，它增强了门诊治疗，并加强了患者的培训和激励，以帮助他们恢复健康。此外，它缩小了医生与患者之间的护理差距。ReSET-O 于 2018 年 12 月获得 FDA 批准，是一种与其他药物联合使用的处方数字疗法。这款基于 AI 的软件易于使用，也可在智能手机上使用。

内分泌学　主要应用于确定胰岛素的剂量、血糖水平的量化、预测血糖变化、管理 1 型糖尿病和血糖监测等方面。

- **确定胰岛素的剂量**（InPen）：InPen 是一款供 12 岁及以上糖尿病患者使用的应用程序，用于自行注射胰岛素[27]。该应用程序可以在家中使用，并且一支笔可以供一位患者反复使用。该应用程序已于 2016 年 7 月获得 FDA 批准。InPen 根据用户输入的数据计算胰岛素剂量和碳水化合物摄入量。然而，在使用该应用程序之前，必须在医生的指导下注册，并预先确定膳食量。

- **血糖水平的量化**（One Drop Blood Glucose）：这个基于 AI 算法的应用程序可以计算血糖水平，并自动将信息发送到另一个应用程序。FDA 于 2016 年 11 月批准了这项申请，使许多糖尿病患者可以自行监测血糖水平，并减少医疗费用。此外，该应用程序还提供生活方式建议，以帮助患者监测日常生活行为和饮食习惯。

- **预测血糖变化**（Medtronic）：Medtronic 基于 ML，是预测人体血糖水平的创新工具，它可以预测患者未来 1 ～ 4 小时内的低血糖水平。该应用程序于 2018 年 3 月获得 FDA 批准，并可在 App 商店免费下载。该应用程序可以帮助用户确定其血糖水平的变化模式，从而预防慢性糖尿病患者和新病例中低血糖事件的发生。

- **管理 1 型糖尿病**（DreaMed）：这款基于数据科学的革命性应用程序提供了专门针对每位患者的胰岛素治疗计划，它的工作原理是将患者的实时数据转化为胰岛素管理方案[28]。该应用程序旨在通过提供便捷的专业知识和自我管理功能来改善糖尿病患者的生活，并为他们提供决策支持技术。2018 年 6 月，FDA 批准了这个 AI 驱动的软件。DreaMed 可以广泛使用，为患者提供最佳的血糖控制，提高生活质量并降低总体成本。

- **血糖监测系统**（POGO）：POGO 是一款无须使用试纸和胰岛素的自

动血糖检测系统，它由 10 个测试盒组成，方便患者完成检测。该系统在 2018 年 6 月获得 FDA 批准。POGO 易于使用、节省时间，同时高效准确。患者可以使用自备的 POGO 设备进行血糖检测，不受时间和地点的限制，并摆脱针头和试纸的麻烦。这种 AI 只需一个步骤即可快速提供结果。此外，POGO 还可以与其他兼容的应用程序同步，让患者通过智能手机或台式电脑跟踪血糖水平。

老年医学　主要应用于老年人的记忆评估等。

- **老年人的记忆评估**（Cantab Mobile）：这是一个基于平板电脑的工具，由英国的剑桥认知公司设计，于 2017 年 1 月获得 FDA 批准。该应用程序旨在处理老年人的记忆问题，包括三种不同的测试，每次测试需要 10 分钟，用于测试用户的记忆能力。通过标记阿尔茨海默氏症和痴呆症的疑似病例，该应用程序可以帮助早期发现并改善老年人的生活质量。该应用程序可以帮助临床医生识别记忆障碍的早期迹象，以便及时优化进一步的治疗。此外，它还可以测试抑郁症，区分记忆障碍和情绪障碍。作为临床护理的辅助工具，该应用程序的实施和处理非常简单，即使是临床辅助人员也可以使用它。

神经病学　主要应用于睡眠障碍的诊断、监测癫痫或发作的可穿戴设备等。

- **睡眠障碍的诊断**（EnsoSleep）：这项基于云技术的软件有助于医生进行睡眠质量评估和诊断。该软件在 2017 年 3 月获得 FDA 批准，用于分析睡眠障碍。该工具可以评估睡眠研究结果、腿部运动、睡眠分期、觉醒检测和阻塞性呼吸暂停，并在医生的监督下进行分析和评分。这个云技术的应用使医生能够更准确地诊断和治疗睡眠障碍，提高患者的生活质量。

- **监测癫痫或发作的可穿戴设备**（Empatica）：这种基于 AI 的可穿戴设备是专门为癫痫患者设计的健康工具。它可以佩戴在患者手腕上，通过不间断地监测生理信号，当患者面临癫痫发作风险时，将立即提醒患者的医疗保健提供者、家人和朋友。该工具已于 2018 年 2 月获得 FDA 批准，可用于成人和 6 岁以上儿童[29]。该设备可以在医院外和患者家中提供医疗护理。这款基于云的应用程序与患者智能手机的警报应用程序同步，一旦出现紧急情况，就会立即呼叫或发送短信给护理人员，并附上患者的 GPS 位置，从而使护理人员能够迅速提供帮助。

急诊医学　主要应用于时间敏感的患者的鉴别和诊断。

- **时间敏感的患者的鉴别和诊断（BriefCase）**：这种基于计算机的放射学设备于 2018 年 8 月获得 FDA 批准，可用于分析颈椎的 CT 图像。该软件使用 AI 来分析视觉图像，旨在通过标记高危病例和疑似病例，协助医院和放射科医生进行分诊。该设备与传统临床护理一起工作，作为一种传递信息的工具，而不是作为诊断设备。

眼科　主要应用于糖尿病视网膜病变的检测、识别视觉跟踪障碍等。

- **糖尿病视网膜病变的检测（Idx）**：Idx 是一种基于 AI 的设备，可用于识别糖尿病患者中轻度以上的眼部疾病。早期检测糖尿病视网膜病变对于避免永久性损害非常重要。该设备于 2018 年 4 月获得 FDA 批准，供医生在初级保健环境中使用。在 AI 算法的帮助下，Idx 可以分析从视网膜相机拍摄的图像，优质的图像可以筛查患者的糖尿病视网膜病变，并为医生提供进一步管理指导。轻度以上的病例将被标记，并建议参考眼科专家的意见。阴性结果建议在 12 个月后进行重新筛查。

- **识别视觉跟踪障碍（RightEye Vision System）**：该系统于 2018 年 9 月获得 FDA 批准，用于追踪眼球运动，并将其与各种眼球运动和神经系统健康状况联系起来[30,31]。该系统通过对眼球运动进行分析，检测视觉追踪障碍，并测量客观的眼球运动。它有助于医生诊断帕金森病等疾病，减少误诊的可能性。作为临床辅助工具，不仅可指导临床医生准确诊断，还可帮助医生发现早期病变。

骨科　主要应用于老年人的运动捕捉。

- **老年人的运动捕捉（MindMotion GO）**：这款来自瑞士的家庭神经康

复软件于 2018 年 5 月获得 FDA 批准，是一种卓越的治疗型软件，适用于轻度至中度神经系统损伤的患者，并可在家中使用。该软件使用运动捕捉技术，提供一套三维运动模拟来帮助提高患者的护理和任务能力。通过其安全的程序，该软件能够收集患者的数据，促进患者的康复，产生医疗保健以外的益处。

病理学　主要应用于病理学的临床分级。

- **病理学的临床分级**（Paige.AI）：Paige.AI 的成功应用是在计算病理学领域，而不是医学影像学领域[32]，主要通过分析病理组织切片图像来检测各种类型的癌症，并帮助病理学家进行癌症的诊断和治疗。该系统于 2019 年 3 月获得 FDA 批准，其核心是深度学习算法，能够自动识别和标记组织中的细胞和结构，并检测异常细胞和病理学特征，以帮助病理学家作出更准确的诊断和治疗决策。Paige.AI 可检测各种癌症，包括皮肤癌、乳腺癌和前列腺癌，准确率可达约 100%。

肿瘤学　主要应用于可疑病变的检测和诊断。

- **可疑病变的检测和诊断**（ProFound AI）：该软件于 2018 年 12 月获得 FDA 批准，它是一款计算机辅助设备，旨在检测和诊断异常病变。该软件采用最新的 AI，在乳腺成像领域具有巨大的潜力[33]。它能够与兼容的数字乳腺断层成像（DBT）系统同时工作，以帮助临床医生解释病变。此外，它能够检测出软组织密度的等级，包括其质量、对称性和组织扭曲，以及在三维 DBT 中可能出现的钙化。通过早期发现异常密度灶和钙化，该工具能协助医生识别真正的病变。此外，该软件算法还能对病例中恶性肿瘤的概率进行评分。因此，它是一个能够显著节省时间，为放射科医生提供诊断信心的工具。

第 2 部分

人工智能与
机器学习

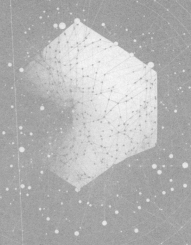

Whether we are based on carbon or on silicon makes no fundamental difference; we should each be treated with appropriate respect.

——Arthur C. Clarke

以碳还是以硅为基础，没有本质区别，都应该被尊重。

——亚瑟·克拉克

4 · 人工智能和机器学习简介

现代 AI 如 ML、DL 和 ANN 已经解决了众多烦冗的现实世界问题（图 4-1）。这些技术的应用已经得到广泛普及，但是由于涉及计算、电子信号处理、数学、机器学习、语言学、心理学及神经科学等领域，所以相关的术语较为复杂和专业。

本章旨在帮助读者认识 AI，包括非从业者。虽然 AI 的概念看起来非常专业，但是本章会对其进行剖析，使对技术感到陌生的读者可以理解并有所领会。

AI 指的是机器能够执行类似人类智能所执行任务的能力，包括通用 AI 和狭义 AI 两种类型。通用 AI 可以像人类智能一样执行任务，能够完成各种领域的任务；而狭义 AI 则具有类似或优于人类智能的能力，但是仅限于特定的领域或任务（如能识别图像而无法完成其他任务）。

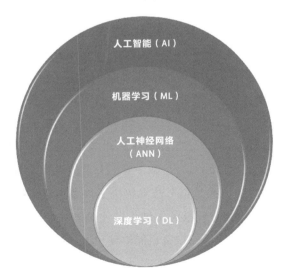

图 4-1　AI、ML、ANN 和 DL 之间的关系

ML 是一个研究领域，它赋予计算机无须明确编程就能学习的能力（亚瑟·塞缪尔，1959）[1]。ML 是 AI 的分支（图 4-1），主旨是"训练"计算机算法（命令、规则、代码的集合），在获取大量数据的基础上不断进行自动改进，通过经验学习提高算法的准确率和效率。

ML 可以分为两个主要领域，即常规（或有时称为浅层）ML 和深层 ML。DL 是 ML 的分支集，它使用 ANN 从数据中自动学习。实际上，DL 和 ANN 是相互关联的，没有 ANN，DL 就不会存在。这就是为什么 DL 和 ANN 在 AI 领域中扮演着如此重要的角色。DL 模仿人脑在处理数据时的工作模式，并适用于各种案例。

一般来说，AI 指的是能够完成特定任务的整个系统。ML 通常处理按行和按列排列的数据。DL 对数据的处理更加灵活，它可以处理图像、文本、数据、语音等。

ML 算法

ML 的基本理念是算法可以通过从数据中学习来识别潜在的模式，并在最少的人工干预下基于数据做出决策。ML 算法帮助识别现有数据库中的模式，以预测或分类数据[2]，并通过数学模型对这些模式进行新的洞察。虽然这不是一个新概念，但它已经是新的研究方向。随着计算能力技术的不断进步、互联网和智能手机的普及，ML 研究人员已经实现了大部分初定目标，这些进步使得 ML 技术几乎适用于所有领域。

数据是基础　学习系统和相应算法的基本前提是具备足够的计算能力和对海量数据的访问，这些都是算法训练和建模所不可或缺的条件。无论图像、文字、点击、语音、数字等，只要能以数字方式存储，都可以被用来训练算法。"大数据"技术解决了许多关于数据存储、传输和处理的难题，并且借助云服务实现。即使是智能手机、物联网（IoT）设备等计算能力相对较弱的设备也能够使用 ML 模型，这些设备的计算能力虽然较弱，但与拥有强大硬件的大型服务器相比却毫不逊色。

虽然并不是最新的技术，但 ML 和 AI 具有重要的现实意义。我们每天都在使用 AI 和 ML 技术。长期以来，互联网用户一直受益于这项技术，只是没有将其与算法联系。这些技术的应用范围非常广泛，如垃圾邮件检测、内容个性化、文件分类、情感分析、客户流失预测、电子邮件分类、追加销售机会分析、交通堵塞预测、基因组分析、医疗诊断、聊天机器人等。

ML 的应用领域包括个性化的电影和音乐推荐，以及商业领域中增强营销活动、客户服务和物流途径等。不同的行业都有各种各样的 ML 方法可供选择（图 4-2），如线性回归、基于实例的学习、决策树算法、贝叶斯统计、聚类分析、神经网络、深度学习和降维。因此，ML 为各行各业带来了众多机遇。

让其发挥作用　ML 要想从数据中学习，必须由人进行"训练"。这个学习过程从一个准备好的数据集（称为"训练数据集"）开始，由 ML 算法搜索模式和相关性。完成学习过程后，在未知数据上对训练好的模型进行评估。如果表现良好，就可以用来进行预测；否则，通过调整参数（设置）和算法以达到任务要求。

ML 模型的开发是一个迭代的过程，通常要经过多次运行测试，直到结果达到一定的质量。在实践中总有一些开发循环，必须评估 ML 算

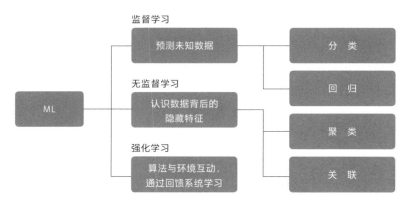

图 4-2　不同 ML 方法的分类

法的结果。

有监督学习 有监督学习的意义在于处理标记数据，这就像告诉算法要寻找什么模式。例如，当我们在油管（YouTube）上观看内容时，就是在告诉算法，因此主页上会显示类似的内容，该模型就是根据训练数据来学习映射关系。在监督学习中，总是学习与目标变量的关系，模型试图正确地预测这种关系。目标变量可以是一个类别（如停止或不停止）或一个数值（如下个月的销售额）。该算法基于给定的输入和输出（标签）进行训练，将原始输出与准确的输出进行比较，识别错误，并以这种方式进行学习。在此之后，它会对模型进行相应的修改。使用该模型，可以对尚未有标签的数据进行预测（图4-3）。

当有可能从历史数据中推导出可能的未来事件时，通常有监督学习[3]。一个成功的学习过程被用来对未来或未知数据进行可靠的预测。在市场营销中，有监督学习常用于对客户数据进行分类。目前，有监督学习的应用案例包括根据过去的耗电量预测一段时间内的耗电量、医疗保健领域的风险评估、预测工业机械的故障、预测客户行为等。

无监督学习 在无监督学习中，算法没有标记数据的支持，必须自主发掘数据中的有趣和隐藏的子集和模式。与有监督学习的主要区别在于，无监督学习不是用于计算已知目标变量的预测，如分类或预测[4]。

无监督学习适用于没有历史标签的数据，因此系统无法提供"正确的答案"。该算法必须对现有数据进行解码，以便确定其中的模式（如图4-3中所述的无监督学习周期）。

无监督学习可以分为以下两类问题。

• **聚类**：聚类是一种将对象分组的方法，使具有最相似特征的对象留在同一组，而与另一组中的对象相似性较小或没有相似性（图4-4）。聚类分析可以在数据对象中找到相似的特征，并根据这些特征的存在与否将它们分组。

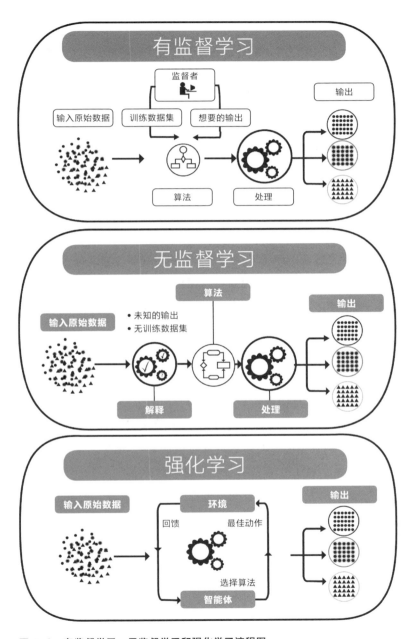

图 4-3　有监督学习、无监督学习和强化学习流程图

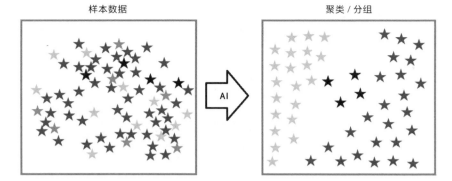

样本数据　　　　　　　　　　　　　聚类 / 分组

图 4 - 4　聚类

• **关联**：关联是一种用于在大型数据集中寻找变量之间关系的方法，它确定了在数据集中一起出现的一组项目。关联规则可以使营销策略更加有效，如购买 X 产品（如面包）的人也倾向于购买 Y 产品（如黄油 / 果酱）。

无监督学习在处理交易数据时效果特别显著，如识别不同的客户群体并围绕他们建立营销活动或其他商业战略。同时，电影或视频推荐系统也能通过将具有类似观看模式的用户分组，以推荐类似的内容。此外，在遗传学领域，无监督学习可用于对 DNA 模式进行聚类以分析进化生物学。目前常用的无监督学习算法包括 k - 均值（k - means）聚类、k - 近邻算法（k - NN）、主成分分析和奇异值分解[5]。

部分监督学习　部分监督学习也称为半监督学习，既使用具有特定目标变量的样本数据，也使用未知数据，因此是监督和非监督学习的混合体。部分监督学习的应用领域与监督学习基本相同，不同之处在于，在学习过程中只使用少量已知目标变量的数据，而大量目标变量还不存在[4]。这样做的优势是可以用更少的标记数据进行训练。获取标注数据往往非常复杂，而且成本很高，因为通常需要手动创建这些数据，特别是在图像或物体识别方面，这需要手动标注图像。首先，手动创建一个由已知（标记）图像组成的小数据集，然后使用这个数据集训练神经网络进行分类，进而应用于其余的数据，从而可以正确而快速地创建未知数据的样本数据。

强化学习 强化学习（RL）算法是一种通过试错学习来实现目标的方法，它包括三个要素，即智能体（学习者）、环境（智能体与之互动的一切）和行动（智能体做什么）。根据目标或政策智能体因其行动获得奖励或惩罚，目的是使奖励最大化。算法不会被告知在哪种情况下哪种行动是正确的，而是从成本函数（一种返回预测结果和实际结果之间的误差机制）中获得正向或负向的反馈。然后，成本函数被用来估计哪个行为在哪个时间点是正确的。因此，该系统通过奖励或惩罚来学习"强化"，以使奖励函数最大化。

与无监督学习和有监督学习的主要区别是，强化学习不需要事先提供样本数据，该算法可以在模拟环境中通过多次迭代开发自己的策略（图4-4）。

强化学习被广泛应用于机器人技术、计算机游戏和导航技术等领域。通过试错，算法能够识别在强化学习中带来最大回报的行为。智能体的目标是在特定时间内选择使预期奖励最大化的行动。如果采用适当的策略，该目标可以相对快速地实现。学习最佳策略是强化学习的目的。强化学习是许多AI研究者解决复杂问题的巨大希望，如自动驾驶技术、自主机器人技术和通用AI的发展。

自动驾驶汽车使用强化学习来学习驾驶，并确保安全第一、遵守交通规则。强化学习智能体（算法）从奖惩系统中学习，以实现特定的目标，如保持车辆在车道上、避免碰撞、正确超车等。智能体与其周围的环境（道路、交通等）交互（但不能改变）。

常用 ML 算法

ML 算法可以大致分为传统的和深度的 ML 算法。所有非深度的 ML 算法都被称为常规（或浅层）ML。传统 ML 算法的例子包括线性回归、决策树、k-近邻、朴素贝叶斯、支持向量机等。

回归 回归是一种统计方法，帮助我们了解两个或多个变量之间的关系。它有助于了解哪些因素是重要的、应该被考虑，哪些可以被忽略。回归可以发现因变量和自变量之间的关系。因变量是我们试图计算的数值/因素，因为它取决于其他因素，所以被这样命名。自变量是影响因变量的数值/因素。回归包括线性回归和多项式回归两种类型。

- **线性回归**：线性回归是最常见的统计方法之一。简单线性回归是一种只考虑一个预测因素的线性回归分析，这种方法只使用一个变量来预测输出。在线性回归中，回归模型基于自变量来预测因变量的值。例如，当客户购买力增加时，销售额也在增加。同样地，增加抗高血压药物的剂量会导致患者血压下降，这是一种线性关系。

线性回归是一种用一条直线表示的方法，可以在最佳情况下确定输入变量 x 和输出变量 y 之间的关系[6]，通过确定输入变量的某些权重（即系数 β）来预测 y 值。线性回归算法的目的是确定这些系数的值。我们的目标是拟合一条能够描述数据属性的最佳线段（图 4-5），从而在回归中寻找一个能描述点云的函数，以便预测因变量。在这里，目标值（因变量）是 y，而输入值是 x，因此我们在一个二维的世界里工作。需要注意的是，点云通常不可能被一条直线完美描述。在二维系统（一个输入和一个输出）中，指的是简单回归。

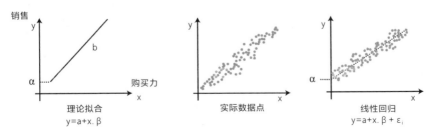

图 4-5 通过点拟合直线呈现线性回归

在数学上，函数的变量通常用希腊字母表示（如 β、α、ε 等）。该模型描述了一系列输入值（n=x 的维数）和一系列权重（n+1）如何计算形成一个 y 值的函数。我们使用 n+1 个权重，其中第 n+1 个权重是直线的截距。这种计算被称为正向传播。为了使正向传播计算出正确的权重值，我们使用反向传播法。

反向传播是一种优化方法，它使用梯度法来计算正向传播的误差，并按照误差的相反方向调整权重，以最小化误差。这是一个迭代过程，通过在训练数据上进行正向传播来计算误差，每个迭代步骤比较预测结果和指定结果（标记的训练数据），从而得到误差。得到的误差函数是凸向的（U 形），可导且有一个中心全局最小值。我们通过这种迭代的方法找到这个最小值。在过去 200 多年中，科学界已经深入研究线性回归，并对其进行了大量的应用和改进。在使用这些方法时，一些好的经验法则包括去除非常相似的变量（相关的）和去除数据中的噪声，如果可行的话。因此，线性回归是一种快速而简单的方法，也是一种可以尝试的优秀算法。

• **多项式回归**：多项式回归被用于拟合数据中的非线性关系。当因变量和自变量之间的关系不能通过一条直线来表示时，可使用不同的曲线来拟合数据并预测更好的结果（图 4-6）。多项式回归可以帮助我们开发灵活的 ML 模型，通过分析许多因果因素或变量来计算潜在的病死率。在 COVID-19 大流行中，这些变量包括慢性病史、居住或工作在拥挤的地方、口罩的可获得性等。多项式回归经常用于监测癌症患者的肿瘤扩散，因为肿瘤扩散往往具有非线性特征。我们需要谨慎使用这种算法，因为错误的方法可能导致过度拟合（该算法在给定的数据上表现良好，但在实际应用中可能出现偏差）。

逻辑斯谛回归　逻辑斯谛回归被用来处理因变量为分类数据的情况，即通过使用整数值来代表不同的类别。它可以被用来预测事件或个人的成功或失败、输或赢、健康或患病等。此外，它还可以扩展为多分

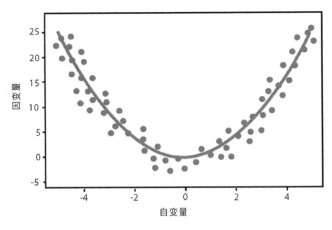

图 4-6　多项式回归图（曲线代表数据特征）

类或多项式逻辑斯谛回归，其中因变量可以被分为两个以上的类别，而不仅仅是两个类别。这种方法主要处理二元分类相关的问题（即有两个类值的问题）。

逻辑斯谛回归是一种替代机器学习方法，它在统计学领域广泛使用。与线性回归一样，逻辑斯谛回归的目标是确定加权系数值，以预测每个输出变量。一个非线性函数叫作逻辑斯谛函数被用来将预测结果转换为输出结果[7]。这个逻辑斯谛函数类似于 S 形曲线（图 4-7），它的任务是将给定的值转换为 0 到 1 的范围。这一点至关重要，因为通过应用逻辑斯谛函数，输出值被限制在 0 或 1 之间（例如，如果输出值小于0.5，则输出为 0），可以用来预测类别值[4]。

随着模型的学习，逻辑斯谛回归能够将预测值作为给定数据实例被分配到 0 或 1 类的概率，这对于需要进行预测的问题特别有帮助。与线性回归一样，剔除与输出变量无关或相似度很高的自变量，可以提高逻辑斯谛回归的效果。因此，逻辑斯谛回归是一种学习速度快的模型，能够有效地解决二元分类问题。

在制定回归模型时，必须确定哪些变量作为因变量和自变量被纳入模

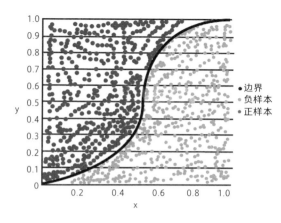

图 4-7　逻辑斯谛回归（S 曲线作为两种类别的边界）

型中。理论上的考虑在其中起着核心作用。该模型应尽可能保持简单，因此最好不要包括太多自变量。自变量的引入顺序在逻辑斯谛回归中也很重要。如果所有自变量都完全不相关，那么它们被引入模型的顺序就不重要了。然而，这些变量很少是完全不相关的，因此纳入变量的方法很重要。

通过逻辑斯谛回归，我们可以预测某一因变量在自变量条件下出现的概率。以咖啡因消费和注意力集中能力为例，使用 1 ~ 100 的连续量表来测量注意力，我们可以简单地询问被测试者是否感觉注意力集中。

判别分析　判别分析（DA）是一种用于分析问题的方法，可将数据划分为离散或不同的类别。例如，医生可以使用判别分析确定患者心脏病发作的高风险或低风险。在日常生活中，判别分析还可以用来区分对价格敏感和不敏感顾客的心理属性或特征。判别分析包含为每个类别计算的数据的统计属性。对于单个变量的输入，需要计算每个类别的平均值和所有类别的方差。

预测是通过计算每个类的判别值，并选择具有最高值的类进行预测来实现的。这种方法假设数据具有高斯分布或正态分布（钟形曲线），不同的类具有特定的平均值和相等的方差 / 协方差。如果这些假设不成立，逻辑斯谛回归的表现将优于线性判别分析（LDA）。因此，建议在进行判别分析之前先消除数据中的异常值。判别分析最适合于解决预测性建模问题。

决策树 决策树的绘制方法是从上到下，根节点在顶部，叶节点在底部。整个树被分成分支和边界。决策树不仅适用于分类问题，还适用于回归问题。它是一种类似于流程图的结构，其中内部节点表示不同的测试条件，分支表示测试结果，最后的节点（叶节点）表示分类标签或输出（图 4-8）。

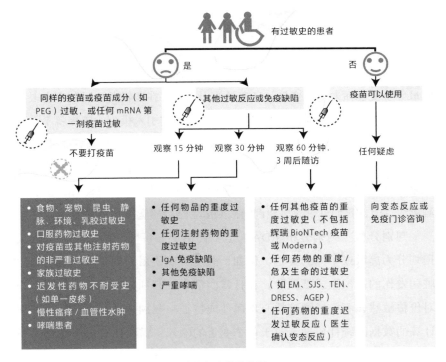

图 4-8 疑似过敏患者 COVID-19 疫苗免疫接种流程
EM, erythema multiforme, 多形红斑；SJS, Stevens-Johnson syndrome, 重症多形红斑；TEN, toxic epidermal necrolysis, 中毒性表皮坏死松解症；DRESS, drug reaction with-eosinophilla and systemic symptoms, 伴嗜酸性粒细胞增多和系统症状的药疹；AGEP, acute generalized-exanthematous pustulosis, 急性泛发性发疹性脓疱病；PEG, polyethylene glycol, 聚乙二醇

决策树是一种强大的 ML 预测建模算法，其模型为二叉树结构，其中每个节点代表一个输入变量（x）及该变量的分界点（前提是该变量是数字类型），而末端节点则由一个输出变量（y）组成，用于进行预测。决策树学习速度快，预测速度也非常迅速。此外，它们通常能够很准确地解决不同的问题，并且不需要对数据进行特殊处理。

要获得分类或输出，人们需要沿着树从根节点一直下降到叶节点。树本质上只包含回答一个问题的规则。在较简单的问题中，二叉决策树通常被用于预测。但是，决策树不太适用于预测连续值，并且在数据集相对较小的情况下容易出现错误。

决策树既可以由专家手动编写，也可以使用 ML 技术从收集的经验中自动推导出来。根据自上而下的原则，决策树通常是递归推断的（从根节点到叶节点）。为此，数据集需要包含可以用于决策的值。在每个节点上，根据输入特征之一将数据分割成两个或多个分支作为输出。在即将到来的节点上，进行越来越多的拆分，产生越来越多的分支来分割原始数据。这样持续下去，直到产生某个节点，所有或几乎所有的数据都属于同一类别。此时，不再需要进一步的分割或分支。

最终，创建一棵使用正式规则描述训练数据经验的决策树。而后，可以使用这些树来自动分类其他数据，或用于解释和评估产生的规则集。

所有用于自动归纳决策树的算法都基于相同的自上而下递归原则。唯一的区别在于，它们在树节点上选择规则的值和属性标准，以及它们取消归纳过程的标准和可能的后处理步骤，如使用各种标准来优化已计算的树的分支或整棵树。

决策树的优势在于易于理解和解释，尤其适用于数据基本属性不能一开始就确定的情况。

然而，当决策树用于自动分类时，其分类质量相对较低，这是常被提及的一个缺点。在大多数现实世界的分类问题上，由于其离散的规则集，决策树的表现比其他分类技术（如人工神经网络或支持向量机）要差一些。这意味着，即使树可以创建容易理解的规则，但这些规则往往不具备在解决现实世界问题方面的最佳属性。另一个缺点是，如果不能从训练数据中推导出简单的规则，决策树可能会很大。这可能让观察者很快就会失去对许多规则之间联系的整体看法；另外，大型的决策树往往会导致对训练数据的过度拟合，从而使新的数据被错误地分类。因此，研究人员开发了一些方法来将决策树缩小到合理的大小，如限制树的最大深度或设定每个节点的最小对象数量。

决策树的错误率等于错误分类的数据对象相对于所有数据对象的数量。这个数字是根据所使用的训练数据确定的，或更好的方法是根据一组与训练数据不相干的测试数据中的能被准确分类的数据对象。

根据不同的应用领域，保持相对低的假阳性（即将测试对象不存在疾病的情况误判为疾病）或假阴性（即将测试对象存在疾病的情况未能检测出）可能特别重要。例如，在急诊医学中治疗健康的患者比不治疗患者危害要小得多。因此，决策树的有效性总是取决于环境。

决策树可以与神经网络相结合，用神经网络取代树的低效分支，以达到更高的分类质量，这是单独使用树所不能达到的。这两种分类方法的优点也可以通过将部分结构映射到另一种方法中来使用。树不像神经网络那样需要大量的训练数据进行归纳，所以树可能不准确，特别是当树很小的时候。相反，神经网络的分类更精确，但需要更多的训练数据。因此，可以尝试利用决策树的特性来生成部分神经网络，即所谓的TBN（基于树的神经网络），将决策树的规则转化为神经网络[8]。

朴素贝叶斯　这是一个相对基本的但却令人惊讶的强大的预测模型算法。它假定一个类别中某一特征的存在与任何其他特征的存在无关。例如，如果一个水果是红色、圆形且直径约 3 英寸，就可以被认为是苹果。每个类别的所有属性都独立地有助于计算概率，这就是为什么它被称为"朴素"。换句话说，这意味着每个输入变量都是独立的，即以贝叶斯定理为基础。

朴素贝叶斯计算两种概率：每个类别的概率及对于每个指定值的每一类别的条件概率。这些概率是直接从训练数据中计算出来的。计算完成后，采用概率模型利用贝叶斯定理来确定对新数据的预测。对于具有实际价值的数据，通常假设为高斯分布或正态分布（钟形），以使这些概率的估计更加容易。

k-近邻算法（k-NN） k-近邻算法是一种基础但有效的机器学习算法，它假设类似的事物存在于彼此附近或接近的地方。该算法一次性使用整个数据集来计算相似的数据点聚类。为了进行预测，它试图将每个数据点放入每个聚类中，并最终将其分类到最适合的聚类中。一般来说，它使用欧氏距离来计算数据点之间的相似性，也可使用其他适合的距离计算方法。需要告诉算法，在一个聚类中需要有多少个数据点，所以被命名为k-近邻算法。该算法将k数量的最接近的点放在同一聚类中，并以投票机制选出最常见的标签（在分类中，即整数）或平均标签（在回归中，带小数的数字）作为输出（图4-9）。

另外需要指出的是，k-近邻算法可能需要占用大量存储空间或内存来存储数据。不过，该算法只有在进行预测时才会进行计算（或训练），

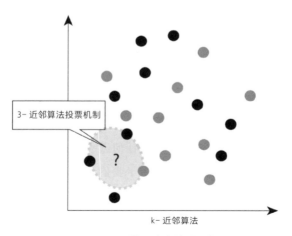

图4-9 k-NN显示最近的3个点构成一簇

因此计算资源的使用是可控的。如果训练实例随着时间推移而被更新和监测，预测就会随之保持准确。一般来说，我们会选择最相关的特征或变量来进行输出预测。

在某些情况下，如果训练数据分布不均或者只有很少的数据，那么这种算法的风险就会特别大。在训练数据分布不均的情况下，我们可以使用加权的距离函数，对较近的点比较远的点赋予更大的权重。然而，在高维度和大量训练数据的情况下，该算法需要占用大量的存储空间和计算资源。

遗传算法（GA） GA 是基于遗传学和自然选择原理的搜索优化技术。优化意味着找到输入值，以获得最佳输出。一般来说，它指的是最大化或最小化一个函数。GA 模仿了生物进化的原理。为了找到优化问题的近似答案、进化原则，如变异或选择被应用于候选解决方案的种群。

我们拥有一个解决给定问题的解池。这些解经过重组和突变（就像自然遗传学中的变化一样）产生新的子代解决方案，这个过程在每个子代中都会重复。每个子代解决方案（或候选解决方案）都被赋予一个适应性值（基于其目标函数值），更适合的子代方案被赋予更高的机会，产生更多"更适合"的子代方案。这类似于"适者生存"的丛林法则。通过这种方式，我们不断"进化"出更好的子代解决方案，直到达到一个停止标准。当产生的子代数达到最大，或者种群达到令人满意的适应性水平时，该算法就会终止（图 4-10）。

让我们想象一个装有汽车零件的盒子。如果盒子被摇动的时间足够长，就有可能（无论多么小）在一段时间后，在盒子里装配出一辆可以行驶的汽车。这种随机生成模式使得任何近乎复杂的东西都极不可能出现，更不用说一个活的生物体了。由于我们希望进一步发展候选解决方案的群体，因此需要有一个合适的表示。

适应性函数模仿了生物进化的环境。这通常与要优化的功能相同。一种根据候选方案的适应性来选择候选方案的方法被用于模拟生物进化

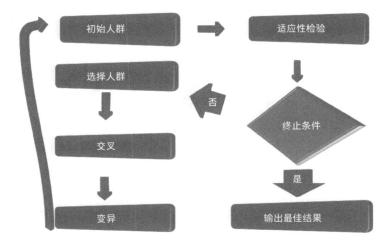

图 4-10　GA 流程图

的选择。一个简单的方法是将适应性转换为选择的概率，然后用来决定哪些子代方案将被转移到下一代而不被改变[9]。这个过程反复进行直到得到最终的结果。

对于现实世界的问题，GA 通常比基于梯度的方法等其他优化过程表现更好。GA 还能提供快速的结果，适合应用于现实世界。

学习向量量化（LVQ）　LVQ 是一种基于原型的监督性分类算法，它采用了一种赢家通吃的赫布型（Hebbian）的学习方法。它是自组织地图（SOM）的前身，与 k-近邻算法有关。它通过给数据点分配参考向量来压缩数据，只发送最佳参考向量而不是整个数据。LVQ 模型是基于测试对象和参考向量之间的相似性（或不相似性/距离）度量，称为编码向量或原型[10]。对于每个数据点，学习向量量化模型确定最接近输入数据的原型。如果这个获胜的原型能正确地对数据点进行分类，那么就会被移近；如果它对数据点的分类不正确，那么就会被移开。LVQ 模型可以应用于多分类问题，特别是文本文件的分类。

支持向量机（SVM）　SVM 的功能是在 n 维空间（n= 特征的数量）

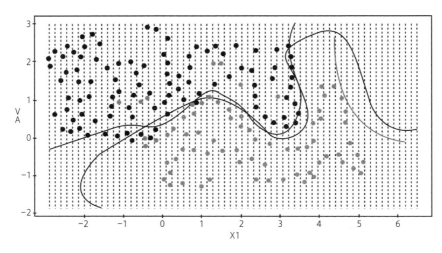

图 4-11　SVM 示意图

中找到一个超平面，对数据进行明确的分类。超平面是指划分输入变量空间的直线 / 平面，也被称为决策边界（图 4-11）。可能存在许多这样的超平面，但我们的目标是找到一个具有最大余量的超平面。这个超平面可以在二维空间中表示为一条直线，或在三维空间中表示为一个平面[11]。

在向量空间中，每个对象都可以用一个向量来表示，支持向量则是指离超平面最近的数据点，这些支持向量的位置会影响超平面的方向。我们的目标是找到这些支持向量和超平面之间的最大间隔。最佳或最优的超平面是指能够将两类数据点分开的具有最大余量的直线。

在插入超平面时，我们不需要考虑所有的训练向量。因为距离超平面较远的向量在一定程度上被"隐藏"在其他向量后面，它们并不会影响分离平面的位置。超平面仅依赖于最接近的向量，因此只有这些向量需要以数学方式精确描述。

由于超平面无法"弯曲"，因此只有当对象是线性可分离时，才能够用超平面进行干净的分离。但是在真实的训练数据集中，往往不满足这个条件。对于大多数现实生活中的数据集，数据不能用直线分离。因此，支持向量机利用核函数技术绘制非线性边界。

对于这种非线性数据，我们可以通过数学转换来增加更多的维度。支持向量机将不可分离的问题转化为可分离的问题，这在非线性分类问题中非常有用。通过这种方式，数据可以用直线进行分离。大多数算法都内置了函数来计算最合适的转换，因此不需要手动完成。当再次转换回低维空间时，线性超平面变成了非线性超平面，甚至可能是非连续的超平面，从而可以将训练向量干净地分为两类，进而对新的数据点进行预测。

装袋算法和随机森林 随机森林是 ML 中最著名、最强大的算法之一，它是一种集合算法，也被称为自助聚合或装袋算法。集合方法是一种技术，它将多种 ML 算法的预测结果结合在一起，做出比任何单独模型更准确的预测。

在自助法中，我们将原始数据进行分组，然后计算每个小组的平均值并取其平均值。我们用这个平均值作为原始数据的平均值，而不是直接计算它的平均值。这种方法可以应用于获得其他统计参数。

在获得原始训练数据的多个子样本后，为每个数据子样本建立模型。当需要对新数据进行预测时，每个模型都会进行预测，之后对每个预测进行平均化，以获得对实际输出的更好估计。

随机森林是一种分类程序，其中决策树的创建方式是通过引入随机性而不是选择最佳划分点来进行次优划分。因此，为每个子数据样本创建的模型比其他方式的差异更大，但确实以其独有的、独特的方式更加正确。通过结合这些子模型的预测，真实的输出被更好地估计。简单地说，大量单个决策树被制作出来，并从这些决策树的预测中选择最多见的预测值。

提升算法 提升算法是一种集合方法，用于从几个相对较弱的分类器中创建一个好的分类器。为此，从训练数据中创建一个模型，第二个模型用于改进第一个模型的误差[12]。提升算法的特点是不断增加模型，直到达到训练集的理想预测或模型数量的最大化。它从前一个模型的错误中学习，并试图在下一个模型中纠正这些错误，直到得到好的结果。提升算法包括以下 3 种类型。

- **自适应提升**（AdaBoost）：这是第一个成功的提升算法。AdaBoost 使用具有单一分割的决策树，这些决策树被称为决策树桩。在第一个决策树桩中，所有的观察结果都是同等权重的。不正确的决策比正确分类的观察值的权重更高，以纠正前一个模型的错误。它可以用于分类和回归（预测连续数值）任务。

这些模型一次建立一个，并执行更新权重的任务，这影响到序列中下一个树的性能。在创建所有的树之后，可以对新的数据进行预测（图 4-12）。由于该算法非常注意纠正错误，所以可得到干净的数据。

- **梯度提升法**：采用梯度下降法来寻找既往模型的缺点。该算法不改变预测的权重，而是试图预测新的值来代替错误的值。最终的模型可以纠正之前模型的很多错误，随着时间的推移将会产生更好的结果。

- XGBoost：代表极端梯度提升，是一个专注于计算速度和模型性能的库，并支持多种接口，包括命令行接口（CLI）、C++、Python、R、

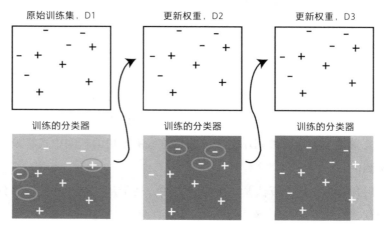

图 4-12　最终的模型能更加准确地分类数据（AdaBoost）

Julia、Java 和 Java 虚拟机（如 Scala 和 Hadoop）。

梯度提升由于计算成本较高，所以速度较慢。它可提供并行、分布式计算、核外计算以及缓存优化功能。它是一个开源软件，在 Apache-2 许可下可以使用。

装袋算法和提升算法的区别　袋装算法采用了多个平行的模型，它们的输出根据问题类型（分类或回归）进行平均化。而在提升算法中，单一算法会随着时间的推移使用不同的方法进行改进和优化（图 4-13）。

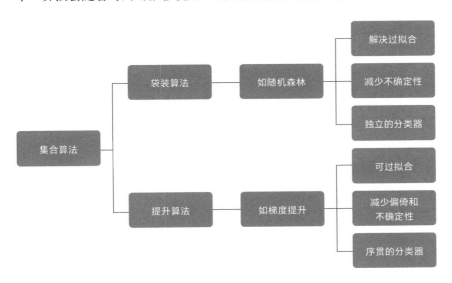

图 4-13　装袋算法和提升算法的区别

神经网络（NN）

人工神经网络是深度学习的基础，灵感来自人脑中神经元的工作。

生物神经网络概述　截至目前，已知的最强大的计算机器是人脑，没有机器能够超越人脑的复杂性。神经元由细胞体和长管状的轴突组成，轴突的另一端有多个轴突末端（图 4-14）。轴突末端是神经元相互交流的界面，突触（一个缺口）将终端和树突连接起来。

大脑中的一个神经元相当于计算机中的一个微小晶体管，也被称为

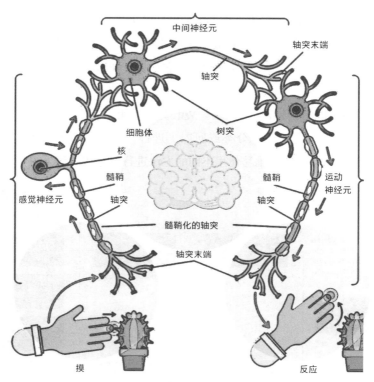

中间神经元

轴突末端

轴突

细胞体

树突

核

髓鞘

髓鞘

运动
神经元

感觉神经元

轴突

髓鞘化的轴突

轴突

轴突末端

摸

反应

图 4-14 3 种神经元：运动神经元、中间神经元和感觉神经元
神经元也被称为神经细胞，是一种可电兴奋的细胞，通过电子和化学信号接收、处理和传递信息。© Can Stock Photo/korolev

人工神经网络中的一个节点。神经元（脑细胞）和神经元网络的概念是人脑内部运作所依赖的模型。事实上，估计人脑中含有 100×10^9 个神经元，每个神经元都通过其路径与大脑的其他部分相连（图 4-15、图 4-16）。

在生物神经网络中，输入信号（感觉数据）的传输由一层神经元通过其众多的互联关系向另一层神经元传递。通常情况下，深层的一个神经元可以接受成千上万的输入连接，每个神经元层可能包含几十个至几百万个神经元。

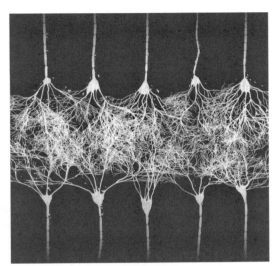

图 4-15 巨大的神经元和神经网络

© Can Stock Photo/korolev

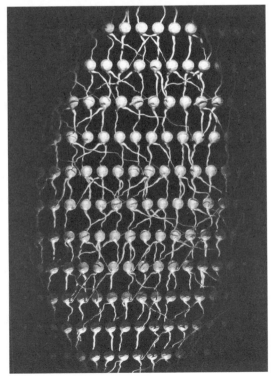

图 4-16 神经元和神经网络

© Can Stock Photo/korolev

在产生输入信号时，所有五种感官都至关重要。其他可能适用的过程包括摄食、呼吸、饮水和进食。在输出之前，较深的神经元层中会发生多种生物化学和生理过程。然后，大脑通过发出运动信号、回忆记忆等方式采取行动。

神经网络是大脑能够进行"思考"或"处理"每个行动的原因。只要我们的身体（包括肌肉和器官）收到大脑的后续指令，行动就会发生。然而，大脑的神经网络能够通过修改其过程来改变和更新，以对新学习和更多经验做出回应。

如果一台计算机想要进行类似于人类的活动，那么它应该复制人类大脑的功能和能力，这包括智能。因此，必须由机器成功实现人工版的神经元网络。

人工神经网络（ANN）的概述　ANN 是一种以人脑为模型的算法，是人工智能领域非常活跃的研究方向，被认为是 AI 的基础。它们可以处理各种数据源，包括图像、声音、文本、表格或时间序列，以提取信息和识别模式。

人脑的多个神经元在不同层次上相互连接，形成了一个大规模的生物神经网络。ANN 的设计是为了模仿生物神经网络。在 ANN 中，神经元或神经细胞被称为"节点"。实际上，ANN 是在计算机软件内创建的虚拟或模拟的网络。与传统的编程不同，ANN 不需要被编程来完成特定的任务，它们可以被训练或自我学习，类似于人类大脑！

在典型的 ANN 中，一个或多个节点多层排列，包括 3 个不同的层次：输入层、隐藏层和输出层（图 4-17）。输入层位于网络的顶部，隐藏层位于输入层的下面，而输出层位于网络的底部。隐藏层和输出层的每个节点都与上面一层的每个节点相连，每个连接代表一个可变数字，被称为"权重"。输入层节点接收要处理的数据，输出层节点输出在隐藏层中处理数据后得到的结果。

当 ANN 训练时，输入层节点接收数据并将其传递给下一个隐藏层

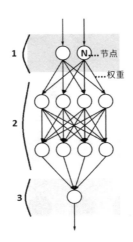

图 4-17　ANN：一个由相互连接的节点（N）组成的人工网络。第 1 层代表输入层，第 2 层代表隐藏层，而第 3 层代表输出层。两个节点之间的每个连接都由权重（W）表示

© Can Stock Photo/korolev

的节点。当训练好的 ANN 在执行训练任务时，也会发生同样的过程。输入数据从输入层节点，通过隐藏层节点，最后传到输出层节点。输出层节点给出输出数据或结果（图 4-18）。由于数据从输入层向前流至输出层，因此这种类型的网络被称为"前馈网络"。在这种情况下，数据为二进制——由数字 0 和 1 的不同组合组成的矩阵。任何类型的输入数据，如图像、文本或音频，在 ANN 中都为二进制。

　　当输入层有多个节点时，每个节点都会接收相同的输入数据。输出层神经元的数量取决于数据中的类别数量。当数据通过任何两个节点之间的连接时，数学函数会对数据进行加权（正数或负数的小变量），并进行调整。简单地说，数学函数将输入的数据值与代表权重的可变数字相乘，并将乘积传递给下一个节点。每个节点都有一个阈值。如果输入数据值之和超过阈值，则该节点被激活，并将修改后的数据传递给下一层的所有连接节点——这个过程称为激励。

　　不同的连接可能具有不同的权重。在 ANN 的训练过程中，这些权

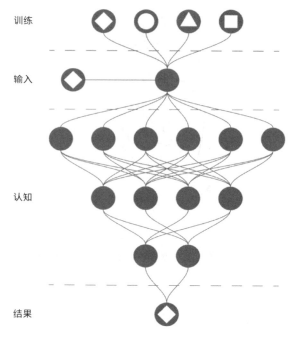

图 4-18　ANN
© Can Stock Photo/korolev

重需要被调整，以便从输出层获得正确的结果。实践证明，如果有足够的时间来尝试为不同的连接找到最佳权重，任何 ANN 都可以输出正确的结果。各种优化技术被用来加快在 ANN 中寻找各种连接的最佳权重的过程，如梯度下降和随机梯度下降等。事实上，目前图形处理单元（GPU）的快速处理能力和普及性，使我们能够将优化时间从几年（几个月）缩短至几天（几小时）。这是使 ANN 变得实用和经济的最重要原因之一。

　　在为给定的输入数据训练 ANN 时，目的是使输出数据与预期的答案相匹配，因为输入数据（问题）的答案是已知的。如果没有任何训练，ANN 可能不会给出正确的答案。在训练过程中，通过改变连接权重，实际输出和预期输出（正确答案）之间的差异会逐渐减少。这个改变连接权重的过程是反向传播的过程，通常简称为反向传播（backprop），它是从输出层开始自下而上逐渐向输入层移动的。

在训练过程中，需要使用充足数量的预先评估过的输入数据样本。当实际输出与所有样本数据的预期输出完全一致时，训练就完成了。经训练的 ANN 在未来被使用时，存在的连接权重保持固定，直到接受新的训练。这可以通过一个简单的现实世界的案例来解释。想象一下，需要训练 ANN 正确识别两种不同形式的口服药物——胶囊和圆形扁平片剂。在一个只有一个输入节点和一个输出节点的 ANN 中，可以假设胶囊用 1 表示，药片用 0 表示（二进制数字）。在训练这个 ANN 时，目标是在输入节点看到胶囊时获得 1 的输出，看到药片时获得 0 的输出。当开始训练 ANN 识别胶囊时，先将不同的胶囊图像输入神经网络，并使用上述反向传播方法逐渐改变不同连接的权重，直到总是获得 1 的输出。训练 ANN 识别片剂的过程类似，直到总是获得 0 的输出。经过充分训练的 ANN 可正确识别任何类型的胶囊和片剂。ANN 训练的样本越多、越丰富，就越准确。

浅层 ANN 的隐藏层非常少，而深层 ANN 则有大量的隐藏层。更深层的 ANN 被设计用来执行复杂的数据识别任务，如识别图像和在大型文本数据库中寻找模式。在深层 ANN 中，浅层的隐藏层学习识别更简单的特征，而深层隐藏层则学习识别更复杂的特征。隐藏层越深，它能够识别的特征就越复杂。例如，在一个为识别人脸而训练的深层 ANN 中，浅层隐藏层识别较简单的特征（如脸部的边缘和整体形状），而深层隐藏层识别复杂的特征（如鼻子的大小和形状、虹膜的颜色、眉毛的大小和形状等）。

复杂的 ANN 模型（图 4-19），具有更高效的问题解决能力和更丰富的抽象性，可以通过以下方式创建：增加隐藏层的出现频率、增加神经元之间的路径数量、增加特定层中的神经元数量。

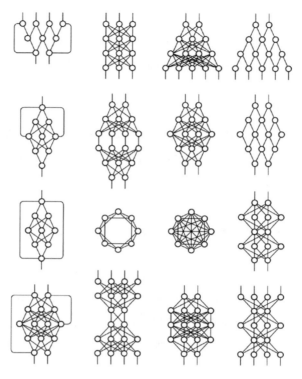

图 4-19 不同类型的 ANN

© Can Stock Photo/korolev

　　然而，增加模型复杂度常会导致过拟合的增加。过拟合指的是当 ANN 算法处理未知数据时给出次优结果，但在处理训练数据（已知数据）时却给出最优结果。同时，增加模型复杂度还可能导致计算时间和计算资源的增加。

　　"平行性"是用于描述建模及处理输入和输出节点之间非线性关系的术语。ANN 在许多应用中都扮演着重要角色，是机器学习领域的重要组成部分 [13]。

　　ANN 的复杂性很难分析，因为它们非常强大，这也是它们被称为"黑箱算法"的原因。这些算法的内部运作具有难以解释的复杂性。在使用 ANN 寻找问题的解决方案时，需要谨记这一点。

深度学习（DL） DL 是 ML 的一个子集，它利用 ANN 从数据中学习。在 ANN 的不同层中，人工神经元或处理节点被用来转换输入数据。DL 神经网络拥有更多的人工神经元、隐藏层和复杂的架构。从输入层到输出层的转换链被称为信用分配路径（CAP），深度的概念是用 CAP 值来衡量的。一些科学家认为当 CAP>10 时，DL 才是真正的深度，但也有科学家认为 CAP>2 也是深度[13]。浅度学习算法的神经元隐藏层数量较少（通常为 1 个），与 DL 算法相比，其复杂性较低。

DL 在无监督特征提取领域表现出色。通过使用特征提取算法，DL 可以自动构建有意义的数据特征，进一步学习、理解和概括数据。相比之下，浅度 ML 中的特征提取是一个需要领域知识的人工过程。

神经网络和深度学习的概念利用了统计技术和信号处理技术，包括非线性的处理和转换。非线性函数一般不以直线为归属，因此需要比斜率更多的建模来描述因变量和自变量（分别是输出和输入）之间的关系。非线性的函数包括对数项、多项式项和指数项。非线性变换常常被用来模拟人类环境中的一些现象，同样适用于 ML 和 AI 解决方案，因为它涉及输入层和输出层之间的转换[13]。

大量的输入特征会影响 DL 算法的性能。降维可以利用特征选择、线性代数方法、投影方法和自动编码器等方法减少输入特征的数量。降维的好处包括简化、减少计算量、降低内存功率。

以下是深度学习算法的例子：卷积神经网络（CNN）、循环神经网络（RNN）、递归神经网络（RCNN）、深度信念网络（DBN）、卷积深度信念网络（CDBN）、前馈神经网络（FNN）、自组织地图（SOM）、多层感知器（MLP）、深度玻尔兹曼机（DBM）、叠加去噪自动编码器（SDAE）、门控递归单元（GRU）。

在利用 DL 提供问题的解决方案之前，需考虑算法的选择、实施和性能评估等。

计算机视觉

这是一个跨学科领域，涉及赋予计算机处理图像和视频的能力。更广泛地说，它试图实现人类可以完成视觉任务的自动化。

1988 年，Yann LeCun 发明了卷积神经网络（CNN），彻底改变了这个领域。CNN 是 ANN 的一个独特框架，被设计为像负责视觉的人类视觉皮层那样工作。CNN 最受欢迎的应用之一是图像识别或分类。例如，Facebook 利用 CNN 来实现其自动标记功能，Amazon 使用 CNN 来创建产品推荐，Google 则用 CNN 来搜索用户照片。图像分类将在所有医学专业中发挥重要作用，特别是在放射科、病理科、皮肤科、骨科和眼科等医学图像的诊断。

计算机可以利用 CNN、额外的集合层和密集层对图像和视频中的物体进行检测、分类和定位，以理解图像和视频中的内容。CNN 可用于图像分类。图像分类的主要功能是接受输入的图像，然后定义它所属的组或类型。人从出生开始就学习这种技能，因此可以方便地识别动物和日常使用物体的图片。一个训练有素的医生可以轻松地识别出一张胸部 X 线片。然而，计算机所看到的完全不同。

计算机永远不可能像人一样看到图像。相反，它看到的是一个像素阵列（图 4-20）。例如，如果图像的大小是 300×300 像素，即阵

人看到的胸片

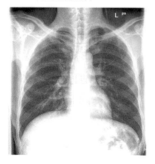

计算机看到的胸片

滤器

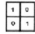

图 4-20　人和计算机看到的胸片，滤器的例子（小的矩阵）

列的大小将变成 300×300×3。300 代表宽度，300 代表高度，而 3 是 RGB（红、绿、蓝）通道的值。计算机为每个特定数字赋予数值范围（0~255），这个值定义了像素在某一点的强度[14,15]。

如果计算机想要解决这一难题，它首先会搜索低级别的特征。对于人类而言，这些特征可能是肩骨、肋骨或充满空气的肺部等，但是对于计算机而言，边缘、弧度或边界才是低层次的特征。然而，在卷积层组的帮助下，计算机可以识别更多高级别的特征，如肩骨、肋骨、心脏或充满空气的肺部[14,15]。

具体来说，图像会经过一系列的卷积层、非线性层、池化层和全连接层的处理，然后生成输出（图 4-20、图 4-21）。

卷积层通常位于神经网络的第一层，接收像素值矩阵（也就是图像）。假设我们从图像的左上角开始读取输入矩阵。在这里，软件会选择一个小矩阵，这个小矩阵被称为过滤器（或核心、神经元）。然后，这个过滤器会创建一个卷积，即沿着输入图像移动。过滤器的作用是将过滤器内的值与像素的原始值相乘，然后将所有乘积相加得到一个单一的数字。过滤器从图像的左上角开始读取，在执行乘法运算后逐渐向右移动一个单位。当它到达图像的右边缘并完成乘法运算后，它会移动到下一行的左边，并继续这个过程。当过滤器在图像的每个位置移动后，

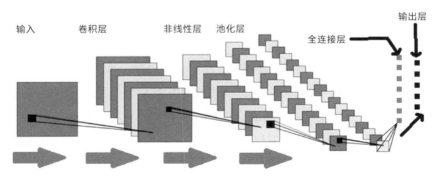

图 4-21　图像数据通过神经网络不同层的传输

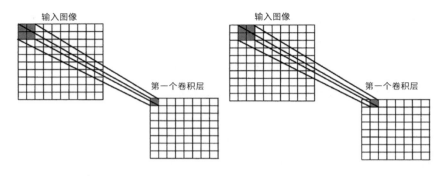

图 4-22　过滤器从左上角开始读取输入图像数据，在执行乘法运算后逐渐向右移动一个单位。过滤器在图像上的每个位置移动，以获得一个小于输入矩阵的矩阵

得到的矩阵比输入矩阵小（图 4-22）。

　　整个网络需要识别图像中的顶级特征，它由几个卷积网络层与非线性和池化层混合组成。当图像通过一个卷积层时，第一层的输出成为第二层的输入。这种情况在每一个进一步的卷积层中都会发生。在每次卷积操作之后，都会包含一个非线性层。它包含具有非线性特性的激活函数，使网络能够高度紧张。在非线性层之后是池化层，关注的是图像的高度和宽度，并对图像进行降采样，以减少图像数据。这意味着，如果一些特征（如边缘）已经在之前的卷积操作中被识别出来，那么进一步的处理就不再需要详细的图像，它被压缩成不太详细的图片。在完成一系列卷积层、非线性层和池化层之后，加入一个全连接层（密集层）至关重要。这一层的功能是承载卷积网络的数据。

　　计算机视觉被用于物体分类、物体指认、物体验证、物体检测、物体地标检测、物体分割和物体识别。除了识别之外，其他的分析方法包括视频运动分析、图像分割、场景重建和图像修复。

自然语言处理（NLP）

　　NLP 是一项旨在让人类和计算机平等地相互交流的技术，它将语言学知识与 AI 和计算机科学的最新方法相结合（图 4-23）。要使 NLP 发挥作用，首先需要致力于语言识别，即检验当前的模型是否能正确识别

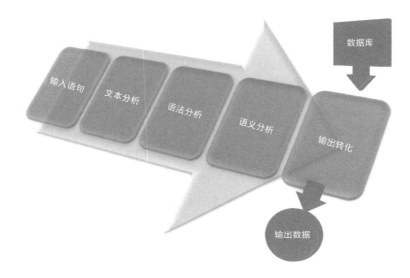

图 4-23　NLP 流程图

该语言。目前，许多模型可用于英语、法语、德语等。然而，对于某些地方语言或使用较少的语言，NLP 可能并不适用。NLP 被认为是人机交互（HCI）领域中具有前景的技术，可用于控制设备或网络应用[16]。聊天机器人或数字语音助手最初都是基于 NLP 原理开发的。NLP 的发展始于 20 世纪 50 年代，科学家阿兰·图灵（Alan Turing）撰写并发表了一篇名为《计算机机器与智能》的文章，提出用"图灵测试"的方法来衡量 AI，这种方法至今仍在使用。

　　早在 1954 年，研究人员就能够使用机器将 60 个句子翻译成俄语。在这一突破的刺激下，其他几位计算机科学家相信，机器翻译很快就会实现。然而，直到 20 世纪 80 年代，第一批基于统计的机器翻译系统才得到进一步发展。与此同时，一些其他的方法也被发现，能够将"真实"世界的信息翻译成计算机语言[16]。

　　20 世纪 80 年代末，随着 ML 的普及，NLP 迎来了革命性的突破。伴随着计算机计算能力的不断提高，NLP 的算法也开始发挥作用。当今，基于 NLP 的计算机程序不仅可以使用人工收集的数据集，而且还能独立分析网站或口语等文本体。NLP 的基础是一个简单的概念，即任何形式的语言（无论是口语还是书面语言）最初都应该被识别。尽管如此，语言是一个极其复杂的字符系统，重要的不仅仅是一个单词本身，而是这个单词与其他单词、短语、整个句子甚至事实之间的联系也很重要。学习语言对人类来说是自然的，但计算机则必须使用算法来实现这一点。人类能够通过生活经验来获得语言知识，而计算机必须从人工创造的经验中获取。

NLP 有各种用例，最流行的用途包括：内容分类；主题发现和建模；语境提取；情感分析；语音到文本和文本到语音的转换；文档摘要；机器翻译。

选择正确的算法

为了选择正确的算法，我们需要尝试适用于特定情况的算法，并挑选在数据集上表现最好的算法（图 4-24）。这并没有硬性规定，更多的是基于试验、错误及经验。

创建模型需要经过以下阶段：构建模型；训练模型；测试模型；对模型进行评估。

• **模型创建**：ML 模型和 DL 模型通常以如下方式创建：① 选择一种特定的算法，然后定义其参数和超参数；② 在标记的数据上训练模型；③ 评估模型的性能；④ 使用它进行预测。

• **模型评估**：模型评估是 ML 工作流程中不可或缺的一部分。没有一种通用的模型评估方法，不同类型的问题需要使用不同的性能度量指标。常用的方法包括准确率、对数损失、混淆矩阵、曲线下面积（AUC）、F1 得分、平均绝对误差（MAE）、均方误差（MSE）等。在模型选择之前，需要使用这些指标对不同的算法进行评估，并选择最适合解决问题的算法。

• **模型训练**：训练是指向算法提供数据以使其从数据中学习的过程。训练时间是算法从数据中学习的时间，取决于许多因素。简单的模型可

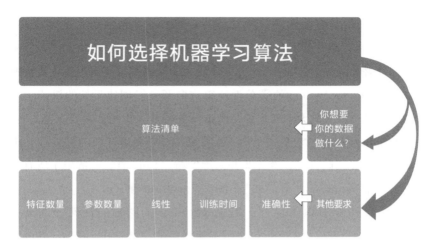

图 4-24　机器学习算法选择标准流程图

以在很短的时间内用一个小的数据集进行训练。相比之下，较大的数据集需要消耗大量的时间来学习。模型的复杂性也会影响训练时间。

• **参数**：参数是可以调整的，以便从模型中获得不同的结果。训练的时间和算法的准确性取决于这些参数。参数是在训练过程中从数据中学习的。

• **超参数**：超参数是模型中可调的参数，这些参数不能从数据中自动学习得到。确定最佳超参数的过程被称为超参数调整。为了找到最佳的超参数组合，需要创建并测试多个具有不同参数组合的模型[17]，并在所有模型中比较性能指标，然后选择表现最佳的设置来使用。虽然这是获得最佳超参数值的好方法，但随着参数数量的增加，训练一个模型所需的时间会呈指数级增长。然而，存在大量的超参数通常表明一个算法具有更高的灵活性，因此如果找到正确的参数设置组合，就会达到极好的准确性[4]。

用于机器学习的 Python 库

Python 是世界上使用第二多的编程语言。Python 有以下优点：① Python 具有清晰的结构，相对较容易学习，特别适合初学者。Python

的编程语法相对更易学习，比 C、C++ 和 Java 等其他语言更易上手。② Python 具有良好的可移植性。③ Python 可提高开发者的生产力，从开发到部署和维护。④ Python 允许以较少的代码编写应用程序，更快地开发新应用。⑤ Python 的简单性使得许多开发者创建了新的机器学习库。基于这个惊人的大型库集合，Python 在专业人士中非常受欢迎。

TensorFlow　它是一个用于 ML 和 DL 的免费开源的软件库，由 Google Brain 团队开发，并作为开源库发布。TensorFlow 适用于所有主要平台，如 Windows、macOS、Linux、Android 和 iOS。

TensorFlow 有以下优点：① TensorFlow 为图形的任何一部分提供了简单的可视化，这是其他库所不能提供的。② TensorFlow 可以在中央处理单元（CPU）、图形处理器（GPU）和张量处理单元（TPU）上进行训练。③ TensorFlow 提供流水线操作，可以在多个 GPU 上训练神经网络，减少训练时间。④ 基于 Google 庞大的软件开发团队，TensorFlow 在持续升级改进，使系统更加稳定，并增加新的功能[19]。

TensorFlow 非常受欢迎。所有在 TensorFlow 中创建的库都是用 C 或 C++ 编写的。TensorFlow 主要支持 Python 和 C++，其他语言也在逐步添加其中[19]。在开发过程中，首先编写 Python 代码，然后在 TensorFlow 引擎上使用 C 和 C++ 执行。

SciKit-Learn　也被称为 Sklearn，是一个 Python 库，与 SciPy 和 NumPy 都有联系。它是一个免费的库，支持多种 ML 算法，包括 SVM、随机森林、k-means 聚类等。它最初是作为 Google 夏季代码项目被开发，采用 Python 编写，使用 Numpy 和 SciPy 进行高性能数学运算。

SciKit-Learn 库包含各种算法，用于实现 ML 和数据挖掘的标准任务，包括降低维度、分类、回归、聚类和模型选择。

NumPy　NumPy 是 Python 中最流行的机器学习库之一，它支持大型多维数组和矩阵，并提供了高级数学函数以便于对这些数组进行操作。作为一个开源的库，它的开发是为了简化数组操作并提高性能，因此被称为 Numerical Python 的缩写形式。

在 TensorFlow 和其他库内部，使用 NumPy 执行各种操作。NumPy 的优点包括：① 它既具有很强的交互性，又令人难以置信地易于使用。② NumPy 有助于简化数学上的复杂实现。③ 它使人更容易编写和理解代码。④ 由于 NumPy 被广泛使用，因此有很多开源应用程序使用它。

NumPy 接口可用于表达图像、声波及其他以 N 维实数阵列形式存在的数据。

Keras   Keras 是一个用 Python 编写的开源库，现在作为 Tensorflow 库的一个接口。以前的版本也支持各种后端，如 Tensorflow、Theano 和 R 等。它的设计支持用于实验目的模型的快速开发。此外，Keras 还支持在 GPU 和 TPU 上进行训练，并且可以部署在多个平台上，如 Web、Android 和 iOS 等。

作为 Python 中最令人印象深刻的学习库之一，Keras 为神经网络的应用提供了一个简单的方法。然而，相对于其他 ML 库，Keras 的速度要慢一些，因为它通过后台基础设施创建了一个计算图，并使用它来完成进程。无论怎样，Keras 中的所有模型都是可移植的。

Keras 有以下优点：① Keras 可以在 GPU 和 CPU 上顺利运行。② 实际上，Keras 支持几乎所有类型的神经网络，包括全连接的、集合的、循环的或嵌入式等。此外，不同类型的网络可以组合在一起，以创建更复杂的模型。③ Keras 的模块化结构使其具有令人难以置信的表现力，是创新研究的理想选择，而且非常灵活。④ 作为一个完全基于 Python 的框架，Keras 简化了解决问题和探索库的过程。

我们可能每天都在使用基于 Keras 的模型的应用程序，如 Netflix、Yelp、Uber、Zocdoc、Instacart 和 Square 等应用程序都在使用 Keras。Keras 是利用 DL 技术的初创公司所欢迎的概念。此外，Keras 提供了大量预训练模型的选择，如 MNIST、VGG、Inception、SqueezeNet 和 ResNet 等。最后，Keras 是 DL 研究人员的首选，已经被大型科学机构的研究人员使用，如美国国家航空航天局（NASA）和欧洲核子研究组织（CERN）[11]。

PyTorch　PyTorch 是另一个流行的 DL 框架，也是一个免费且开源的库。它提供了一个 C++ 接口和主要的 Python 接口。Caffe2 在 2018 年被并入 PyTorch。与其他框架相比，它更像是 Python 语言写成的。

PyTorch 库基于 Torch，是一个用 C 语言实现、用 Lua 封装的开源库。Python 中的 PyTorch 是在 2017 年正式推出的。从成立之初，该库就越来越受欢迎，吸引了越来越多的 ML 开发人员[17]。

PyTorch 有以下优点：① 通过利用对集合操作的异步执行，以及本地支持 Python 和 C++ 的点对点通信，优化了研究和生产的性能。② PyTorch 不是简单地将 Python 集成到单一的 C++ 框架中，而是与 Python 深度集成，以便与 Cython 或 Numba 等常用包和库一起使用。

一个充满活力的开发者和研究者社区为 PyTorch 的扩展创造了大量的工具和库，以支持从计算机视觉到强化学习领域的发展。

PyTorch 主要用于 NLP 等应用，最初是由脸书（Facebook）的 AI 研究小组开发的。TensorFlow 和 PyTorch 都是竞争性框架，正在吸引大量的关注，尤其是在研究领域。

LightGBM　LightGBM 是由 Microsoft 开发的一个开源框架，可在分布式机器上工作，同时与 Python、R、C++ 等流行语言兼容。该框架使用决策树为基础模型，旨在实现高性能。它还提供了优化的应用，支持并行和 GPU 学习，能够处理大规模数据[16]。与其他竞争性库相比，LightGBM 具有训练速度更快、内存使用率更低、准确性更好等优点，并且易于使用。因此，它在 ML 开发人员中非常受欢迎。

Eli5　这是一个 Python 库，用于调试 ML 代码和 DL 代码。它还可以解释模型所做的预测。它为众多库提供支持，如 Scikit-Learn、Keras、XGBoost、LightGBM 等。Eli5 是对机器学习模型的可视化和调试的结合，跟踪算法的步骤。大多数 ML 和 DL 模型也被称为黑盒子，因为我们不知道它们内部发生了什么，以及它们是如何学习的。对于不了解 ML 和 DL 相关术语的人来说，Eli5 有助于模型的解释。在

Scikit-Learn 中，它可以解释分类器和回归器的权重和预测值。它可以将决策树打印成文本及更多的应用。

SciPy 也被称为 Scientific Python。SciPy 是一个包含开源库的环境，对科学、数学和工程特别有帮助。它的一些核心包包括（也叫 SciPy 栈）NumPy、SciPy 库、Matplotlib、IPython、SymPy、Pandas。

SciPy 与 NumPy 一起被用于科学计算。SciPy 利用 NumPy 作为整体数据结构，包含了科学编程中各种常用任务的模块，如积分（微积分）、线性代数、微分方程的常用解法及信号处理[17]。

Theano Theano 是一个基于 Python 的库和优化编译器，用于多维数组的矩阵相关计算。它建立在 NumPy 之上，可以在类似于 TensorFlow 的并行或分布式环境中使用[17]。

Theano 具有以下优点：① 可以在 Theano 编译的函数中利用 NumPy 的整个数组。② 可以透明地使用 GPU。③ 数据密集型的计算可以更快地进行。④ Theano 可以对具有一个或多个输入的函数进行推导。⑤ 即使对于复杂的计算，Theano 也非常稳定。⑥ Theano 包括用于诊断错误的工具。

Theano 的实际语法是符号化的，对初学者来说可能比较困难[18]。Theano 最初是专门为大型神经网络算法所需的计算而设计的，如在 DL 中使用的算法。Theano 于 2007 年开发，是最早的同类库之一，因此被视为 DL 和开发的行业标准。此外，它现在被用于多个神经网络项目中，并且其受欢迎程度也在不断上升。

Pandas Pandas 是一个非常强大的库，用 Python 构建，被广泛用于数据分析和数据处理。它提供了高级数据结构和各种分析工具，其中最大的优点是能够通过一两个命令来完成复杂的数据操作。Pandas 还集成了几种方法，用于数据的分组、组合和过滤，包括时间序列功能。该库支持迭代、重新索引、排序、聚合、可视化和链式操作等过程，是一个非常实用的工具。

Pandas 数据框架可以处理大量的数据，并能够执行一些操作，如寻找缺失值、以特定的格式组织数据（如日期和时间），以及从不同的文件类型中读取和写入数据进行操作。此外，它还可以轻松进行文件格式转换，是数据科学和数据分析中不可或缺的库。

Matplotlib 是一个非常流行的库，用于在 Python 中创建可视化和图形。它被用来绘制 2D 和 3D 的交互式图形和数字。在 ML 和 DL 中，数据可视化发挥着重要作用。使用 Matplotlib，可以轻松地创建描述数据的各种属性图，这有助于制定更好的模型。图形也有助于比较模型随时间变化的性能，以及与其他模型进行比较。

⑤ · 医疗保健数据

在开始详细介绍之前，让我们先了解什么是医疗保健数据。医疗保健是指由受过培训的医疗从业人员维持和恢复个人健康；而数据是指原始或经过组织的信息来源，可以以电子表格、图像、文本等形式呈现。因此，医疗数据是指从患者和其他相关人员处获取和使用的数据，用于维持和改善个人或群体的健康。

有了这些基本概念，我们可以更深入地探讨这个话题，以了解数据驱动的医疗保健是如何以前所未有的速度改变这个行业的。

数　据

人类产生数据已经有很长一段时间了，具体从什么时候开始尚未确定。最初，产生的数据没有被数字化。然而，随着现代计算机的引入，来自行业各部门及个人的数字数据的生成量呈指数级增长。

数据的分类 数据大致可以根据两个部分进行分类：数据的格式和数据的类型。

基于数据格式的分类：主要包括文本、表格式数据、图像数据、视频数据、声音、3D 成像等。

- **文本**：指基于文本的文章或对话。基本上，网络上的大部分数据都是基于文本的数据。

- **表格式数据**：指数据以列和行存储，它们之间可能有也可能没有关系依赖，如患者的医疗记录。

- **图像数据**：指以图像或图片形式存在的数据，如 X 线片。

- **视频数据**：指以视频形式存在的数据，如基于摄像头的腹腔镜检查。

- **声音**：指由声音或基于声音的成像产生的数据，如数字听诊器。

- **3D 成像**：指从物体或器官的 3D 成像产生的数据，如 MRI/CT 扫描。

  基于数据类型的分类：主要包括结构化数据和非结构化数据。

- **结构化数据**：指预先结构化的数据。通过最少的预处理，可以很容易地从这种数据中得出信息。结构化数据一般以表格形式出现，各列之间有关系，如存储在关系数据库中的数据（MySQL、PostgreSQL 等），或存储在电子表格中的数据。

- **非结构化数据**：指没有以特定方式结构化的数据，或者没有预定义的模型或模式。这种类型的数据需要预处理，如无组织的文本数据、患者报告和处方。

医疗保健数据来源

既然我们了解了什么是数据及其类型，那么了解数据的来源就很重要了。一般来说，全球每天产生约 2.5 万亿字节的数据，与医疗有关的数据主要由患者产生。这涉及一些医疗可穿戴设备和物联网设备，如健身手环、数字医疗记录、患者的人口统计信息等（图 5-1）。

互联网	物联网	交易数据	生物数据	人为生成数据	设备生成数据
• 医疗网站 • 文章 • 健康调查表	• 可穿戴传感器 • 健康监测 • 监测系统	• 健康保险索赔 • 医院支付账单	• 指纹 • 生物数据 • 面部识别 • 基因测序	• 电子健康记录 • 处方	• MRI • CT • X 线 • B 超 • 心电图

图 5-1　医疗保健数据来源

大 数 据

顾名思义，大数据是指容量非常庞大的数据，比传统数据更大。大数据的另一个定义，指无法在关系型数据库系统（如 MySQL）中存储或处理的数据集。存储大数据的常用方法是使用 NoSQL 数据库（如 MongoDB）。

大数据有一些共同的特征，以此与其他数据来源加以区分。有趣的是，这些关键词在英语中都以字母"V"开头，通常被称为"大数据的10 个 V"（图 5-2）。

规模性　在医疗健康领域，每个患者和其相关医疗专业人员（如医生、医院工作人员等）每秒钟都会产生数据。所有这些数据，无论是数字还是物理形式，都被收集和存储。其中，物理数据数字化近年来增长迅速，为大数据的发展做出了巨大的贡献。

可以说，世界各地每时每刻都在创造令人震惊的数据量，存储、维护、身份认证和安全性都是随着如此庞大的数据量而出现的一些主要问题。因此，许多机构正在研究去中心化网络系统存储和维护数据，也被称为区块链。

主要的问题是，这些数据大多无组织，没有被医疗行业有效利用。但好的一面是，当机构使用这一巨大可用量时，就出现了一些令人印象

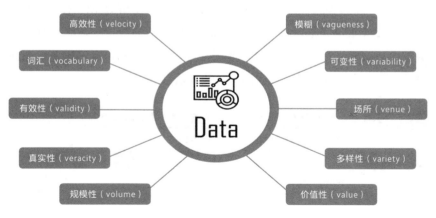

图 5-2　大数据的主要特征

深刻的结果。例如，英国的一项倡议能够通过社交标签确定 I 型糖尿病的患病率，并能将其映射到特定区域。

多样性 "数据的多样性"指数据的变化或差异。随着数字化和数字设备记录越来越多的数据，医疗行业可用的数据种类和类型呈指数级增长。更多的数据的多样性有利也有弊。

- **优点**：① 随着越来越多的数据由不同的来源生成，越来越多的数据种类等同于更多的数据，夯实了数据的"规模性"。② 更多的种类确保了更高的差异性，这有助于分析模型和机器学习模型的普适性，而不是限定于特定类型的数据。从长远来看，它们可以提供更准确的结果。
- **缺点**：① 更多的种类意味着更多的无组织数据。例如，数据可以以结构化形式（如表格数据：临床记录、表格、医学测试结果）、半结构化形式（如图像和视频数据：X 线片、MRI 扫描、内镜检查）和非结构化形式（如与患者的沟通/互动、患者病历记录、患者报告）出现。② 太多的种类可能会减少每种格式的数据量，这会影响分析问题，如类别不平衡和某些类型的数据不足。

物联网——可穿戴设备

"物联网（IoT）"指始终与互联网相连的日常物品/电子产品，并形成一个网状网络，让这些设备相互之间自主通信（图 5-3）。例如，在医疗保健领域，健身追踪器等健身可穿戴设备是物联网的最常见应用案例。

IoT 创造了大量的数字数据，这些数据通常是有组织的数据形式。这种类型的数据同时具有规模性和多样性。这种组合使其成为分析算法

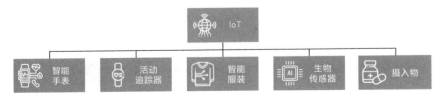

图 5-3　物联网

的理想选择，以便从这些数据中得出有意义的医疗保健见解 / 信息。

基于物联网的医疗保健领域的设备包括以下几种。

• **活动追踪器**：这些设备通常是以健身手环的形式存在，通过蓝牙与智能手机连接，可跟踪和监测一系列的健身活动，如行走步数、运动、睡眠模式、心率等。

• **智能手表**：这些产品具备与健身手环相同的功能，但功能更加全面。除了像健身追踪器一样追踪相同的活动外，智能手表通常是独立的，不需要通过蓝牙连接智能手机来运行和推送数据。它们通常拥有自己的互联网和 GPS 连接。

• **智能服装**：智能服装有无限的应用场景，从睡眠跟踪、心率监测到测量血压和其他生命体征。智能服装可以实现活动追踪器所能做到的一切，甚至更多。

• **摄入物 / 植入物**：这些是最近的发明，是更新的前沿技术。摄入物通常是胶囊大小的设备，可以通过口腔摄入，并在体内停留一定的时间。它们监测某些特定功能，并通过蓝牙或紫峰（ZigBee）连接协议与外部世界沟通。另一方面，植入物是通过手术植入的电子设备，在体内停留的时间较长，有时甚至是终身留在体内。这些设备也主要应用于健康监测和跟踪。一些植入物（如心脏起搏器），可作为患者体内的重要生命支持系统。

价值性　"价值"一词指的是数据的实用性。在大多数领域，数据的价值是通过定性和定量分析计算的，医疗保健领域也不例外。

没有经过分析的数据是没有价值的。当数据经过分析后转化为信息时，数据才具有价值。因此，可以说，如果任何数据不能通过应用分析技术转换为有意义的信息，那么该数据是没有价值的。

以 Google 追踪 2013 年的流感症状为例，让我们探讨一下它是如何从搜索数据中提取价值的。众所周知，Google 的搜索趋势会被记录下来，然后进行分析，这对提供有针对性的广告非常有用。在 2013 年的流感危机期间，Google 决定以不同的方式使用相同的数据。在此过程中，它成功地跟踪了对流感症状的搜索结果，并确定了潜在的流感高发地区。借此，Google 为其董事会带来了比搜索数据更多的价值。如此，数据的价值才得以产生，它不是绝对的。

真实性 "真实性"指数据在正确性或准确性方面的质量。真实性是大数据的一个重要因素，因为没有组织和不准确的数据无法创造真正的价值（图 5-4）。这是因为不准确的数据总是会导致不准确的洞察力，很可能是弊大于利。

不准确数据的潜在来源包括以下几个方面（图 5-5）。

• **错误 / 虚假数据的产生**：出于某些不雅的原因，任何个人、团体或组织都可有产生不恰当和不准确的数据，通常弊大于利。因此，需要加

干净的数据	完整的数据	现实的数据	一致的数据	合规的数据	共享的数据
• 高质量 • 没有重复 • 标准化 • 经过验证 • 处理过	• 坚实的数据结构 • 经过验证的完整性	• 近期的数据比既往的数据好 • 实时的数据	• 一致性 • 机器可读性 • 相互兼容性 • 统一性	• 符合伦理 • 法律合规 • 使用权限 • 安全与隐私	• 与管理层共享 • 与数据源共享

图 5-4　可信任的数据特征

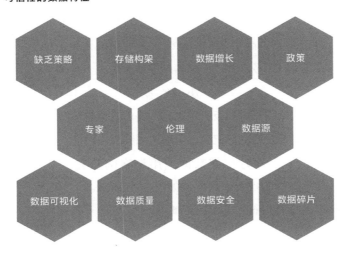

图 5-5　医疗保健数据的挑战

以重视。

- **数据输入中的错误**：人工手动输入数据时经常出现错误，因此在应用分析之前需要处理数据以纠正这些错误。

- **滞后性**：数据的滞后性与当前时间和正在发生的问题之间的关联程度有关。例如，如果病毒在同一时间段内发生了重大变异，那么100年前更新的一些病毒株的数据可能与研究无关。

- **可用性**：数据的可用性不足以提取有意义的信息。数据应该是与给定的问题相关的，使用这些数据也应该是符合道德规范。

有效性　从概念上讲，数据的有效性与数据的真实性非常相似。"有效性"指数据对于预期用途的正确性和准确性。数据的真实性和有效性的主要区别在于真实性是绝对和预先定义的，而数据的有效性是主观的，并且会随着环境的变化而变化。

可变性　可变性与数据随时间的变化有关。如果数据经常变化，就很难通过分析算法从中获取信息。对于这种数据，需要使用"在线学习"或实时学习算法，在新数据批次进入模型时自动更新。

可视化　大数据的可视化看似简单，其实是一个相当复杂的过程。为了使大数据更容易理解和阅读，需要进行可视化。它也使我们能够理解和认识高维数据（高于3D）。高维数据可以简化到低维度，以便进行可视化，并使用主成分分析、t-SNE等算法进一步处理。

小　数　据

小数据与大数据正好相反。从名字本身就可以看出，数据量要少得多。小数据的应用案例包括医疗记录、生物识别测量、扫描、处方数据等。

医疗保健数据应用和案例研究

医疗保健数据的现实应用案例如图5-6所示。

预测患者等待时间　患者等待时间过长可能导致治疗延误，甚至会造成不可逆的损害。这种延误和对资源的不当管理会导致许多更需要优先治疗的患者被忽略。为了避免这种情况，可以采用时间序列分析来观察过

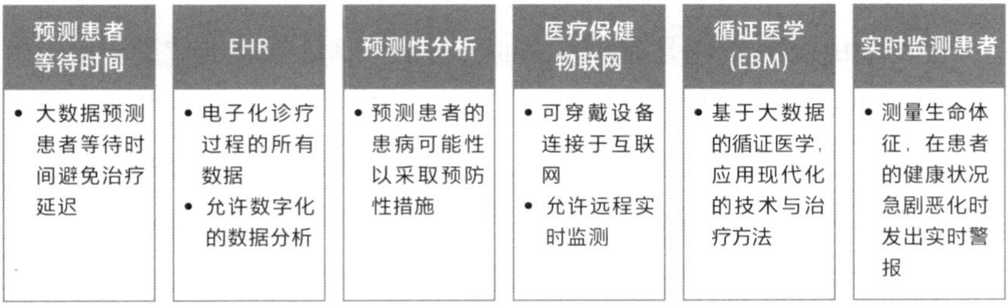

预测患者 等待时间	EHR	预测性分析	医疗保健 物联网	循证医学 (EBM)	实时监测患者
• 大数据预测患者等待时间避免治疗延迟	• 电子化诊疗过程的所有数据 • 允许数字化的数据分析	• 预测患者的患病可能性以采取预防性措施	• 可穿戴设备连接于互联网 • 允许远程实时监测	• 基于大数据的循证医学，应用现代化的技术与治疗方法	• 测量生命体征，在患者的健康状况急剧恶化时发出实时警报

图 5-6　应用

去的模式和参数，以便评估和准备应对患者的涌入，从而缩短等待时间。

在巴黎，有四家医院与英特尔合作，分析了 10 年的住院记录，并对预计不久就会来医院就诊的患者数量进行了每小时和每天的预测。这种做法有助于提前预测患者数量和需求，从而优化医院资源和排班，减少等待时间，提高医疗效率。

EHR　每个患者都会产生大量数据，从病史开始，到医疗追踪器、诊断和测试结果，最后到医院账单。所有这些数据通常以不同的格式生成和储存，包括纸质、表格、X 线图像等。由于这种数据碎片化，其中大多数不能用于预测性分析，或在使用前需要进行数字化和清理。

解决这个问题的方法是使用 EHR，它以数字方式存储患者诊疗全过程信息。EHR 通常包括患者的详细资料、病史、过敏史、临床结果、人口统计数据等。由于它们是数字化的，记录可以很容易地在任何时间点通过互联网与任何相关的医疗专业人员共享。

尽管在现阶段，在各医疗组织和机构中维护通用的 EHR 仍只是一个概念，但这是一个很有潜力的方法，可以统一处理和储存患者数据的方式。美国在这方面处于领先地位，其高达 94% 的医院积极使用 EHR。

预测性分析　类似于预测患者等待时间，预测分析方法利用静态数据来计算再入院间隔和等待时间。

奥普通（Optum）实验室已经收集了超过 3 000 万份患者的 EHR 数

据，并建立了预测分析数据库。这使得患者能够获得更好的护理。这 3 000 万份 EHR 被证明是相当可靠的，有助于训练和验证模型。用于生成预测模型的一些参数，包括经济人口统计学、患者年龄和其他健康生物标志物。因此，根据给定的数据，这些模型可以很容易地找到并预测符合 2 型糖尿病、代谢综合征、心脏病和高血压等疾病风险趋势的患者。

医疗保健物联网——可穿戴设备和实时通知 可穿戴设备是连接互联网的电子设备，可以穿戴在身上，并且拥有某些特定功能，主要用于监测身体的各种状况。例如，活动追踪器（如 Fitbit、Microsoft Band 等）可以测量睡眠模式、心率和血糖水平，并计算步数。更先进的设备，如三星手表 Active 系列，可以通过绑定在手表上的传感器实时测量血压。

通过对这些可穿戴设备收集的原始数据进行实时分析，我们可以得出更为复杂的信息，这些分析可以在智能手机和可穿戴设备上实现。例如，通过监测和检测心率的某些不规则模式，可以很容易地实时检测心房颤动（不规则心律）。实时和早期检测这类疾病有可能挽救高危患者的生命。

让我们来看一个案例。加州大学欧文分校让患有心脏病的患者在家中使用基于物联网的体重计，如果患者的体重超过阈值，体重计会自动提醒他们的医生。

然而，基于物联网的可穿戴设备也存在一些缺点，如在一定使用期限后估计会有 30% 的弃用率。针对这个问题，我们可以为用户开发更便利和吸引人的软件来提高可穿戴设备的使用率。

循证医学（EBM） EBM 是指在为个别患者做出护理决策时，使用现代最佳证据。EBM 用于支持现有研究的治疗方法，从而治愈新的 / 未知的疾病。通常会进行小规模的临床试验，以确定治疗的有效性和是否有副作用。这种方法能够迅速提出任何疾病的新潜在治疗方法，同时提供高质量的护理，并保持结果的透明度。

让我们来回顾 WHO 如何利用 EBM 找到治愈 COVID‑19 的方法。自 2019 年底发病以来，该病毒的毒性是显而易见的。因此，有必要在全球范围内快速协调药物测试。为此，WHO 宣布了团结计划，在该计划中，任何参与国和医疗专业人员都可以选择为数不多的经证实的医疗方案之一进行治疗，并在中央数据库中记录结果。这些结果随后被处理，并利用大数据分析确定每个医疗方案的成功率。这允许在全球范围内快速分析大样本量的 EBM，即使不能治愈疾病，也有可能找到最佳治疗方法。

实时监测患者　传统上，接受治疗和／或观察的患者在医院病房里，由护士在固定时间间隔内测量生命体征。然而，这种方法的问题在于，如果患者的病情在护士两次访视之间急剧恶化，患者没有被持续监测，其后果对患者是致命的。

解决这一问题的方法是采用床边无线传感器，该传感器可以主动监测患者的生命体征，并在患者健康状况急剧恶化时向有关医疗工作者发出实时警报。

总结

大数据分析是医疗行业最有前景的补充方案之一，使我们能够预测和预知许多事件的结果，从而降低病死率、早期预警、提前准备、减少再入院率等。

利用大数据对患者进行实时监测也是整个医疗行业的一个重要部分，我们可以获得关于患者健康状况恶化的实时甚至是早期警告。

综上，基于医疗数据的 AI 应用数量丰富，做好大数据项目的部署，潜力无限（图 5-7）。

问题阐述	技能与技术	实践与发布
• 了解问题阐述 • 决定是否适合公司业务 • 定量客观描述 • 决定投资回报	• 确定并招募合适的技术人员 • 确定所需技术堆栈 • 分析可用资源 • 确定数据类型 • 确定分析类型	• 确定数据获取所需的要求 • 符合伦理的数据获取 • 确定发布的平台：云端或终端 • 大规模发布

图 5-7　部署大数据项目

6 · 人工智能黑匣子问题和可解释性人工智能

AI 已经成为我们生活中重要的组成部分，几乎在每个领域都有应用。AI 参与了许多决策，并被推销为更安全的替代品，因为 AI 不会出现人为错误。在医疗保健等特定领域，预测癌症等疾病，以及开发新型和更好的药物，都是通过使用 DL 完成。然而，人类倾向于寻找决策背后的逻辑，从而使决策更值得信赖。大多数 DL 生成的结果缺乏合乎逻辑的解释。此外，大多数人都不了解与 AI 相关的技术细节。有时，决策很难被信任，这就产生了问题。过去，人们对 AI 所得结果感到满意；但现在会深究 AI 做出决策的推导过程。因此，可解释性人工智能（XAI）是下一段 AI 研究的主攻方向。

黑匣子问题

在本质上讲，DL 算法的工作原理难以理解，这使得黑匣子问题尤为突出。我们向 DL 模型提供大量的训练数据，让它们从中学习。随后，在一端输入数据，在另一端获得预测输出，但是中间发生的事情仍然是个谜。这些模型没有提供任何有关它们如何做出决策的细节，这些决策是非常不透明的 [1]。传统的 DL 算法是透明的（白匣子）；然而，现代 DL 算法是不透明的（黑匣子）。

因此，该领域的专业人士很难向不同的利益相关者、投资者或普通公众介绍这些想法或结果，因为很难解释这些模型是如何做出决策的。毫无疑问，DL 模型采用了数学函数和数值，这并不神秘或神奇。然而，很难向缺乏相关技术知识的人解释它们是如何工作的。

为什么很重要　总的来说，人们相信他们有权知道某一特定的决定是如何做出的，以及为什么做出。这在医疗保健领域方面是非常重要的，因为患者希望知道如何以及为什么他们应该相信这些信息的答案。不仅如此，医生还希望了解 AI 决策背后的原因。

隐藏的问题　AI算法只是根据训练数据进行自我学习。然而，这些数据可能包含着隐藏的偏见和人为因素，这些因素确实会极大地影响AI决策。缺乏自信心也是影响人类决策的重要因素。

由于数据中存在的隐藏特征，AI经常会做出不公平或错误的预测，这已经被多次观察到。其中最突出的是基于AI的辅助软件COMPAS案例（correctional offender management profiling for alternative sanctions）[2]，该软件旨在帮助法官在审判前决定是否拘留被告人。然而，该软件的设计者忽略了训练数据中包含的偏见，导致其对黑种人被告的预测完全失误。该软件将黑种人被告标记为罪犯的概率比白种人被告高一倍。美国各州的许多司法当局都使用了该软件。该案例表明，必须仔细评估数据，然后再将其输入模型。

这不仅仅是透明度的问题，更是关乎决策正确性的问题。AI对人类生活产生着重大的影响，这种偏见可能会在现实生活中产生灾难性的影响。因此，必须采取适当的措施来解决这些问题，特别是在医疗保健领域应用AI时。

为什么是XAI　如果AI能够解释所产生的答案，这将提高其可信度，也将有助于我们解决训练数据中隐藏的所有偏见和成见。使用XAI，人们可以知道哪里出了问题，然后通过软件工程师解决问题，最终提高性能。我们还将深入了解这些系统的工作原理。

从多个角度来看，XAI似乎具有很大的潜力。XAI可以通过两种方法实现：一是通过设计实现解释；二是黑匣子解释。前者可通过训练模型，与决策一起产生解释；而后者是建议开发从黑匣模型角度来解释结果的模型。这两种方法都是有用的。

医疗保健中的黑匣子问题

信任是医疗保健中的一个重要因素，除非对某一决策或治疗有把握，否则不能冒进。在不知道AI算法的预测或建议的原因和方式的情况下，很难对AI产生信任。在医疗保健领域缺乏透明度可能会造成严重的后果。医疗保健专业人员在法律上也要对他们的决定负责，不能盲从 AI 的推荐。

里卡多·莫伊托等开展了一项研究[3]，被称为"EHR 中的深度患者"，旨在预测患者的健康状况，并帮助防止进一步的疾病或残疾。该研究声称在为患者提供正确诊断方面相当成功。虽然它在很大程度上是有帮助的，但也被证明是一个黑匣子。该研究能够预测患者精神障碍的发病情况，但没有明确解释如何做出这些预测。随着时间的推移，研究结果被证明是真实的，但医生对结果的推导过程感到困惑。

虽然 AI 在医疗保健领域发挥了重大作用，但黑匣子的问题让专业人士非常困惑。因此，深入研究 XAI 并开发更透明的算法，以便人们理解和使用。

分层相关性传播（LRP） 这是一种非常适合 XAI 的方法，可以很容易地应用于预先训练好的模型。LRP 使用分层权重和激活来计算对整体预测的贡献。通过使用 LRP，我们可以检查是什么导致了一个模型对输出的预测结果。LRP 适用于 CNN、长短时记忆单元（LSTM）和其他 DL 算法，并且适用于大多数编程语言。

其他技术 决策树和贝叶斯网络等 ML 算法很容易解释，它们很容易被可视化，预测结果也易解释，可以看到哪些属性被用作决定性的因素，以及它们对预测的影响有多大。

XAI 框架

• What-if Tool：这是由 TensorFlow 团队制作的，是一个交互式的可视化界面，旨在将数据集可视化[4]，并更好地理解 TensorFlow 模型的输出。

• DeepLift：它为参与模型的每个神经元分配贡献分数，用于预测。它以不同的方式考虑积极和消极的贡献，并分配相应的分数，还可以揭示其他方法可能检测不到的依赖关系。

• 激活图谱：由谷歌（Google）和开放人工智能（OpenAI）联合开

发，目的是可视化神经网络如何相互作用。它的开发是为了将 CNN 的内部运作可视化，以便人类能够轻松地理解它们。

总结：XAI 的未来

XAI 是一个积极的研究领域。新的算法正在被不断地开发，以解决 AI 的黑匣子问题。在当今的数字社会，模型的透明度和解释是非常必要的。

⑦ · 医疗人工智能的未来——联邦学习

ML 正在不断发展，最新进展之一是联邦学习（FL），由 Google AI 研究人员在 2017 年推出 [1,2]。下面是一份完整的指南，介绍什么是 FL，以及 FL 在医疗保健领域 AI 的未来。

联邦学习的基本原理

在传统的 ML 方法中，数据处理流程通常涉及一个中央数据服务器，该服务器汇集来自本地数据源的数据，本地训练节点从该服务器获取数据，并在本地训练 ML 模型（图 7-1A）。然而，这种方法存在一个问题，即数据必须从中央服务器传输到本地训练节点，这就限制了 ML 模型的实时学习能力。

FL 有两种类型的工作流程：聚合服务器 FL 工作流程和点对点 FL 工作流程 [3]。在聚合服务器 FL 工作流程中，下载最新的 ML 模型，并使用本地数据在本地训练节点 / 计算机中计算更新的模型。这些更新的模型会从训练节点发送到中央（聚合）服务器，并在那里被聚合（图 7-1B）。聚合意味着计算改进的全局和综合模型，并将其返回本地训练节点。在点对点 FL 工作流程中，没有中央聚合服务器，聚合由每个本地训练节点（点对点）执行。最初，所有本地训练节点都是同步的，以确保它们拥有相同的、最新的 ML 模型（图 7-1C）。本地训练节点使用

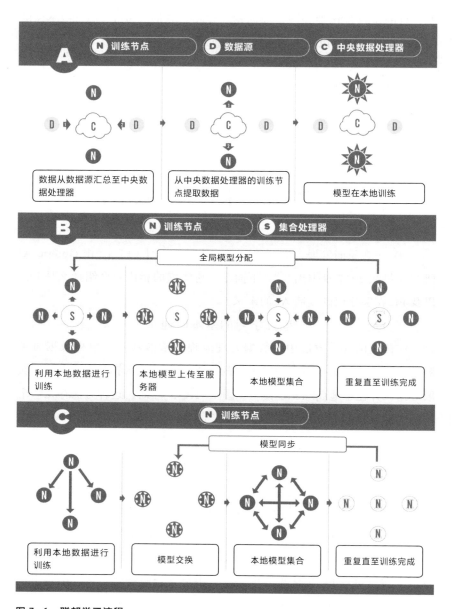

图 7-1　联邦学习流程

本地数据计算出一个更新模型，这些更新模型由参与的节点相互交换，这样每个节点都有全部的更新模型。然后每个节点聚合这些更新的模型，从而使每个节点都有相同的、更新的全局模型。

FL 使 ML 算法能够从不同位置的广泛数据集中获得经验，因此允许许多机构在不分享其敏感数据的情况下进行协作。简而言之，FL 使得 ML 模型能够更加高效和隐私安全。

FL 分散了 ML 的过程，因为它消除了将数据集中到一个中央服务器的需求。只有模型的特征如梯度、参数等被转移，而模型则在不同位置进行不同的迭代训练，重复该过程数次，直到开发出高质量的模型（图 7-1B、C）。

以下是 FL 在医疗保健领域应用的主要优点 [4,5]：① 维护患者数据隐私。② 提升模型的智能性：与只接触一个机构的数据的模型相比，经 FL 训练的模型性能更加出色。③ 有利于做出更好的临床决策。临床医生可以结合自身专业知识和其他医疗机构的知识来诊断和治疗疾病，偏远地区的患者也可以受益于这样的模型，以获得更好的医疗保健服务。④ 预测在本地完成，因此延迟时间更短。⑤ 一旦 FL 模型在医疗中心成功实施，就可以实现无偏见的决策，同时无须担心数据隐私和问题的应对。⑥ 使用 FL 模型后，数据的分享将更加容易。这是因为患者知道他们的数据将得到安全保护，并且可以随时撤销这些数据的访问权。

FL 和数据隐私问题

传统 ML 方法在医疗保健领域应用时，可能对患者隐私构成威胁，阻碍了 AI 在生命科学和医疗保健领域的发展。然而，FL 为数据隐私保护提供了有效手段。

许多研究已经证实，即使是匿名的健康数据集，也可以用来重新识别患者 [6]。此外，有报道表明 MRI 或 CT 数据可以重建患者的面部特征 [7,8]。这些都引发了对患者数据隐私的担忧。

许多人都在思考，为了 AI 模型在医疗领域中获益，是否必须做出一些妥协。但是，FL 完全改变了游戏规则，因为该模型中的 ML 算法为本地训练，患者的数据不会在医院/机构之外共享。该模型具有隐私保护技术，其中包括数据在本地存储，既不泄露给第三方，也不发送到云/中央服务器。由于这些保护隐私的技术，决策变得更好。同时，由于该过程发生在本地设备上，可实现实时预测。医疗保健行业长期以来一直需要这种模式。

FL 遵守相关的政府法规和标准，包括欧盟的一般数据保护条例、HIPAA 和其他行业规定。合规性是通过确保所有数据留在医疗机构的网络中来实现的。

FL 助力医疗管理

首席信息官（CIO）负责领导医疗机构的信息技术（IT）部门，主要职责包括：① 评估当前和未来的技术需求。② 推进数据驱动的创新。③ 使收入来源多样化。④ 管理和改善医疗机构的技术支出。⑤ 为研究和收入目的利用组织的数据。

由于缺乏资源，现有数据无法协作或有效地使用。经济高效地利用数据是目前医疗行业最基本的目标之一。因此，CIO 应该努力开发现有数据的价值，而不是专注于收集更多数据。应该寻找可以确保数据安全和隐私的 FL 模式，这种安全性不仅体现在数据上，也体现在用于编写 FL 算法的代码上。

如果 CIO 实施这样的 FL 系统，就可促进数据协作，使收入来源多样化，并为医疗机构实现数据驱动的创新。FL 系统辅助 CIO 包括以下几个方面[9]。

- **可访问性和安全性**：FL 模型收集的所有数据都保存在本地，这提高了物理数据传输的速度，减少了数据泄露的风险。被授权访问数据的人可以从任何地方有效和安全地进行访问，CIO 有更高的访问权限，每个人都能从更高的安全性中受益。

- **合规性和隐私性**：任何 FL 模型都是在遵守各种规则、法规和标准的情况下创建的，确保数据留在医疗机构中并受到保护。因此，使用FL模型可以确保合规性和隐私性。CIO可以专注于改善医疗机构的其他方面。

去除风险　在临床研究中，处理各种数据集至关重要。因为局部数据集往往规模较小，并且可能存在偏差。此外，相关联的数据可以进行去匿名化，并产生关联性。FL鼓励更安全的数据关联，提供不同的隐私级别，并允许通过描述数据集内的群体模式来实现数据共享。这些方法可以通过隐藏个人信息和保护患者隐私来实现。

整合　医疗保健数据十分庞大且多元。患者的病史往往非常长，这些数据需要整合和集成。过去的ML模型并没有很好地实现这一目标。然而，通过FL，现有的医疗数据库可以被整合和组织。数据的结构化变得更加容易操作和可搜索。所有被授权人都可以访问整合后的数据，以更好地了解患者的病史。

FL模型可以帮助CIO实现上述目标，助力机构的技术发展和收入模式进步。医疗机构需要努力实现这些目标，以便为患者提供更好的医疗服务体验。

FL 应用案例

相较于其他ML模型，FL模型是比较新的技术。但在证实其在受监管和生产环境中的有效性之前，仍有很长的路要走。目前，医疗技术供应商正在逐步推出和使用这项技术。例如，ML初创公司奥金（Owkin）提出了一个新的FL平台，名为Owkin Connect[10]。该平台为数据所有者提供了跟踪其数据使用情况和定义其数据授权的能力。后台服务器记录了被模型用于训练的数据，以及其对模型参数的贡献情况。另外，ACR数据科学研究所正在为医疗设备试行一个新的FL框架，名为NVIDIA Clara FL[11]。这是一个使AI普及化的工具包，为放射科医生提供了利用机构内患者数据开发算法的能力。但FL的普及仍需要做很多工作。

当然，许多公司正在致力研究该技术，很快就会陆续有新的应用被推出，这将帮助医疗机构。该技术让患者或用户负责协调他们的健康数据，更有效的模型将使用 FL 框架建立。这就是为什么它可能成为医疗保健领域 AI 未来的原因。

FL 的挑战

所有的 AI 模型都面临一些必须克服的挑战，FL 模型的主要挑战之一是通信。由于 FL 模型使用本地设备生成的数据进行训练，因此必须开发有效的通信策略。这是因为如果通信机制过于复杂，将需要花费更多的时间、精力和资源。此外，小的模型更新将不得不作为训练的一部分被发送，而不是完全发送整个数据集。开发有效的通信方法是建立一个成功的 FL 框架的关键。

FL 模型的另一个挑战是设备的参与维持在较低水平，这意味着只有少数设备会同时活动。较少的设备意味着对网络中每个设备的通信、计算和存储能力变化的影响容忍度较高。

最后，在模型的训练阶段，更新模型的通信有可能会泄露敏感信息。这些信息可能会被泄露给网络中的中央服务器或第三方。

必须克服这些挑战，才能使该模型在医疗保健行业获得成功。当然，这种 AI 模型相对较新，正在测试和研究阶段。一旦我们对这种模型有更深入的了解，研究人员就可以设计出克服这些挑战的方法，以获得更好的体验。

数字健康的未来与 FL

许多与 FL 相关的研究已经完成。最近的研究表明，FL 训练的模型可以实现比只采用单一数据源进行训练的旧模型更优秀的性能水平。

一旦成功实施 FL 模型，就有巨大的潜力。它可以实现无偏见的决策、更好的患者隐私和数据管理，以及准确反映每个人的生理状况。FL 模型克服了单一数据库集中数据的局限性，并呈现出广阔的发展前景。

这就是为什么有人说数字健康的未来取决于 FL。它可以弥补 ML 模型的缺陷：患者隐私和数据治理。在 FL 模型中，每个数据控制者都能定义其治理过程，定义其相关的隐私政策，控制数据访问，并有能力撤销数据访问。

所有这些目标都可以在验证和培训阶段达成。这就是为什么 FL 有可能在医疗保健行业创造许多新机会。它可以实现罕见疾病研究，并允许在医疗机构内部进行大规模的机构验证。

FL 模型也可以自然扩展。它可以在不过度增加数据存储要求的情况下增长为全球数据集。这就是为什么从长远来看，它也可以帮助医疗机构自然扩展。

FL 可用于捕捉更高数据变异性和分析不同人口统计学的患者。例如，借助 EHR，FL 可以找到并表征临床上相似的患者 [12]。此外，它可以根据 ICU 停留时间 [13]、心血管事件 [14] 和病死率对住院情况进行预测。

FL 模型具备辅助临床医疗决策的能力。例如，HealthChain 项目在法国的四家医院部署 FL 框架，以预测黑色素瘤和乳腺癌患者的治疗反应的通用模型 [15]。该框架将帮助肿瘤学家根据皮肤镜下的图像和组织学切片结果，为患者制订治疗方案。这只是 FL 已经影响数字健康的一个案例。

另一个应用案例是联邦肿瘤分割项目（FeTS）[16]。这是一个由 30 个医疗机构组成的国际联盟，使用开源 FL 框架。该框架旨在提高对各种骨髓瘤患者的肿瘤边界的检测水平。

然而，FL 框架在数字健康领域的应用不仅限于治疗反应或疾病检测方面。相反，该应用也延伸到了工业转化和研究领域，因为 FL 允许合作研究。Melloddy 项目是 FL 框架用于此目的的最大举措之一，该项目旨在将多任务 FL 部署在 10 家制药公司的数据集上 [17]。制药合作伙伴通过训练一个共同的预测模型来优化药物发现过程，推断化合物如何与蛋白质结合。合作伙伴可在不透露其数据的情况下实现该模型的目标。

许多临床医生已经通过使用 FL 模型改进了成像分析的诊断工具。此外，制药公司正在通过加速和合作的药物发现来降低成本和缩短上市时间。

未来，FL 模型有可能提高医疗保健 AI 工具的稳健性和准确性，同时改善患者的治疗效果并降低成本。未来，FL 模型将改善医疗护保、诊断、治疗反应、疾病检测等。让我们来见证 FL 助推医疗人工智能的发展之路。

总结

本章概述了医疗行业 FL 模型的应用情况，它是最有前途的 AI 模型，也可能是医疗保健的未来。然而，FL 仍然处于初始阶段，需要更多的研究来开发其潜力，期待看到更多公司推出更多的 FL 技术。

⑧· 医疗健康中的自然语言处理

医疗健康正在向普及型转型，而 AI 是这一变革的最重要推动者。自然语言处理（NLP）将是最重要的催化剂之一，因为它提供了各种机会来改变医疗保健系统[1]。从长远来看，NLP 将有助于降低成本、简化医疗保健流程、提供高质量的医疗保健服务等。

NLP 是 AI 中最专业的分支之一，可分析和解释书面或口语数据[2]。简单地说，NLP 定义了 AI 策略评估和收集来自人类语言的非结构化数据的方式，主要目的是为了获得数据的含义并提供反馈。基于此，医疗保健行业可充分利用所有非结构化数据[2]。

从长远来看，NLP 将帮助医疗行业提供高质量的医疗服务并丰富患者的生活。后者将通过使用实时数据来提升患者的体验来实现。

NLP 在医疗健康领域的应用

语音识别　语音识别是 NLP 的顶级应用之一，随着时间的推移，这项技术已经趋于成熟。现在，临床医生可以快速转录笔记，并提供有价值的 EHR 数据输入[13]。

最令人兴奋的是，NLP 语音识别技术在转录前会检测并纠正转录中的错误。可帮助临床医生获得准确的数据，从而创建无缺陷的 EHR。目前，许多初创公司参与开发语音识别技术，正在通过 DL 算法改造语音识别领域，以便为 NLP 发掘更多可能性。

循证医学　NLP 将显著改善患者的护理质量，将通过循证医学来实现这一目标。基于从患者报告的结果中获取信息，NLP 可从随机对照试验之外创建的数据中检索出负面效应。从长远来看，这些数据将改变医疗保健的许多方面，包括循证医学 [4]。

加强临床文件管理　手动录入 EHR 占用了临床医生大量的时间。这影响了医疗质量，使医生无法为患者提供更多的服务时间 [5]。因此，NLP 的临床文档可以帮助医生从这项烦琐的工作中解脱出来。语音转文本和有组织的数据输入可以使医生更专注于患者。

NLP 使用的技术有助于从语音识别工具中提取相关数据，并修改数据以获得运行人口健康管理（PHM）和价值医疗（VBC）等相关工作所需的信息。借助 NLP 工具，临床医生可评估和验证卫生政策的有效性。

支持临床决策　由于缺乏足够时间，临床医生通常忙于文书工作和照顾患者，而疏于决策能力培养。为支持和改善临床决策，NLP 技术将提供更多解决方案，促进临床决策的制订。

例如，在医疗保健行业，许多领域的优化需要更好的监督技术来实现。医疗差错是其中一个最需要改进的领域，因为错误会浪费时间和金钱，并影响患者的护理质量。许多研究正致力于如何使用 NLP 技术来以计算机的方式监测感染情况。

当然，该技术仍处于早期阶段，在实现智慧医疗之前，还有很长的路要走。然而，有一点是肯定的：NLP 将改变临床决策，以减轻临床医生的工作量。从长远来看，这将节省医院工作人员的时间和精力。

目前，NLP 技术已经在帮助临床医生检查症状和诊断患者。未来十年内，该技术将不断改进 [6]。

数据挖掘的整合　目前，医疗决策多为主观，可能导致错误。然而，将数据挖掘与 NLP 相整合将减少主观性，并为工作人员提供医疗知识 [7]，同时促进医学领域的知识发现。

这样的知识发现可以让医疗机构创造更好的策略，并为患者提供高质量的护理。NLP 不会遗漏任何一个方面，因而必将更好地改变医疗保健。一旦医疗机构以正确的方式实施和使用这些技术，患者将更加信任医疗系统，因为他们会得到更好和更有效的护理。

医疗机构如何有效利用 NLP

医疗机构应充分利用 NLP，并以对患者最有利的方式使用该技术。如果 NLP 得以有效利用，医疗行业可以通过改变患者护理的质量来实现更好的管理 [8]。

例如，医疗机构可以使用 ML 来提高患者的就诊流程和治疗效果，这对患者和医疗机构是双赢的。以下是医疗机构可以有效利用 NLP 的主要方式。

增强患者的健康意识　在医疗保健领域，EHR 系统存在许多挑战，但这些挑战可以通过 NLP 技术克服。其中最大的挑战之一是，虽然患者可以访问部分医疗数据，但许多患者无法理解 EHR 系统中的信息。因此，只有少数患者能够充分利用自己的医疗数据做出更好的健康决策。

通过将 ML 应用于医疗保健，NLP 可以解决这个问题。该技术可以准确地转录和分析医疗数据，帮助患者理解医学术语，提高医学专业知识。通过这些准确且丰富的数据，患者可以做出更好的健康决策。

加强患者与 EHR 和医疗机构的互动　NLP 可以帮助加强患者对医学术语和健康的理解 [9]，帮助患者消除无法理解病史和数据时的困扰。许多临床医生正在使用 NLP 技术来替代手写或输入医疗笔记。

随着越来越多的医疗机构采用 NLP，将简化临床医生的工作流程，丰富患者对其健康数据的理解同时增强患者与医疗服务提供者和 EHR 数据之间的互动。

提高医疗质量　毫无疑问，NLP 将改善患者的护理质量，因为数据更准确。此外，该技术提供了更好的方法来评估并改进护理质量[10]。为了实现这一目标，医疗机构必须对医生的表现进行评估。

评估医生的表现将帮助医疗机构了解护理质量的差距，使他们在各个领域开展工作，以弥补这一差距并改善患者的预后。最令人兴奋的是，NLP 算法还可以快速识别护理质量中的潜在错误。

如果医疗机构将来自 NLP 算法的数据和自己的评估结合起来，就可以快速创建更好的策略，并了解可以采取哪些措施来改善患者的预后。一旦优化的策略得以实施，医疗质量将得到显著提升。

识别患者的关键护理需求　大众在获取医疗保健服务时，面临许多限制和挑战。有时，疾病诊断时已经太晚，或者医生无法确定患者的护理需求[11]。幸运的是，NLP 凭借其强大的技术可解决这些问题。

例如，NLP 算法可以快速有效地从大数据集中提取信息，为医生提供治疗危重和复杂疾病患者所需的知识和工具。NLP 永远不会取代医生的护理，但它将帮助医生为患者提供紧急和更好的护理。

在医疗领域使用 NLP 的优势

高效的计费过程　医院的计费过程繁杂而凌乱。有太多的患者，人为的错误经常发生。NLP 技术可以提升计费过程的效率，使医生和患者更容易接受。

例如，NLP 技术可以从医生笔记中提取相关信息，并为这些信息的每个方面分配医疗代码。这促进了计费过程，减少了医疗行政人员的负担。从长远来看，医疗机构的行政成本将明显下降。

减少患者风险　分析最佳的手术或治疗方法、预测手术后的并发症及其他类似的评估，容易出现人为错误，导致患者的高风险。当病情复杂、临床医生必须迅速做出决策时，情况更为严峻。在这方面，NLP 可以通过改善患者的预后和减少治疗风险来改变医疗行业。

NLP 可以从大型数据集中提取信息，分析最佳的治疗方法，同时预测手术后的并发症及如何克服这些并发症 [12]。如果医疗服务提供者借助 NLP 技术，将减少决策时间，并为患者提供最佳的护理。

从长远来看，患者将不易受医生的主观性和医疗差错的影响，出现问题的风险将大大降低，医疗系统的信任度将显著提高。

事先授权批准　行政上的延误和错误会增加患者在接受治疗前的等待时间，而与复杂疾病斗争的患者没有这个时间。这个问题可以通过将 NLP 融入医疗系统来克服。

NLP 技术可以利用医生笔记的信息，提取和分析这种笔记将减少行政延误和错误的数量。借助 NLP 技术获得准确的事先授权批准，患者接受治疗的等待时间将缩短。

简化医疗政策评估　公共资源总是在不断改变，临床指南和共识也在不断更新。NLP 技术可以汇编和比较来自不同来源的所有临床指南 [13]，帮助医疗服务提供者确定最佳的护理指南，以便向患者提供更高质量的护理服务。

为此，NLP 也将简化医疗政策评估。这个过程现在还没有完全自动化，容易出现时间延迟和人为错误。NLP 将克服所有这些问题，从而为医务人员和患者创造积极的结果。

总结

以上是关于 NLP 在医疗领域应用的完整指南。NLP 有着无限的机会来改善医疗保健行业，让其变得更好。当前，医疗保健系统面临诸多问题，如医疗差错、时间拖延、管理挑战及患者护理质量低下等。

NLP 可以通过克服这些问题来改变医疗保健的运作方式，并为提供更好的护理创造新的机会。我们刚刚开始探索 NLP 创造的机会。只有时间才能告诉我们，医疗保健如何积极地转变。

9 · 人工智能在医疗领域的应用误区

　　医生的培养需要至少十年的努力和经验积累，但他们仍然可能误诊。即使是最好的医生也会犯错，医疗差错现在是美国第三大死亡原因[1]。这既不是医生的错，也不是培训不足的问题。人性容易犯错，而在医院环境中，这种错误可能会导致生命的丧失。

　　AI 在这方面发挥了巨大优势。AI 系统以超人的速度、不知疲倦的工作能力吸引了医疗保健行业数十亿美元的投资。直到最近，医疗保健行业还未实现自动化，并缺乏预测性分析和复杂的方案来辅助诊断。虽然 AI 模型也需要在给定的数据集上进行训练，就像医生一样，但它们在处理多个变量时要比医生更为出色，提供逻辑推理和不间断的分析，不受睡眠、疲劳或长时间值班的影响。相比之下，这可以为传统医疗提供低成本、高效率的替代方案。

　　截至目前，AI 在诊断成像和在病理切片上寻找特定的模式方面表现最为出色，可以指出医生可能忽略的微小变化，而这个过程发生在刹那之间。因此，许多医疗机构正在考虑 AI 最革命性的用途，如自动诊断、MRI/CT/X 线成像分析、肿瘤的组织病理学鉴定、皮肤病学的鉴别及自动机器人手术等。

　　学习人与机器人的互动，最终可以训练 AI 模型在医院环境中获得最佳表现。这一过程的实施可以帮助实现各种流程的自动化，如根据诊断结果转诊给专家、发出药物过敏警告、自动治疗计划及索赔处理等。

　　AI 可以帮助医院管理层实现"最佳运营绩效"，并确保设施和设备始终处于使用状态且从不匮乏，有适当数量和类型的工作人员在场，并有适当的医疗用品在手。AI 还可以帮助分析许多来源的数据，并对其进行汇编，以提高医疗保健的质量，同时保持较低的成本。

AI 的应用误区

尽管 AI 在医疗保健中的影响是巨大的，但在我们继续向自动诊断时代迈进之前，需要纠正某些误区。

误区一：AI 将取代医生　看病是非常昂贵的！医院收费和诊断费用的额外负担，可能使患者因为一种疾病而濒临破产。但另一方面，AI 遵循"零边际成本"，这意味着购买第一份软件很贵，但其余的使用是免费的。这最终可能使医疗保健在全球范围内变得可负担和可获得，至少在理论上如此。

自从技术奇迹崛起以来，机器人一直在取代人类的工作岗位。有研究指出，在人们目前从事的工作中，几乎有一半可以通过增强现有技术来实现自动化。预计到 2030 年，将有 4 亿人因自动化而失去工作[2]。AI 已经取代了重复性工种，如收银员、秘书、旅行社、音像店等。医疗机构的工作程序见表 9-1。

表 9-1　医疗机构的工作程序分类

重复的	常规的	优化的	复杂的	创新的
药学	血液学	放射学	内科学	介入放射学
医学报告	组织病理学	研究分析	外科学	整形外科学

未来几年内，AI 将完全取代重复性和常规的工作，如组织病理学家和血液学家的工作。这些工作需要特定的模式识别或图像分析以进行诊断，而 AI 模型不仅可以胜任，还可以注意到被人眼忽略的细微变化。但是，AI 驱动的系统需要十年以上的时间才能自主完成更复杂的程序和高技能工作。即使有这样的技术发展水平，AI 也只能在特定领域表现出色，通用型 AI 仍有一定距离。

专家医生与智能软件合作以增强决策能力，其表现将明显优于他们中的任何一个。目前，AI 算法被用于诊断普通医生能判断的常见疾病，有助于提高医生的临床准确性。

但阻止 AI 击败医生的是算法对数据预设的依赖。ML 是 AI 的一个分支，需要将大量的数据输入系统，让算法分析并创造合乎逻辑的结果。这些数据包括 EHR、放射学成像、血液测试值等。无法获取大量经过处理的医疗数据，是 AI 发展的最大障碍。

每个患者都是独一无二的，不同人的解剖标志和疾病进展存在差异。虽然 AI 可以"猜测"这些差异，但它无法对从未出现过的病例做出精确的诊断，这时就需要人类专家的介入。

训练算法是一个艰巨的过程，需要临床医生和开发人员之间密切合作，以确保真实的医学数据被输入训练模型。虽然医学研究数据每两年翻一番，但很难想象 AI 系统能够在没有医生为其预处理数据变量的情况下应对新的趋势。然而，这些工具可以随着时间的推移不断改进，以适应新的医学研究。

尽管如此，AI 可以通过帮助医生快速获得准确的诊断结果来增强医疗实践的安全性，以便及时干预，挽救宝贵的生命。AI 将成为医生的辅助工具，而不是替代品。它将帮助医生更好地了解疾病，以做出准确的诊断和更明智的决策，从而让医生有更多时间建立情感联系和赢得患者的信任。就像听诊器可以增强医生的临床诊断能力一样，AI 是医疗保健的最新工具，将进一步提高其质量。

总之，医生仍将从事需要创造力、决策能力和人类互动的工作。同理心、判断力、创造力、同情心和分析推理等特质是机器人所欠缺的，因此在以人类同情心为基础的领域，由 AI 驱动的机器人无法取代医生。上述 AI 工具将继续自动化原本由医生执行的小型重复性任务，使他们可以更专注于以患者为中心的护理和医患关系的建立。

误区二：AI 模型有偏见　什么是偏见？偏见是指在医疗实践中可能影响医生的诊断准确性，并可能导致临床管理中的错误。一些偏见会限制理性和逻辑推理，而医生在进行诊断时需要收集和使用这些证据。这些偏见并不限于医学领域，而是说明了人们容易出现的次优推理。

如果 AI 模型所学习的数据存在偏见，那么它就会有偏见。这种有偏见的 AI 模型可能会造成更大的潜在危害，因为其应用规模大于医生所处理的若干患者。医学诊断的艺术是如此错综复杂，一个有偏见的 AI 系统可以在很长一段时间内不被察觉。有许多微妙的方式可以让模型出错，并引发有害的偏见。因此，需要对 ML 中使用的数据进行更多的基础研究，以避免灾难的发生。

幸运的是，有偏见的 AI 模型很容易修复，只要使用正确的逻辑数据并重新训练机器算法。这仍然是一个持续的研究课题，以确定检测和纠正偏见和不可靠数据来源的方法。

误区三：AI 在医疗保健领域的应用风险太大　AI 在医疗保健领域的应用范围是巨大的，涵盖了从诊断到研究数据收集到手术辅助等多方面，为现代医疗保健服务带来了革命性的变化。然而，在临床环境中实施 AI 也给医疗机构带来了更大的风险，因为在这个领域，错误诊断的风险更高。

AI 的诊断准确率远远超过顶级专家，因此 AI 的误诊风险要小于在专业医疗机构中的风险。然而，AI 只能在训练模型的数据基础上发挥作用，因此，AI 模型的成功不是基于算法而是基于提供给它的数据。

中国首都医科大学附属北京天坛医院开发的 BioMind AI 系统在 15 分钟内对 87% 的病例做出了正确的诊断，而由 15 名资深教授组成的专家团队只能达到 66% 的准确率 [3]。

Babylon 开发了一款由 AI 驱动的应用程序，可帮助诊断症状较为轻微的疾病，如果症状表明病情严重时，可推荐至附近的医疗机构。

　　"巴比伦（Babylon）公司最新的 AI 能力表明，任何人，无论其地域、财富或其他情况如何，都有可能免费获得媲美顶级执业医师的健康建议。"

——帕尔萨博士（巴比伦公司的创始人）

Babylon 公司让其 AI 参加了英国皇家全科医师学会（Royal College of General Practitioners，RCGP）的执业测试，获得了81%的正确率，而该测试的合格分数是72%[4]。

所以，AI 的进步可推动医疗行业革新，有望改善患者护理和更准确地诊断，同时略微增加相关风险。

误区四：机器人流程自动化（RPA）将解决数据问题　医疗保健行业面临的最大挑战之一，是如何对来自不同来源的数据进行分类。新患者表格、医疗处方、手写笔记、医疗索赔表和 X 线片，都反映了管理这些无序数据及在研究和分析中使用这些数据面临的挑战。有一种错误的观点，认为 AI 可以用其"魔杖"来纠正这些无序的数据。

然而，AI 开发者和数据科学家需要有组织、完整、准确的数据，包括元数据，来训练 AI 算法，以便识别正确的结果，并返回有用的结果。如果缺乏这样的数据，AI 也无法解决问题。

因此，需要紧急开发智能输入软件，能够收集和组织不同来源的数据，从而实现记录分层和数据提取。这种结构化数据与 RPA 相结合，可以使医疗机构为 ML 提供数据。数据组织可通过以下方式实现：① 在医疗系统中设置一个数据输入点，如不再通过每次询问患者来手动输入数据，而是使用身份代码将数据自动填入系统。② 从患者的表格中提取元数据，确保表格中填写的相关信息被 EHR 系统彻底验证和处理。③ 处理非结构化的内容，如相关表格中的 X 线片和处方信息。

误区五：AI 导致隐私泄露　有人认为，AI 可能比人类更容易在隐私和安全方面出现问题。当今，未经授权访问包含重要健康信息的数据库，可能比其他任何数据泄露都更具破坏性。

AI 使我们面临数据安全和隐私泄露风险，而且 AI 模型需要大量的结构化数据来进行训练。虽然 ML 模型是在匿名数据上训练的，但有人仍担心个人疾病信息会被泄露。有研究显示[5]，大约90%的数据专家认为，患者在把数据交给医疗机构进行分析时应该担心数据被滥用。

未来，AI 的发展将取决于其对更大、更广泛的医疗和保健数据集的访问。目前，我们用于保护隐私和身份的工具不能应用于保护用于 AI 开发的数据集，同时使其可用于研究和分析。因此，为了在维护隐私的同时使数据可用，有必要开发现代隐私增强技术，以确保在 AI 的工作环境中保护隐私。

总结

AI 在医疗领域的应用带来的潜在好处远远超过了风险。虽然 AI 机器人目前无法取代医生，但它们可以承担一些重复性任务，如分析测试、X 线 / MRI/CT 扫描、数据输入及其他大量烦琐的工作，从而提升医生在医疗服务系统中的工作效率。

虽然 AI 的初步进展令人鼓舞，但数据隐私和大量结构化数据的不可得性仍然是 AI 发展的阻碍。未来，随着 AI 模型逐步成熟，它将带来一场诊断和治疗疾病方式的革命。

"AI 的发现是机缘巧合，它把我们从单调乏味的工作中解放出来，让我们更人性化。"

10. 医疗人工智能研究指南

任何人都可以"做"AI

AI 在检测大型数据集中的模式和关联方面具有重要应用，而医疗保健领域尤其需要这些进步。随着卫生系统面临前所未有的压力，以及全球健康不平等问题日益加剧，医疗保健行业对 AI 革命充满了期待。医疗保健的目标是以最低成本为最多的人提供最高质量的医疗服务，而 AI 已经开始在应对这一挑战方面发挥作用。

ML 已经彻底改变了医疗保健研究，因为临床医生和学者已经认识到医疗保健数据在改善患者护理和临床工作方面的巨大价值。特别是，DL 已经成为 AI 的黄金标准，并已经显示出比人类更快、更准确、更具成本效益的能力，可以用于分析医疗数据。

ML 在医疗领域的广泛应用，以及社区支持和计算能力成本的迅速降低，使得更多的研究人员能够积极参与。AI 研究不再是计算机专家或非临床数据挖掘者的专属领域，世界各地的临床医生和学者都可参与其中，通过探索数据在 ML 的应用，从而获得有意义的研究成果。在过去，这些目标需要大量的资源才能实现，但现在 ML 在医疗领域的应用使其变得更加容易。

本章概述了在医疗保健领域进行 ML 研究的实用指南。我们将重点关注医疗项目的具体挑战和医疗数据的限制，包括伦理和管理方面。我们不涉及 ML 理论，也不深入研究具体的架构，因为这些方面已经有大量的替代资料可供参考。阅读本章后，可启迪读者应用 ML 解决医疗问题，知道如何处理和增加数据，努力形成医疗领域特有的大局观（图 10-1）。

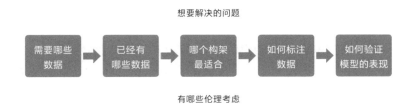

图 10-1　医疗保健领域 AI 研究的实践步骤与考量流程图

想达到什么目的

医疗保健领域 ML 研究中最常见的缺陷之一是，过于早期地关注数据。虽然这可能适用于某些领域，但在医疗卫生领域尤甚。试图发明一项技术来契合所拥有的数据，有可能将资源浪费于开发临床适用性有限的技术，并注定会失败。

医疗保健的最终目标是为患者提供高质量的护理。这可以通过许多方式来实现，如改善疾病检测、开发新的治疗方法、提高效率、降低成本或为临床医生腾出时间来专注于更有价值的医疗服务。

医疗保健领域的 ML 研究，从项目一开始就应该设定总目标，即算法的最终目的是什么？这应该由研究小组在讨论后达成一致，而不是只考虑当前可用的数据。然后，可以审查已获得的数据，以微调更现实的子项目和任务。这样做，可保持首要的临床目标，而不是试图解决数据可能提出的问题。这样就可客观、批判性地评估数据，找出差距，并优化处理和增强数据的策略。

在项目开始时需要明确以下问题：① 项目将如何改善患者护理？② 项目将如何改善医疗工作者的工作和生活？③ 项目将如何降低医疗成本？④ 项目将如何提高医疗效率？⑤ 项目将如何推动该领域的发展？⑥ 需要克服哪些痛点？⑦ 该解决方案需要多快交付？⑧ 可用的时间、金钱和人力资源有哪些？

更为重要的是，要凝练算法的具体目标。这将决定 ML 体系架构、伦理因素和时间轴。需要考虑以下应用范围，并参考文献中的标志性例子。

诊断 / 疾病识别　在临床服务中，需要管理的患者数量和需要解释的数据量巨大，这使得人工快速计算是不可能做到的。然而，如果有合适的数据，机器可通过数小时的学习，学会人类多年经验积累的诊断模式。这使得疾病能够被更准确、更早、更快地检测出来，减少了患者的等待时间，使更多的疾病得到及时治疗，甚至在某些情况下还可预防疾病。有研究报道，卷积神经网络能够从照片中检测出皮肤癌，其准确性与经过认证的皮肤科医生相当[1]。

风险预测　虽然人类被训练来识别疾病的早期症状和征兆，但机器越来越有能力识别疾病的前期状态。如果足够早地识别，可以改变疾病的发展过程。要做到这一点，需要有能力从巨大的数据中学习人类无法发现的微妙模式。在 DeepMind 的开创性工作中，DL 算法识别了黄斑在转化为老年性黄斑变性之前的微妙变化，并优于大多数专家的预测[2]。

决策支持系统　由于可供不断解读的数据量巨大，临床医生可能会面临信息过载的困扰。决策支持系统可以帮助用户从不同的来源输入数据，并收到风险输出、治疗建议（如果用户是临床医生）或行为提示（如果用户是患者）。最近，ML 模型被用来对 COVID-19 患者进行入院[3] 和死亡风险的预测[4]。

药物开发　深度神经网络可以快速审查整个分子结构库，以确定指向潜在新药的化学相似性。近期，借助这些技术发现了一种新型抗生素——halicin，这是十多年来的第一次[5]。

个性化医疗　患者和临床医生越来越需要个性化（而不是基于人群）的护理建议。ML 能够根据相似的特征对患者进行分组，从而实现高度定制化的医疗服务。具体应用包括提高带状疱疹疫苗接种提示的适当性[6]，以及将 ML 与患者来源的干细胞相结合，以确定个性化的癫痫管理策略[7]。

执行程序　ML 可用于整个手术和介入治疗，如确定适当的手术操作程序[8]、自动缝合[9]，以及提高手术机器人的灵活性[10]和评估手术技能[11]。

降低成本／提高效率　ML 技术已被成功应用于医疗管理的子领域。应用案例包括管理库存、预测台湾地区血库短缺的时间序列算法[12]，以及预测门诊患者的准时性[13]。

临床研究和临床试验　在进行临床研究时，最大的成本是人力成本，包括筛选符合记录资格的患者、人工数据收集、数据标记及统计分析等。这限制了经验丰富的临床医生参与高级别的临床研究任务，如随访咨询和研究策略管理。ML 在自动化这些任务方面显示出了巨大的价值，如图像分割和从文本放射学报告中提取特征[14]。

虽然这份清单并不详尽，但可作为项目早期阶段分类的参考。

有哪些数据

医疗保健领域 ML 研究最独特和令人兴奋的特点之一是所提供的数据类型非常多，为高质量、有意义的研究创造了无限的可能性，可改变医疗保健体验和与医疗保健专业人士互动的方式（表 10-1）。然而，这也是一个挑战，研究人员经常发现自己在为一个非常具体的目标工作时，会遇到各种各样的数据类型，而这些数据类型的应用案例和支持都很有限。这种挑战是医疗领域所特有的，因此，由于这种异质性，AI 研究和技术的进展比较缓慢。表 10-1 总结了医疗保健领域 ML 研究的常见数据类型示例和可能的临床应用。

表 10-1　医疗保健 ML 研究的常见数据类型、示例及可能的临床应用

数据类型	示　例	可能的临床应用
图像	X 线、CT、MRI、患者照片（如皮肤）	病变分类 感兴趣区域的分割 下一个图像预测（实时扫描计划） 手术计划（如骨科）
视频	超声波 / 超声心动图	从心壁运动中检测诱发性缺血
	患者的录像	探测运动失调 物理治疗期间的姿势矫正
文本	放射科报告	诊断提取 不确定性建模
	出院总结	自动化的临床代码 报销
	诊所信件	医学与非医学语言的翻译
数字化	临床结果（如死亡）	死亡风险分层 临床试验中终点的自动分析
	血液检测结果	决策支持系统（如急性肾功能损伤 / 败血症）
	尿液分析	用药依从性监测
分类	分子结构	新药开发（如抗生素）
	基因序列	植入前遗传学诊断
时间序列	连续心电图监测	心律失常的预测
	侵入性血压	重症监护室中的实时血管收缩剂滴定
	血糖	可穿戴式胰岛素提醒装置

每种数据类型都需要特定的步骤来处理和分析，并适用于特定的架构。当考虑项目需要哪种数据类型时，要关注问题或目前的解决方案。如果这是由人类来完成的（正如大多数医疗范式一样），很可能需要吸收和计算大量不同类型的数据。因此，为了模仿这些高度细微差别的行为，算法必须反映做出相关决策所需的数据类型范围。在实践中，有可能需要多种算法，这些算法使用特定的架构输入特定的数据类型，然后再混合 ML 结构中实现目标。考虑到这一点，强烈建议在团队中增加数据科学家和 ML 工程师与临床医生一起合作。

实用技巧：医疗保健数据集的局限性

在大多数领域中，ML 应用通常处于数据收集的最前沿，甚至推动数据收集。相比之下，医疗保健数据则是其他医疗、临床或研究活动的衍生物。想要获得这些数据，首先必须对患者进行治疗、对蛋白质进行分析、向保险公司开具发票或者进行其他活动，这些活动的目的与将要开发的 ML 算法完全无关。

因此，数据可能是嘈杂的、非标准化的和不完整的。数据需要深入了解，包括所有缺陷。在填补数据空缺之前，项目无法继续进行，通过重新审视数据来源和手动提取可能解决这个问题，但这需要投入大量资源。另外，也可以通过平均数（如其他标量值）来填补空缺，或者排除缺失的数据。然而，算法的核心可能基于一个变量，但它不是从数据源收集的。在这种情况下，必须考虑这些变量的收益是否值得投入。

从医疗系统中获得数据集需要时间。通常情况下，你必须接受所得到的数据。为收集数据留出至少两倍的初步估计时间，也可以提前考虑 2～3 个项目，以便在项目开始前及时申请到所有感兴趣的变量的正确数据。投入时间和资源来开发清晰的数据获取流程，以简化未来的研究。在实践中，这包括明确研究受众、满足所有的信息管理要求、设置和测试硬件（如服务器和用户界面），以及与所在机构的 IT 部门建立密切的工作关系。

选择正确的架构

关于 ML 架构的详细讨论已经超出了本章的范围。然而，在项目早期关注算法的架构是很重要的，因为这将影响数据需求、可解释性、资源分配和时间表。下面是对医疗 ML 研究中使用的关键架构的总结，并附案例。

监督学习与无监督学习　监督学习需要一个带有真实标签的数据集，用于训练、验证和测试算法；无监督学习则不需要带标签的数据，而是依靠算法从头开始寻找自己的模式和特征。虽然无监督学习有广泛的应用，但需要大量的数据（在医疗领域很难获得）[15]，并且容易产生虚假的（和可能没有临床意义的）关联，因此在医疗 ML 研究中很少使用。本章主要关注监督学习架构的 ML 医疗项目的实用技巧。

人工神经网络（ANN）　ANN 是医疗领域 ML 最普遍和最通用的架构，它们可以用于图像、文本、视频和时间序列数据。它们相对直观，可由新手程序员创建，但需要大量标记数据 [16,17]。

卷积神经网络（CNN）　CNN 是一种使用核对高维空间的特征进行平均化的人工神经网络，这些网络被广泛用于医学图像分析任务中 [18]。与许多其他架构相比，其功能非常强大，并拥有卓越的性能，但可能难以解释，而且计算成本很高。

循环神经网络（RNN）　RNN 的特点是隐藏层由之前的信息提供 [19]。因此，它们特别适用于时间序列医疗数据，但计算速度慢，而且存在长距离依赖性（时间上分离的信息之间的关联）[20,21]，它们正在被 Transformer 架构所取代（详见下文）。

生成对抗网络（GAN）　GAN 可以生成具有与训练数据集类似的统计数据的新数据 [19]。目前，它们在医疗研究中的应用有限 [22,23]，但鉴于它们在增加备用医疗数据集方面的有效应用，可能会变得越来越重要。

编码器和 Transformer　随着越来越复杂的 Transformer 编码器（如 BERT）[24] 的出现，它们在医学 NLP 中的应用也越来越广泛。使用这些编码器的优势在于可以对大量的无标签数据进行预训练，然后只需要用一个小得多的标记数据集进行微调，就可以获得良好的性能[14]。

实用技巧：发挥你的长处

在大多数情况下，研究问题和可用数据将决定最合适的机器学习架构。同时，研究团队内部的专业知识也会对架构的选择产生影响。虽然 ANN 和 CNN 已经非常成熟，并且提供了即时的功能［如谷歌（Google）的 TensorFlow 和脸书（Facebook）的 PyTorch］，但一些最新的 Transformer 架构发展得非常快，需要特定的专业知识才能编程。在实践中，架构之间的差异可能只是几个性能点。如果是这种情况，最好选择团队对编程和故障排除有处理经验的架构，而不选需要不断外部技术支持的架构。

标注数据：有哪些选择

高质量、准确的标签数据是有效的监督性机器学习算法的基础。可将这一过程比作孩子学习字母表，通过反复观察卡片、知道每张图片代表的字母、猜测这些物体并得到反馈的方式学习。同样地，为了让机器学习算法能够学习，必须首先告诉它一组例子的正确答案。接下来，必须让算法猜测或预测它以前从未见过的一组例子的答案，并得到关于其表现的反馈。

这些例子被标记为数据点或注释。通过反复重复这一过程，算法将学习关联，并有很大机会收敛到可接受的性能水平。当机器学习算法表现不佳时，可能涉及以下原因：标记的数据不足、数据的标记不准确或标记的数据在人群中不具代表性。

最终，算法的好坏取决于用于训练、验证和测试的标记数据。因此，投入时间和资源到高质量的数据标注中是非常重要的[25]。

领域专家标注　在医疗保健领域，大部分的数据标注都来自常规的临床活动。例如，放射科医生审查胸片后输入肺炎的诊断，这被称为分类；或者临床医生手动分配标签（如护士在一组患者小腿照片上追踪溃疡），这被称为分割。这两种情况都需要大量的时间和精力来完成标注，而且标签由训练有素的专业人员根据多年的经验和实践完成。

然而，专家标注数据也存在一些权衡。一方面，它通常会导致高度准确和有代表性的标签，对于下游算法非常有好处。另一方面，这些标签非常耗时且昂贵，如外科医生标注技术所需要的时间和手术本身花费的时间相同，或者重症监护护士确定血压趋势是败血症、低血压还是过敏性休克，以及治疗严重不适的患者，需要花费大量的时间和精力。在实践中，专家标注数据非常有限，甚至可能比训练机器学习算法所需的标签小一个数量级。雇佣一个专家标签团队是最佳选择，但成本太高，而且从事更多临床紧急任务的时间损失的机会成本可能太大。这就是高质量的专家标记医疗数据集在研究领域和商业市场上的价值所在[26]。

自动标记　数据标注可以利用计算机能力完成，并将其输入机器学习算法中。这可以采用基于程序化规则的方法（如只要超声心动图报告中的射血分数小于55%，就标记为左心室衰竭），也可以使用机器学习本身（如自然语言处理转换器，从自由文本超声心动图报告中提取诊断标签并附加到图像文件中，然后用于下游的机器学习分类算法）[14]。

前者速度快、计算量小，且不需要任何预先存在的标签。然而，基于规则的标签技术是僵硬的，要求数据是干净、同质和高度定型的（这在医疗数据中并不常见）。后者（使用机器学习生成标签）是强大和灵活的，但首先需要一组人工标签，并且更加耗时、昂贵和计算密集。

非专家和众包标签　越来越流行的替代领域专家和自动数据标签的方法是使用非专家或众包标签，以平衡人类标签的准确性和高度训练专家的成本[27]。许多医学标签任务可以被调整为没有接受过医学训练的人来管理。最近，灵活就业模式使得众包数据标签平台的兴起。这使得更多的标签可以快速生成，而成本仅占领域专家的一小部分，从而释放出他们的时间来完成更高级别的任务。

受其他领域趋势的启发[29]，医学数据标签的游戏化最近也在增加[28]。

在这种技术中，医疗标签任务被稍做调整，以使其对非专业标签人员来说像一场游戏，并被证明具有更高的接受度、关注度和准确性[30]。将数据标签权限外包存在重要的限制，即医疗数据的匿名性，以及患者和公众是否愿意将他们的治疗委托给一个由非临床专家标记的数据训练的算法。

数据扩充　有时数据资源有限，难以继续标记更多的数据（无论采用何种方法），通常出现在项目时间紧迫或没有更多可供标记的数据时，可考虑使用技术手段来增加数据的数量。在计算机视觉领域（如图像分析任务），可通过翻转、缩放、变换和随机旋转图像来增加数据集的规模[31-33]。算法会将这些数据视为新的未见过的数据，但不需要额外的标注工作，因为原始源图像的标签会被保留。此外，这种方法也可以用于平衡数据集中不同类别的数据数量。例如，如果皮肤癌数据集缺乏恶性黑色素瘤，可以通过添加几个扩充版本的黑色素瘤图像来实现。

同样的方法也适用于其他数据类型。例如，① 测试结果的时间序列数据可以通过添加基于趋势线、外推和平均的临时数据点来填充；② 文本数据可以通过改变单词、句子和段落的顺序来增强；③ 视频数据可以像静态图像数据一样被修剪、剪切和转换。在这个问题上已有大量的文献和编程支持，并且有即插即用的编程库，只需增加几行代码就可以实现这些功能。

总的来说，在机器学习医疗研究领域，高质量、准确、代表性和丰富的数据标签对于算法的性能和应用至关重要。但是，并非所有任务都适用于同一种方法。在处理数据时，我们应该投入充足的时间和精力来确定项目的数据要求、算法的需求及自身的时间和资源限制。

评估性能

在选择合适的结构、训练和验证算法后，需要评估其在以前未见过的数据集（测试集）上的性能，以确定其实现目标的程度。评估机器学习算法的性能有许多方法，这取决于算法类型、研究问题和临床应用等因素。

在医疗领域有许多常用的性能指标及其关键意义，这些指标的详细清单和计算方法可以在文献中找到，这超出了本章的范围。下面列举常见的性能指标。

对于大多数具有流行病学或医学统计学基础知识的临床医生来说，这些指标都是比较直观的。例如，在图像分类算法中，我们可以将其用于从胸部CT扫描中区分COVID肺炎和特发性肺纤维化（表10-2）。

表10-2 算法分类（预测）

COVID肺炎	特发性肺纤维化
真阳性（TP）	假阴性（FN）
假阳性（FP）	真阴性（TN）

算法分类（预测）的结果可以通过混淆矩阵的2×2网格以二进制方式与真实诊断结果进行比较。当算法输出多个诊断预测时，可以针对每个类别做任意次数的比较。混淆矩阵中有4个值：① 真阳性（TP）：算法正确预测COVID肺炎病例的数量；② 假阳性（FP）：算法将特发性肺纤维化误诊为COVID肺炎的数量；③ 假阴性（FN）：算法将COVID肺炎误诊为特发性肺纤维化的数量；④ 真阴性（TN）：算法正确预测特发性肺纤维化病例的数量。

从这些数字中，我们可以计算以下常见的性能指标（表10-3）：① 准确率：正确预测的总数量与整个预测数量的比值。② 敏感性（召回率）：算法正确预测所有具有相关标签的病例的能力。③ 特异性：算法正确预测没有相关标签的病例的能力。④ 阳性预测值（精确性）：算法预测有多少人真正患指定疾病的标签。这个指标侧重于算法在临床实践中的有用程度。⑤ F分：精确度和召回率的协调平均值。这个指标抓住了其他指标之间的权衡，这与医疗领域非常相关，并在医疗机器学习文献中被广泛使用。⑥ 精度召回曲线：该曲线反映了阳性预测值和灵敏度（召回）在因变量可能取值范围内的变化情况。研究这些曲线可以确定变量的最佳值，该值上对应的精度和召回率最大。在医疗保健机器学习研究中，这对于确定分类算法的阈值特别有用。⑦ 受试者操作曲线（ROC）：该曲线类似于精确召回曲线，但 ROC 曲线绘制了因变量所有数值下的灵敏度（真阳性率）和特异性（真阴性率）。曲线下的面积（AUC）可以很容易地计算出来，以确定所有分类算法阈值下的准确性。对于大多数算法来说，高 AUC 是可取的 [34]。这个指标在机器学习医疗文献中被广泛使用，特别是在将算法的性能与人类专家的性能进行比较时（人类与计算机实验）。

表 10-3　用于评估医疗领域 ML 算法的常见性能指标

性能指标	替代名称	公　　式
敏感性	召回率，TP 率	TP/（TP+FN）
特异性	TN 率	TN/（TN+FP）
阳性预测	精准度	TP/（TP+FP）
F 得分	F1 得分	2×（精准度 × 召回率）/（精准度 + 召回率）
准确率		（TP+TN）/（TP+FP+TN+FN）

在确保算法评估与所需的临床应用相匹配方面，仔细选择最合适的性能指标非常重要。例如，用于肠癌筛查的全民粪便隐血检测算法可能旨在最大限度地提高特异性，以避免不适当的调查和假阳性病例的焦虑，而确定哪些病变应在结肠镜检查期间进行活检的算法可能会平衡敏感性，以避免在此关键诊断阶段错过病例。

伦理、法律和管理影响

在医疗保健领域的机器学习研究中，存在一些伦理和管理上的难题。作为临床医生和医疗研究人员，我们有道德义务避免对患者造成伤害，以患者最大利益为出发点，保证患者的自主权和隐私得到尊重，并秉持正义的原则。随着人工智能在医疗领域的应用，以前明确的伦理界限正逐渐变得模糊，这是因为这个行业充满了商业秘密和竞争，许多决策都如黑匣子般的不透明。本章并不打算详细探讨伦理难题，而是针对相关问题做简要介绍。

在计划算法和介绍研究时，应关注以下伦理、法律和管理问题（表10-4）。

表10-4　医疗机器学习的实际研究中出现的关键伦理、法律和管理问题

伦理问题	算法在临床实践中使用是否安全 算法是否可以向用户和非专家解释 用户可以信任算法的输出吗 是否了解算法为什么/如何做出输出 算法是否对特定群体有偏见 算法是否减少或增加了健康不公平等现象
治理问题	谁拥有用于开发该算法的数据 是否获得利益相关者的许可，以相应的方式使用数据 数据将如何存储，谁可以访问 数据是否需要被匿名化，如何实现匿名化 如何对算法进行审查
法律问题	谁拥有该算法 该算法是知识产权吗 是否需要专利保护 算法应该是开源的吗 谁对算法的决定最终负责 如果算法犯了错误，责任在哪里

总结

随着技术的进步和社区支持的增强，如今任何人都可以进行医疗领域的AI研究。然而，在开始研究之前，项目的总体目标（即如何改善医疗保健）应该成为核心焦点。医疗保健数据是稀缺的，包含嘈杂、昂贵的标签，但也是高度通用和强大的。在研究中，选择最合适的机器学习框架来处理数据，团队也是至关重要的一环。最后，注意伦理和管理问题，并在每个阶段都加以关注，才能成功完成项目，改善医疗保健并推动该领域的研究和发展。

第 3 部分

医疗人工智能中的
伦理学

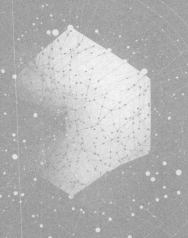

Whenever I hear people saying AI is going to hurt people in the future I think, yeah, technology can generally always be used for good and bad and you need to be careful about how you build it ... if you're arguing against AI then you're arguing against safer cars that aren't going to have accidents, and you're arguing against being able to better diagnose people when they're sick.

——Mark Zuckerberg

有人说，人工智能会威胁人类的未来。我想，是的。技术可以用于好的或者坏的目的，我们需要小心地部署……反对人工智能，就像反对不会发生事故的更安全的汽车，就像反对为人类提供更好服务的诊断技术。

——马克·扎克伯格

11· 人工智能医学应用的伦理问题

我们现在生活在一个数据驱动的世界。从广告到社交媒体信息，所有这些都由数据驱动的算法提供动力。当然，AI 的作用更进一步，因为这些算法现在正在被用于每个行业。

娱乐、金融、商业及所有其他行业都因为数据和 AI 而实现了增长。这是因为从这些算法中得出的信息对于决策来说是无价的。

所有这些看起来对增长是必要的，但对我们而言，这意味着什么？创造这些高智能系统的道德和伦理后果是什么？让我们拭目以待。

医疗保健方面的技术进步

在我们继续了解道德后果之前，先了解一下医疗行业在过去十年中是如何因 AI 而改变的。以下是已经取得的一些最引人注目的进展：① 关于脚的问题：任何与脚有关的问题，如瘀伤、溃疡、糖尿病[1]等，现在都可以通过机器学习及早发现。② 生物打印：这项技术允许 3D 打印，以促进皮肤细胞和血管的繁殖[2]，促进愈合。③ 血糖水平管理：许多科技公司正在开发 AI，以确定体内的血糖水平[3]。④ 数字社区：患者可从世界任何地方找到其他经历相同疾病的患者的支持[4]。⑤ 开源数据共享：数据在医疗机构内公开共享[5]。

当然，随着时间的推移，医疗行业的 AI，正在取得更多的进步。但是，AI 在医疗保健领域的应用也存在很大的差距，专业人员、资源和其他方面都很短缺。

因此，AI 和机器学习正试图弥补这一差距，以满足大众的医疗保健要求。根据 WHO 的报告，在未来 15 年内，全球将出现医疗工作者的短缺[6]。这个问题可以通过 AI 和技术进步轻松解决。

据预测，AI 将取代医疗工作者的所有专业能力，它们将提供更准确、更精确、更容易获得的医疗服务[6]。这将降低医疗成本，并在疾病发生之前就加以预防。

然而，最大的问题是，你会听从 AI 的建议而不是人类的建议吗？作为一个全球社区，我们将面临哪些挑战呢？

伦理学的基础知识

简单来说，伦理学是由我们的道德指南所指导的原则。这些原则塑造了我们的行为，帮助我们做出决策。道德指南是我们在道德层面上看待世界的方式，是我们为自己制订的行为准则，这意味着好坏或对错是主观的，因为对每个人来说不同。这一点也可以在机构中看到，如学校或大学都有自己的行为准则，学生们必须遵守。此外，这些道德准则也可以在组织中得到实施。我们的重点将是数据科学领域的道德规范。

伦理与数据科学　当涉及数据时，也有道德问题。这是因为数据是敏感信息，需要以正确的方式进行保护，一旦数据被错误使用，将产生破坏性后果。因此，数据科学中的伦理学分支涉及数据的共享、数据的隐私和决策。

数据科学中的伦理学有 3 个主要分支[7]：① 数据：包括数据的安全、所有权、转让和使用。② 智能：由数据形成的预测性分析。③ 实践：智能系统的道德规范。

这些原则指导着数据科学领域的道德规范。然而，人们是否真正遵守这些准则？是否存在犯错的可能性？答案是很可能存在，因为这些原则由数据科学家遵循，而他们也会犯错。问题是，这些错误可能会带来严重的后果。

数据伦理在现实世界中的影响　你知道吗？人类每天产生 2.5 万亿字节的数据[8]。随着可用技术的不断增长，我们正在不知不觉中创造着数据。我们的手机追踪数字活动，智能手表追踪健康状况，我们拥有的每个小工具都收集数据。甚至我们使用的应用程序也会收集大量的个人数据，以生成对我们的见解和预测。因此，数据伦理问题变得至关重要。毕竟，没有人愿意隐私暴露在外，却无意中将数据外泄。

实际生活中也有很多与数据伦理有关的案例。迄今为止，最大的案例是剑桥分析公司（Cambridge Analytica）的丑闻，脸书（Facebook）向剑桥分析公司提供其用户的人口和行为数据[9]，这是一个严重的安全漏洞，最令人震惊的是这一泄漏事件在发生两年后才被报道。这样的事件恰好说明了我们的隐私如何被侵犯，数据如何被出售。剑桥分析公司的案件只是人们关注的其中一个案例。

想象一下，每天发生在科技公司之间的数据共享的数量。我们的数据就是科技公司的收入。现在是解决数据伦理后果的时候了。我们需要知道数据如何被使用，数据在哪里使用，以及是否可靠。

机器学习和 AI 在医疗保健中的应用

AI 和机器学习在医疗保健领域的应用将会改变该领域的未来。但是，在将如此多的信息交给智能系统之前，我们是否已经做好了充分的准备？在了解 AI 和机器学习在医疗保健领域的不同应用方式之前，这是需要考虑的问题。

这种技术最重要的用途是有效地诊断和治疗患者，即早期诊断，从而可以预防疾病的发生，将帮助医生更准确地诊断患者，特别是对于罕见疾病。

生物传感器是医疗保健行业的关键创新，它们负责将生物过程转换为计算机可以分析和存储的数据。这些生物传感器可以用来了解基本的健康状况，如心率、血糖水平、食物消耗等信息可以连接到医疗记录[10]，借助技术实现早期诊断。

当然，这项技术还有很长的路要走，但该方向具有巨大的潜力。这些生物传感器的数据还可以与健康保险等联系起来，形成连锁反应[10]。

因此，这种技术也带来了一系列道德和伦理问题，涉及利用数据的机器学习模型。问题在于这些系统非常复杂，人类也很难理解它们。

然而，AI 的创造性价值颇高。例如，这些系统可以提供诊断和治疗服务，其费用只是现在支付给医疗专业人士的一小部分；另外还可为无法进入的地区提供医疗保健服务，从而改变第三世界国家可用的医疗保健水平。当然，目前可能难以实现，但这是完全可能的。

机器学习和 AI 可确定个人所需的正确药量[11]，还可确定最适合某个人的药物。生物传感器数据将有助于有效地应对个人医疗需求。

随着数据的增加，治疗罕见疾病的药物也可以考虑个人需求和因素，以定制适应患者的个性化医疗需求。当然，尽管这些对我们和医疗行业来说都是好事，但也需要解决一些道德和法律方面的障碍。

机器偏见　机器学习模型也会存在偏见，这点与人类一样。这是因为它们的创造方式和所使用的训练数据。需要注意的是，这些模型中的偏见源于创建者，而不是机器或算法本身。

例如，有软件可以预测未来的罪犯，但因为训练数据中存在对黑种人的偏见，导致该软件的准确性受到影响，将黑种人错误地标记为罪犯[12]。这只是显示出学习模型的开发者输入了有偏见的数据。

因此，如果开发者存在偏见和判断力，创造的系统也会反映出这种偏见。只有创建正确的模型，才能为全球带来积极的变化。

人类的偏见　人类也被设定为有偏见的人，因为我们一直在评判别人，看到任何人时第一个想法就是判断。因此，我们创造的机器和系统自然也会包含这种偏见。

微软（Microsoft）创建的聊天机器人 Tay 就是一个典型案例。Tay 与各种不同的 Twitter 用户进行了许多互动，但当用户开始以种族主义和性别歧视的方式与 Tay 互动时，问题就开始了[13]。几小时后，Tay 也开始在推特上发布此类帖子。总之，如果 AI 能像这样学习人类的行为，那么它就会变得不安全。

数据偏见　即使是数据，也可能存在偏见。如果数据本身存在偏见，那么会导致预测、分析和结果出现偏见。这就是为什么数据科学家需要了解不同类型的偏见如何在他们的数据中展现出来。

一旦确认存在偏见，就可以建立某种形式的数据治理和检查，利用它来消除数据中的偏见。有偏见的数据影响需要尽量减少，否则可能会导致灾难性的后果。

智能化偏见　智能化偏见是一类特殊的问题，因为当有偏见的人类开发这些机器时，这些模型有可能会进一步放大这种偏见。这是因为 AI 和机器学习的能力比我们高得多。这导致数据科学家在讨论 AI 和机器学习时需要关注伦理问题。

在机器学习模型的早期阶段，它们曾经基于人口数据建立。然而，这最终显示出关于人口的许多不同方面的偏见，如社会问题、社会阶层、种族、民族、性别和其他因素。

这种偏见的影响在刑事司法系统中特别明显。例如，替代性制裁的罪犯管理剖析算法（COMPAS）在法庭上被提出来讨论其使用，因为该算法的模型显示出对黑种人的偏见[14]。这种偏见可能会错误地指责某类人群，并根据他们无法控制的因素进行分析。

甚至用于评估房屋保险风险的算法也显示出对居住在某些地区的人的偏见。因此，长期来看，这些算法有可能放大我们的偏见，导致少数群体的代表性不足。

因此，需要消除偏见，规范数据。然而，即使在这之后，AI 模型也有可能像我们一样学习偏见。

克服和纠正偏见　必须有一种方法来消除机器学习模型中的偏见，并纠正它，以获得更好的分析和结果。在机器学习的范围内，有两种类型的道德代理，分别称为隐性代理和显性代理[15]。

隐性代理有固有的目的和程序，因此它们是符合道德的。另一方面，显性代理在不确定情况下学习案例，以做出符合道德的决定。

因此，为了克服和纠正偏见，人们应该从收集无偏见的数据样本开始。这并不容易，但可以通过提高纳入机器学习模型的数据质量来实现。

机器学习模型应该是多样化和包容性的。这意味着制作这些模型的人也应该反映这些价值观；否则，偏见可能会在这些模型中以某种方式显现出来。

偏见的哲学难题　我们假设偏见是不好的。这就提出了一个哲学问题：偏见到底是好是坏？实际上，偏见有时也可以是有帮助的。例如，基于分类的机器学习模型倾向于在数据中占比过高的类别中表现出更高的准确性[16]。

因此，如果您正在使用这种模型，并且需要确保在某些类别中有较高的准确性，则可以收集更多关于这些类别的数据。因此，数据收集过程可以被优化，数据收集的成本也会降低。

当然，这只是一个例子。偏见也可能导致不准确的数据、糟糕的决策和不良的结果。偏见好坏与否，取决于处理机器学习模型的个人。

什么是知情同意

在讨论知情同意时，主要指的是从患者那里获得使用他们数据的同意[17]。这涉及医疗工作者和患者之间的沟通，即患者是否同意接受特定的医疗程序。

知情同意的核心概念在于，在了解清楚医疗程序的情况下，决定是否接受该程序。医生需要向患者提供涉及特定程序的所有细节，然后再让他们同意继续进行该程序。

以下医疗服务需要获得知情同意：手术、输血、疫苗接种、麻醉、辐射、采集血液样本等。这些是医疗保健的主要部分，需要患者的知情同意；当然还有其他方面，同样需要患者的知情同意。

什么是选择的自由　当谈到选择自由时，这个概念是关于患者在医疗过程中做出决策的能力。随着数据被用于第三方应用的增加，曾经清晰的自由选择界限变得有些模糊。

例如，一个可能患有疾病的人在进行任何特定活动之前，必须确保他们的身体得到控制。所有这些细节都可以从智能手表等设备中轻易获得，这些设备能够追踪个人的健身和健康记录。

随着 AI 在医疗行业的应用增加，自由选择的可能性似乎有些困难[18]。

尽管这是理想的情况，应该在系统中实践，但在某些情况下却是不可能的。因为如果一个人处于紧急情况下需要接受一系列的检查，那么急救小组寻求任何可能的方式来获取有关患者的数据似乎是不可避免的。考虑到一系列设备可以很容易地用于存储数据，所以这是一个无法回避的事实。只能选择有效地利用这些设备来规划生活和控制选择；或者不做任何改变，但可能面临诸多未知的情况。

推翻个人的数据同意书背后的意识形态 现在，当涉及患者分享他们的数据的选择时，有些情况可能需要相反的内容。因此，让我们举个例子，某位女患者可能拒绝同意医疗团队访问她的数据，当她处于紧急情况时，医疗工作者可能会选择推翻她的决定，继续利用她的数据来治疗。现在，如果这位女士能够做出这个决定，你认为她会怎么做？

- **紧急状况**：如果还不明显的话，这位女士会希望医疗工作者利用她所有的数据来使她感觉更好。谁不希望这样呢？但这是否意味着，即使患者没有同意，专业人士也可以获取任何数据？不完全是，这主要取决于面临的情况。在紧急情况下，为了挽救患者的生命，同意书可能会被推翻，患者以后肯定会对此表示感谢。

- **犯罪活动**：当涉及推翻某人的数据同意时，参与犯罪活动的人极有可能被推翻其同意。曾经有这样的案例，根据个人手机上的数据被判定犯有强奸等罪行[19]。个人的日常活动及被监测的健康数据，将有助于追踪到罪犯。虽然当事人没有公开提供手机的密码或任何形式的同意，但由于情况的严重性，他们的同意被不由自主地忽略了。

公众对数据同意的认识

公众应了解知情同意和选择自由的本质，将有助于限制因同意相关问题而产生的问题。然而，如何让公众认识到这一点呢？有一系列的平台可以用来帮助公众了解数据同意的重要性和相关性，如社交媒体活动、广告和公共推广计划等。

在人们花费最多时间的地方找到他们，是让他们了解同意重要性的最好方法。激发人们对数据同意的更好理解，将有助于他们在知情同意时了解正确的细节。

数据属于谁 我们正在谈论数据和同意，但所有这些数据都在哪里？谁拥有这些数据？这个问题没有简单的答案。这里有一系列机制在起作用，一旦你将数据添加到任何智能设备或其他应用程序中，应该意识到数据会去哪里。

需要了解的是，系统中存在着数据控制者，他们监测和管理相应的数据。因此，无论是什么类型的数据，这些控制者都是处理这些数据的一部分。此外，他们也是使用数据的人。虽然从表面上看，数据似乎是你的，但实际上是数据控制者在使用。

数据可用于哪些方面 所有这些数据的收集都有其原因。那么，当足够的数据可用时，数据可被用于许多方面。使用者可以从数据中获取很多信息。几乎每个企业或行业都在试图充分利用现有的数据，以最大化利润，同时确保最大限度地满足客户的需求。获取相关数据的实践也可以帮助人们了解特定领域的风险，并努力将风险降至最低。

数据还可用于：追踪客户、创建应用程序、获取竞争对手的信息等。这些只是数据可被其他组织使用的一些方法，当然还有更深入的应用。那么，这与医疗保健行业有什么关系呢？医疗保健行业对数据有巨大的需求，以更好地了解患者。例如，当医疗从业人员将所有相关数据汇总在一起时，他们就可以更准确地诊断出疾病。

然而，这并不意味着数据总是被正确地使用。当数据被不信任的第三方使用时是存在风险的。

谁可以访问我的数据 现在，让我们来了解谁可以访问你所提供的数据。你必须关注的主要事情之一是，你要授权正确的机构并允许他们访问你的数据。你不希望每个人都知道关于你的一切。因此，在提供数据时，应该清楚地知道要把它交给谁，以及他们的可信度如何。

例如，一旦通过第三方应用程序访问 Facebook，你总是被要求得到社交媒体平台的批准。在这里，你会被问到是否允许第三方应用程序使用你的特定数据。一旦你点击"允许"，数据就会和其他许多人的数据一起流入平台[20]。这就意味着同意让平台查看你的数据。

然而，当涉及医疗保健领域时，你会发现大多数人在分享数据时都持积极态度。这主要是因为人们认为利用数据会对他们产生有利影响。因此，要确保通过安全的渠道分享你的数据。

数据的长期影响 当人们分享数据时，就能够积累足够的数据，使得医疗系统能够优化未来的服务。那么，他们如何做到这一点呢？让我们来看看数据收集如何为未来的医疗服务提供帮助。

- **专注于治疗**：数据收集所帮助的主要事情之一是获取关于患者的准确信息。例如，通过数据收集，可以获得足够的信息来预测和分析各种患者。此外，这也将使从业人员了解哪些治疗方法比其他方法更成功，有了这些信息，可以轻松了解哪些患者可能会发展成某种疾病，并提前开始治疗。这将极大地帮助那些饱受疾病痛苦的患者和主治医生。

- **为新的治疗和管理方式让路**：随着研究的开展，有一系列的数据可供专业人士专于开发真正有效的新疗法。他们不再需要坚持旧的常规和管理，数据可帮助他们提高管理技能，同时也专注于各种疾病的新疗法。通过各种形式的数据收集，不仅有助于确保有新的治疗方法正在进行中，而且还可以确保为潜在的患者创造一个更有效的康复系统[21]。

- **获得更多的真实世界证据**：真实世界的证据对于开发适合患者需求的机制至关重要，这就是数据的重要性所在。由于患者已经向系统提供了数据，因此对现实世界中发生的事情有了更好的了解[22]。人们利用应用程序来确定自己的健康状况和健身水平，被证明是可以拥有的最有利的平台。

- **药物开发**：加强数据和研究对医疗行业提供的帮助也体现在新药的开发[23]。有了正确的细节，研发更有效的药物来帮助人们就变得容易。由于药物的研发需要投入大量的时间和研究，AI 对大量数据的分析使研究人员能够加快进程，并提出新的治疗方法，相比传统的药物治疗，可加速帮助患者得到改善。

通过连接优化路径是否有限制

现在，让我们来谈谈机器学习的主要用途。从本质上讲，是为了获得更好的数据分析，同时也能够预测未来的情况。这样做有助于收集足够的数据，证明对行业非常有利[24]。但是，这种操作有什么限制？或者说，对这种应用没有限制吗？

安全问题　整个系统存在一个严重问题，即如果系统的安全性遭到破坏，所有的数据和其他信息都会落入那些可能利用它们做坏事的人手中。那么如何控制这种情况的发生？有哪些方法可以解决这个问题呢？

如果采取适当的措施，可避免产生安全漏洞。这些措施包括：① 为数据存储建立强大的密码；② 对所有数据进行加密；③ 利用可行的防火墙系统；④ 以最佳方式保护智能设备的安全；⑤ 定期监测系统。

虽然有一系列方法可用于保持安全检查，但这些方法总是有可能被破坏。然而，通过确保定期检查并更新系统，那么风险就会成倍减少。

预测的伦理　在机器学习方面，虽然我们取得了一系列的进步，但仍需为更重大的应用铺路。现在，通过使用机器学习，我们可以得到更准确的结果，并预测出疾病或其他问题，为相关的假设提供帮助。

在医疗保健行业中，机器学习的应用非常特别。通过这些设备评估一系列图像和其他信息，帮助人们了解可能出现的问题[25]。

• **了解预测**：了解机器学习的深度并不容易。这里存在一系列的复杂情况。如果个人在这个阶段选择忽视机器学习的必要性，那么就会在某些时候将自己置于利用错误或不充分数据的风险之中。理解数据和机器学习的概念被证明是非常重要的，尤其是当涉及正确的答案时。

• **保持最低限度的错误**：说到犯错，人类和机器都同样容易犯错。但是，学习的可能性可以帮助我们做得更好。这就是为什么在开发机器学习算法时，会有一系列相关的步骤。没有什么是一次性提出的，必须经过一系列的有效性测试，并运行模型以从中获得更准确的结果。没有人希望因为机器学习模型的错误导致错误的诊断。

- **验证机器学习模型**：确保机器学习模型的运行没有错误，需要进行大量的验证和确认。为了尽量减少错误的可能性，增加准确结果的可能性，这些模型需要进行一系列的测试以评估其可行性。如果没有进行充分的验证测试，那么模型很有可能会最终给出不准确的结果。

- **算法变得不道德的可能性**：由于算法的设计方式，它们很有可能不遵循相同的道德规范。因此，需要实施严格的审查，以确保这些算法受到控制，而不是让它们随意运行[26]。

- **AI 产生的后果**：谈到将 AI 应用于医疗或其他行业时，大多数人对机器的实际作用知之甚少。此外，由于很多人存在将机器学习或 AI 应用于实践的偏见，因此最好确保以正确的方式管理它，否则就可能会出现不良后果。

机器学习的监管和政策制定

随着每个新兴行业的发展，监管部门必须介入以监测和控制这些活动，以防止产品滥用，AI 也不例外。随着 AI 在各个行业中的重要性不断提升，治理和监管变得非常必要。谈到 AI 的道德问题时，人们总是认为 AI 应该被善加利用。然而，不能忽视它也可以被用于恶意的目的。自出现以来，AI 就被用于技术战争[27]。因此，制定政策来限制这种使用至关重要。但有些政策被国家机构用于相同的目的，这证明限制应该保持开放。所谓开放，是指使用应该由道德判断来决定，并限制几种用途。在医疗保健领域，由于 AI 的必要性，各个部门的使用将不断增加。规范 AI 在这样的环境中并不是一项简单的任务，需要许多利益相关者积极参与这个过程。关键目标是确保 AI 不会被过度监管或监管不足。

为了实现这一目标，政策制定者应采用跨学科的方法，包括 AI 工程师、立法者、医疗保健从业者、人道主义者及每个严重依赖 AI 的关键参与者。此外，为了确保法律符合所有人的要求，立法者应确保进行全球沟通，鼓励 AI 领域内的良性竞争和创新。更重要的是，良好的监管可以很容易地限制某些 AI 活动，鼓励符合道德规范的活动。

对于医疗保健部门来说，采取全面措施以便实施适当的政策。当了解 AI 算法背后的机制及其用途时，实施这样的法律就会更容易。在建立一套适当的法律之前，对于 AI 的监管需求将始终存在。

数据和信息的治理政策 数据和信息治理政策是用来分别管理数据和信息的一套规则。那么，为什么需要这样的指导方针呢？因为医疗保健部门在数据使用方面可能会遇到道德问题，这些治理政策可以帮助解决这些问题。在许多情况下，当 AI 被部署在由不完整数据组成的训练集时，医疗保健专业人员可能会受到影响，这可能会影响管理系统、与患者的信任关系及护理工作等 [28]。

这些治理政策可以帮助管理数据，以促进 AI 的转型。相关政策旨在管理数据的 4 个方面，包括信息和数据的可用性、有用性、可靠性和安全性。大多数数据治理政策还包括业务流程管理（BPM）[29] 和企业风险计划（ERP），但这取决于政策制定者。最后，数据和信息治理政策明确表明了该机构使用 AI 的意图。

AI 可通过大量的政策进行过度监管吗 AI 是否能够通过过度监管来进行管理是一个需要考虑的问题。严格的政策限制了 AI 在适用领域的增长。为了促进创新并缓解进入该领域的障碍，应该使政策不那么严格，这已经是一个公认的规则。为了实施有道德的 AI，应该给工程师和数据科学家足够的空间来进行创新。

此外，初创企业目前是 AI 的前沿阵地。为了不断适应变化和引领 AI 发展方向，政策应该有足够的妥协空间。在制定政策时，应该始终将利益相关者的动机放在第一位，过度监管不是一个好办法。

AI 行业的国际标准 AI 行业当前缺乏国际标准，这对积极使用 AI 的各个领域都产生了负面影响，尤其是在医疗卫生领域。如果没有建立标准，将无法衡量 AI 预测的准确性。如果缺乏标准，AI 的结果往往将完全基于所提供的数据，并且可能在各领域存在差异。在没有标准的情况下，测量是困难的。在缺乏证据的情况下，预测可能变得不可靠。

应该为所有 AI 系统设定一个最低标准。首先要求 AI 系统必须符合道德准则，并且在不同领域之间有整合性。不应该存在过大的差异，使不道德的行为在不同的领域都无法存在。

缺乏标准化也延缓了 AI 行业的进程和更新。由于 AI 是一个快速发展的领域，缺乏标准会导致医疗行业的实质性延误。医院迫切需要临床接受 AI 来治疗许多患者。这种在实施 AI 系统方面的延迟往往会带来高额且不可逆转的成本。患者被错误标记的情况也是由于这个问题而可能发生的常见现象。

对待 AI 的态度——道德或客观

当涉及 AI 的部署和使用时，对其态度是一个非常重要的因素，需要综合考虑。AI 的伦理问题需要在这个领域进行探讨，这是人们必须决定的额外问题，也是值得商榷的。既然 AI 反映了人类，那么 AI 是否也应该以类似的方式被对待呢？

众所周知，AI 系统会对刺激做出反应，但本质上被认为是客观的。人类可以感受和感知不同的刺激，这就是为什么每个人都对彼此有道德和伦理的责任。这种像对待人类那样对待 AI 的方式也存在吗？可能存在，如奖励和惩罚制度。当人类犯错时会受到惩罚，如果表现良好则会得到奖励。

如果以同样的方式对待 AI，可能会帮助 AI 变得更像人类。奖励和惩罚都以数字化体现。因此，这确实取决于每个人想使用 AI 的意图。以人性对待 AI 似乎是这里的道德对策。毕竟，它也将有助于改善人类的生活。

机构内数据的道德准则和行为　建立行为准则是为了维护机构内的道德行为，是管理和传达个人在业务范围内（有时在业务范围外）应该如何行事的最有效方式。制定道德行为准则并不是唯一的措施，但实施起来是巨大的责任。员工培训是实现这一目标的最基本方法。让我们来谈谈道德准则。

道德准则 看起来每个人都知道对与错的区别，但实际上并非如此。组织内部总是存在灰色地带，这就是为什么道德准则是基本要求。道德准则是一份文件，规定了员工应该如何行事，以便在道德上保持正确。这样的准则可以确保工作环境符合道德标准，并为利益相关者提供保障。

企业被要求以一种没有错误行为的方式履行其职能。通过实施道德准则，这一点很容易实现。然而，在制定这些准则时，有些要素必须注意。这就要求准则中不要有任何员工难以理解的专业术语，语言越难懂，就越容易被误解。每个人都应该明白什么是可接受的行为。这种可接受的行为不仅是简单的法律规定，还应该包括社会道德规范。

所有员工必须了解违反行为准则的后果。在开发新技术或新产品时，可能会越过这些准则。这就是为什么应该总是事先咨询，以避免接下来发生道德问题。关于 AI，设定界限也很重要，主要涉及以下问题：① 什么是 AI 的道德准则？它的目标应该是什么？② 机构应该努力实现 AI 的哪些好处？③ 在 AI 方面必须避免哪些后果？

在提出这些问题的同时，还应该衡量这些准则对决策有哪些帮助。这将有助于评估这些准则是否有用或需要改进。

如何形成道德准则和框架 在医疗保健行业，每一步都必须承担责任。因为该行业需要利用患者数据进行相关的诊断和计费等，所以存在侵犯隐私的巨大风险。患者数据很容易被操纵或滥用。因此，在制定道德准则和框架时，应采用几个步骤来确保准则的严密性。

• **只收集相关数据**：虽然 AI 功能在拥有更多信息时表现得淋漓尽致，但对于医疗行业来说，情况应该有所不同[30]。在需要收治患者的情况下，他们的病历和联系信息是唯一必要的项目，也可以收集账单信息。然而，在这种情况下，不应该要求其他信息，如患者过去的购买或信用记录。同样地，对于银行来说，病史也完全不相关。

- **安全地对待敏感数据**：很多时候，医院和诊所会接触到关于患者的敏感信息，这些信息必须得到适当的保护。遵循数据保护的道德规则，当局必须确保敏感数据的处理方式与患者的名称不同。AI 的部署方式是，敏感数据被识别并被抹去[31]。数据被存储在外部驱动器上，以确保安全性和可访问性。

- **遵守数据伦理法**：在许多领域，遵守数据伦理法至关重要。然而，这些法律通常要求医疗卫生部门进行自我认证。这意味着，虽然没有要求，但提交适当的文件将使一些地方获得优势。如果有的话，它可以提高许多医院的可靠性。一般数据保护条例（GDPR）和国际标准化组织（ISO）标准要求遵守数据管理，必须确保满足这些条件。

医生和数据科学家保护信息的誓言　在开始执医时，医生通常会签署希波克拉底誓言，这是道德准则，规定他们必须遵循道德准则。同样地，数据科学家也需要履行类似的要求，因为他们会接触到敏感的数据。因此，他们被要求签署相关文件，授权专业人士来保护数据并采取必要的安全预防措施。这确保了在医疗部门 AI 世界中的道德行为。

审查道德准则　仅仅制定道德准则是不够的，道德行为必须与变化的要求保持一致。由于 AI 是一个快速发展的行业，每时每刻都在发生着变化，因此必须定期审查道德准则。通过实施道德准则，数据科学家可以观察到其对 AI 及其效果的影响。许多其他员工也能够观察道德准则的效果。这可以揭示代码中可能存在的许多不足之处。

然而，这些不足之处总是可以改进的，反馈是实现这一点的最佳方法。所有员工都应该就道德行为和准则的有效性提出意见[32]。此外，观察也可以帮助正确识别可能存在的过度监管。道德准则和政策的收紧和放松是必需的。

随着 AI 不断地变化，定期审查可以帮助道德框架变得更加透明。这不仅会建立信任，也会建立真实性。

谁在控制：人类或 AI

在我们使用 AI 的同时，确立道德的重要性，有一个问题仍然存在：谁应该掌控这些技术？虽然人类是首批开发 AI 的人，但他们仍然对机器是否能比人类自身更有效的决策者感到矛盾。从本质上讲，人类被驱动着去控制 AI，这可以归因于人类的认知能力，以神秘的方式使大脑运作。在 20 世纪 50 年代，心理学家乔伊·保罗·吉尔福特将人类的思维过程分为两个不同的类别：收敛性思维和发散性思维 [33]。收敛性思维指的是根据事实、逻辑和记忆来回答问题 [33]，这使得收敛性思维具有极强的客观性，使其不容易受到误差幅度的影响。另一方面，发散性思维则指具有创造性的人文能力 [33]，这包括能够对同一个问题提出多个答案，显示出主观性的痕迹，并与自己的经验有很大关联。

虽然 AI 特别具备收敛性思维，但它缺乏任何形式的发散性思维。这意味着，一个 AI 医疗系统可能在事实和数据方面非常高效，但在使用不常见的药物来对抗疾病时，也许无能为力。然而，随着 AI 的不断发展和最近的技术突破，AI 代理也开始具备处理不同想法的能力。对于人类来说，这可能听起来不是什么好消息。虽然人类天生带有掌控欲，但他们可能不得不将自己的控制权交给有可能比人类更聪明的 AI 机器。然而，这样做的问题是，比人类更聪明的 AI 机器不能被赋予任何具体的操作界限。

AI 和人类之间的相互作用　随着 AI 变得更加智能，它也更加融入我们的生活。正如之前所述，当涉及将 AI 融入人类生活时，伦理问题显得尤为重要，特别是当它涉及医疗保健或医学方面的问题时。

但是，AI 机器应该遵循什么样的道德规范？它们的优先事项是什么？

我们不能忘记的是，AI 机器是由人类开发的，它们也有缺陷和优先等级。对于 AI 机器是否应该在事故中保护一个受害者或另一个受害者的争论是复杂的，需要的证据远比研究人员目前所能获得的要多，因此很难确定 AI 机器在发生医疗紧急情况时采取的应对措施。

AI 机器进入我们日常生活的另一种方式是引入虚拟助手，如 Siri、Cortana 或 Alexa。通过不断地与人类互动和接触，AI 机器现在已经足够聪明，可以复制人类说话的连接词[34]。虽然 AI 的声音仍然是由计算机生成的，但机器会捕捉到语音的人文特征，如停顿、流畅、语调和音调变化。这使得人类越来越难以真正识别人类和虚拟助手之间的区别。

然而，这种互动被广泛谴责为欺骗。人们被引导相信他们是在与人类互动，但实际上，他们只是在与一台人造的机器打交道。这是为什么伦理问题在 AI 发展中仍然非常重要，人们不断为知情同意或与 AI 机器互动后的情况汇报等做法提供担保。

无论反响如何，对于人类来说，这种与 AI 的隐蔽互动有某些积极影响。与其他人类不同，虚拟助理足够聪明，能够立即识别出语言风格或内容的变化。这意味着，在正常的对话中，AI 将能够检测到任何情绪或行为的变化，否则可能会被忽视。通过对医疗保健采取这种方法，可以更容易地识别人们的情绪状态，而不强迫他们透露更多关于自己的信息[35]。然而，通过使用 AI 确定人们的情绪状态的后果也有其利弊。

智能医疗世界　与 AI 机器检测心理健康恶化的情况类似，智能技术在医疗保健方面还有许多其他用途。随着医疗保健行业的不断扩容，对计算机系统的依赖性也随之增加。医疗保健机构需要高效的计算机系统，能够有效地处理、存储和组织特别大块的信息。因此，AI 成了完美的工具[36]。

AI 在医疗服务行业也做出了重大贡献，使健康状况的诊断更加容易。它还有助于药理学进行快速和智能的研究，或通过研究和测试开发新药。

然而，随着智能医疗成为现实，公众对道德方面的考虑也越来越重要。医疗保健数据是高度机密的，因此 AI 机器必须足够聪明，以了解患者的隐私。此外，在智能医疗应用于大众之前，重要的是开发符合这种新技术的系统，以及确定将 AI 融入医疗的潜在风险。

法律方面的担忧：虚假报告的问题

有了 AI，医疗保健专业人士可为整个医疗系统带来巨大的改进，从而提高诊断、治疗和成本等的效率。人类只能在短时间内处理有限的信息，包括测试结果、样本和临床影像资料等。尽管医护人员做出了各种努力，但在诊断患有严重健康问题的患者时，仍然存在巨大的误差空间。

另一方面，AI 可以更加高效和准确。医疗保健领域的 AI 机器足够聪明，能够在几秒钟内处理无限多的数据，相比之下，它们能够更快地做出明智的决定。

但是，如果出现虚假报告，该怎么办？为了解决这类问题，将人类诊断与 AI 相结合是很好的选择。这意味着，在对患者的病情得出结论之前，将同时咨询医护人员和 AI 机器，希望能够使诊断更加准确[11]。

然而，这并不是那么简单。即使医护人员认为他们的决定是最终的，他们仍然会被迫咨询 AI 机器，因为它可以将当前患者的情况与过去的类似情况进行比较。但是，当涉及法律问题时，情况变得更加复杂。如果出现误诊，谁该受到指责？

答案是没有人。无论是医护人员还是开发 AI 的公司，都不愿意为这种失误承担全部责任。这涉及法律问题，但也可以归因于这样一个事实，即有关各方都不需要对错误负全责。

由于医学和技术领域新发现的这些复杂问题，未来愿意加入这两个领域的专业人员会越来越少。然而，出于对道德规范的关注，有必要追究 AI 公司对此类事件的责任，以避免未来出现类似情况。

人类心理学的问题

在医疗系统中整合 AI 的道德准则时，必须考虑人类的心理因素。随着 AI 的发展，编码机器现在可以预测未来或强调患某种疾病的风险。例如，已经开发出了能够检测 2 型糖尿病[37]、高血压[38]甚至癌症[39]等疾病的 AI 机器。这些机器会考虑广泛的数据，包括生活习惯、遗传学和人的生理学，以确定个人是否有可能在一生中患上某种疾病。

然而，这种做法可能对个人的心理健康产生可怕的后果。随着人类对技术的依赖程度不断增加，他们越来越相信机器的预测，而不是人类同伴的意见。如果 AI 代理告诉个人没有患肺癌的风险，那么他们很可能会参与到不健康和危险的行为中，如吸烟。相反，如果 AI 告诉某人患癌症的可能性很高，他们可能会变得容易抑郁或思虑过度。

这些关于患某些疾病风险和概率增加的信息可能对人们的心理健康有害。虽然这种预测的长期影响还没有深入研究，但初步研究确实表明，AI 预测对人们的行为有很大影响。

谨慎使用 AI：行为、成瘾和道德

人类的行为非常复杂，现在受到技术进步的影响。在技术世界中，所有人都成为实验室里的小白鼠，尤其是当通过信息收集来优化和定制用户体验时。虽然这种做法可能不道德，但在掌握数百万人类的注意力方面已经相当成功。为了保护个人的隐私和权利，AI 开发组织必须遵循道德准则。这意味着需要审查某些社会弱势群体的数据，如儿童、残疾人或不健康的人。虽然行为实验在所有技术基础上仍然存在，但重要的是要遵守固定的道德准则，以避免进一步的复杂情况。

网络成瘾也是一种负面行为，它是由 AI 在我们日常生活中的整合推动的。随着虚拟助手出现在我们的家中和手机上，人们越来越依赖技术来完成基本的日常琐事，以帮助他们维持生计。由于儿童非常容易受骗，他们最容易出现网络成瘾的风险。

网络成瘾的生理后果是对大脑前额叶皮质造成损害[40]。心理后果是人类正常行为的迅速下降，如社交或生产力。为了避免将 AI 整合到世界医疗系统中产生的这种可怕后果，有必要遵守道德准则。

医疗保健专家会被淘汰吗

在 AI 出现之前，自动化已经普及，当机构用高效机器替代大量劳

动力时，也出现了这一趋势。随着 AI 成为医疗保健系统的一部分，医护人员可能会遭到同样的影响。

AI 的应用意味着医院需要更少的工作人员来处理文书工作和患者咨询。大部分诊断可以通过 AI 代理进行，进一步的治疗过程也可以由虚拟助理或自动化设备详细解释。这意味着许多医疗保健专家可能会因为缺乏需求而被 AI 所取代[11]。

但是，医疗保健组织正在努力维持道德标准，他们不希望员工立即变得多余，而是试图重新培训员工，使他们的工作与 AI 系统协同工作。

虽然 AI 在识别症状、分析测试报告甚至提供知情诊断方面效率很高，但它们永远不能代替人类。为了使 AI 在医疗保健中的应用符合道德和人文关怀，重要的是要记住，虽然可以咨询 AI 代理，但它不等同于人类的知识和经验。

公众对 AI 的困惑

公众如此害怕让 AI 接管他们的生活的最大原因是通过各种媒体渠道不断强化这一想法。公众对在医疗保健领域使用 AI 是否有益有很大的困惑，因为许多人越来越担心可能出现不良后果。

总结

未来，AI 和机器学习模型将彻底改变医疗保健行业，但这种变化的好坏尚不可知，只有时间能给出答案。然而，随之而来的道德挑战将不容易克服，这就需要更细化的治理。数据是敏感信息，不应该被滥用或出售，但这却是许多大公司不愿意进行的，因为这些数据是它们的收入来源。一旦 AI 和机器学习模型进一步发展成熟，再进行这种对话就可能为时已晚。因此，必须在未来到来之前解决这些伦理问题，才能建立更友好的医疗系统，否则这些挑战将对未来产生灾难性的影响。

第 4 部分

人工智能在临床
实践中的应用

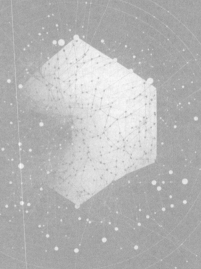

Most of human and animal learning is unsupervised learning. If intelligence was a cake, unsupervised learning would be the cake, supervised learning would be the icing on the cake, and reinforcement learning would be the cherry on the cake. We know how to make the icing and the cherry, but we don't know how to make the cake. We need to solve the unsupervised learning problem before we can even think of getting to true AI.

——Yan LeCun

大多数人类和动物的学习都是无监督学习。如果将人工智能的发展比作制作蛋糕的过程，那么无监督学习是这块蛋糕，监督学习就是蛋糕上的糖霜，而强化学习则是蛋糕上的樱桃。我们知道如何做糖霜和樱桃，却不知道如何做蛋糕。首先要解决无监督学习问题，然后才能思考真正的人工智能。

——杨立昆

12. 人工智能应用于临床实践

　　AI 软件算法和系统已经开始对人们的日常生活产生影响，即使非临床专业的普通人也不例外。例如，谷歌照片分类器提供的上下文图像处理就是利用 AI 潜能的突出示例。因此，AI 正被广泛探索、理解和开发，并被各种商业领域（包括医疗领域）使用，这已不足为奇。

　　医学领域可以从 AI 中获益匪浅。关于由 AI 革命的大规模多变量数据计算能力（由大数据、可负担的云计算、开源算法和高速计算机网络促成）促成的进展或研究层出不穷。例如，2020 年 11 月 13 日，一项瑞典的研究强调了巴瑞替尼（Olumaint）可以将入院的中重度 COVID–19 患者的病死率降低 71%[1]。当然，该临床试验是使用经过测试的技术进行的，但最初确定巴瑞替尼作为疗效试验的候选物质则是由伦敦的贝尼奈伦特人工智能（BenevolentAI）公司开发的 AI 进行的 [2]。

　　除了研究领域，AI 在临床治疗工作流程中的应用也非常活跃。供应商生态系统中包括成熟的传统巨头、精进的咨询公司、激进的初创公司和开源计划。在某些医疗领域（如临床影像解读），已经应用了深度学习卷积神经网络平台进行诊断图像解读。尽管应用于诊断性图像解读的临床图像解读等领域走在了前列，但这只是 AI 正在迅速推进的一部分。其他领域，如病理学、肿瘤学、心脏病学、皮肤病学、精神病学、眼科等，也正在不断探索 AI 的深入应用。这个领域是非常广阔的。拥有 AI 潜力的应用程序数量可能已经超过了在这些领域有效工作的专业人员数量；供需规律已经开始起作用，AI 专业人员的薪酬待遇在最近几年内急线上升。具备双重技能［如数据科学（DS）/ML/AI 能力的临床专业人员］是真正的独角兽，拥有卓尔不群的超凡竞争力。

　　因此，与许多其他行业一样，人们对 AI 的期望很高，希望它能改变医学和患者的治疗现状。许多医疗机构正在评估 AI 的应用环境，如何有效且安全地实施，ML/AI 在某些临床环境中比其他环境更合适。例如，在快速流动的急诊护理环境中（如急诊 / 创伤室和手术室），临床医生往往更喜欢快速、有经验、基于直觉的评估实践，因此 AI 直接在工作流程中的应用空间可能有限。相对地，在更严格的结构化、交互式的诊断环境中，基于复杂数据科学技术的 ML/AI 平台更有优势可以成为改善诊断能力、准确性和患者治疗结果的有用工具。

辅助和虚拟现实（AR/VR）等技术经常与 AI/ML/DL 在同一背景下讨论。然而，AR/VR 只是受益于 AI 的平行技术，而不是 AI。AR 和 VR 利用计算、边缘处理、物联网和显示技术的进步来呈现可视化，其源数据可能（但不一定）来自 AI 技术库的处理。尽管如此，使用 AR 和 VR 技术来可视化生物结构，无论是上下文学习还是增强对比度和细节方面，都非常有价值，可作为临床医生的高效辅助工具。

然而，与许多其他行业相比，医疗保健是需要高度监管和风险规避的领域。该领域受到地域性患者数据隐私制度的约束，并且（同样取决于地域）常常涉及诉讼。因此，许多律师、行政人员和患者对 AI 的介入惴惴不安。引入 AI 到临床环境需要承担高度的证据负担，而完善的传统试验框架可能难以将 AI 纳入这一过程。在许多不断发展的 AI 采用框架中，FDA 提供了一个有用的框架——良好机器学习实践（GMLP）[3]，旨在与现有的良好临床实践（GCP）和良好实验室实践（GLP）准则保持一致。GMLP 被认为类似于 GMP[4]，但更加关注 ML 的独特挑战。虽然在这一领域有很多经验和专有方法，但在 ML 数据集的获取和整理方面存在缺陷。然而，如果能够制定这些标准，将会让每个人的生活更轻松！

对于医疗设备软件（SaMD），即利用 AI 和 ML 的软件工具，FDA 正在制订一套新的监管框架[5]，该框架被视为 GMLP 的前奏。

因此，虽然越来越多的临床医生开始接受 AI，但上述提到的医疗保健制度的风险规避问题，以及在长期建立的临床工作流程中适应新实践的需要等因素，成为 AI 广泛应用于临床的重大障碍。本章将对此做简要介绍，并提出一些解决方案。

数据、AI 和医疗数据面临的挑战

如果想要 AI 在所有环境（不仅是临床）中准确应用，关键在于代表性数据集的可用性。DS 学科的挑战包含了数据读入、验证、格式化、分割、清理、摄取、存储，以及为 AI 模块提供解释数据集。

FDA 提出的 GMLP 框架提供了相关指导。当然，FDA 只是一个权威机构，地方性政策可能会更加严格或者宽松，以下 FDA 的指导意见可供参考：① 确保现有和收集的数据与手头的临床问题相关。② 确保以一致的方式获得数据，并与提交给 FDA 的预期用途和修改计划相一致。③ 确保训练、调整和测试数据集之间的适当分离。④ 确保输出和使用的算法清晰明了。

从这些简洁的准则中可以看出许多项目交付的要求，这也意味着数据获取和准备不仅重要，而且是交付计划中主要和关键的组成部分。

在所有成熟行业，为获取和准备用于 AI 培训的数据集方都面临巨大的挑战，有些是所有行业共有，而有些则是特属于某行业。

监管、隐私和信任

医疗保健数据被普遍认为是敏感且高度隐私的。处理或传输患者数据的系统，特别是可以访问 EHR 的系统，需要防止数据泄露、曝光和丢失。鉴于数据的敏感性，EHR 在收集、加工、处理和储存这些数据方面受到严格的政府监管[6]。当然，监管因地区而异，但通常适用欧洲（GDPR）[7] 或北美（HIPAA）[8] 标准。任何 AI/ML 项目的重要部分是理解和遵守地区的隐私法规。

这种监管约束对数据科学家来说可能既繁重又琐碎；然而，必须记住，信任是医疗保健的核心原则。患者的信任源于，首先隐私得到尊重，同时数据只以符合意愿的方式处理，且只收集与病情和治疗相关的数据。有报道认为，当数据以违背患者意愿的方式被访问或出售时，患者的隐私即被侵犯，即使没有因侵犯隐私行为而对患者造成伤害 [9]。

围绕经同意的匿名使用或未经同意的匿名使用的考虑非常复杂，需要深入研究。上述参考资料提出了几个伦理测试案例，以梳理围绕这一主题的复杂性，但核心在于维护信任对医疗保健和平台提供者都是必不可少的。监管的存在是为了保护患者，以及患者信任关系的建立和维持。患者数据的获取和使用必须在当地监管环境的道德约束和条款范围内进行，这是所有项目的强制性组成部分。因此，任何为临床环境提供ML/AI 平台而启动的项目都必须分配资源，以确保在获取和处理患者数据时严格遵守相关监管要求。

结构和格式

平台消费数据的能力是由背景和关联支撑的。多年来，EHR 收集标准的格式各不相同 [10]，包括自由文本、手写的记录、测试结果，以及存储在庞大的本地文件系统中的打印报告，这些数据通常是医疗服务提供者和多个机构所特有的。在过去的几十年里，随着人口流动性的增加，基于纸张的患者病历系统难以满足个性化、便捷性的要求，其格式达不到 AI/ML 模型的准确性、完整性及安全性要求。自然语言处理（NLP）技术的进步可以帮助对这些不同格式的解释 [11]，并将非结构化的数据规范化为结构化的信息。但是，医疗记录包含较多医学专业术语和缩略词，同时手写的医疗记录还涉及医生的书写问题。尽管如此，对 NLP 技术的研究仍在继续，以使这些丰富的医疗数据档案得到利用。

高度结构化的 EHR 可以为医生录入患者病历信息提供方向性指引（同时支持临床医生和机构之间简单的数据共享），是以患者个人健康为核心，贯穿个人健康管理全过程，包括基线数据、诊断史、治疗史、处方、疫苗接种、过敏反应、医学影像和实验室结果 [12]。然而，这一领域同样受到不同的技术标准、同样的隐私问题及限制性的监管。

EHR 的主要目的是辅助现有的临床工作流程，而不是数据格式化，以便与 AI/ML 的环境同化 [13]。所以，EHR 并不需要以修改为主要目的，而是努力实现 AI/ML 数据的便捷提取。同时，EHR 仍存在许多与传统医疗记录相同的问题，如术语使用混乱，缺乏一致性，需要应用 NLP 技术实现标准化和规范化。不过，EHR 已避免了医生的手写问题。

准确性和完整性

在美国，医疗差错被列为心脏衰竭和癌症之后的第三大死因[13]。

当然，数据准确性一直是所有行业和 AI 应用程序之外的问题。多年来，数据驱动的 IT 架构已经非常普遍，例如在工厂或网络环境中的 SCADA 控制系统，或仓库或零售业中的库存和订单管理应用程序。然而，由于人为失误，当遇到库存不足或订购数增加而不能获取准确的库存数据时，这是非常令人沮丧的。因此，数据需要完整、精确且准确。

即使使用统一的 EHR 系统，也可能因人工记录和录入数据等过程出现遗漏和差错。然而，经过训练的 AI 可以对其获得的数据进行精密编码，与人类的思维或判断模式不同。相反，AI 能够以人类无法做到的方式跟踪大规模的多变量数据集。使用不一致的训练数据不会导致 AI 暂停思考，而是会导致 AI 做出错误的诊断。这正是 DL 算法的反馈循环能力发挥作用的领域。

因此，鉴于正确的训练对于获得有意义的结果至关重要，在任何 AI 环境中，在训练周期之前清洗数据是必不可少的，这有助于开发最准确的网络。经典的数据科学方法提供有代表性的数据集，并将其分离成训练、调整和测试集，这是程序工作流程的一个关键要素。

数据量——大数据面临的挑战

大数据（BD）是一个热门的技术领域之一，多年来一直为各行业的咨询公司提供服务。该术语指的是为存储、处理和访问非常大的（结构化或非结构化）数据量而设计的技术，同时避免了许多传统的数据库技术所带来的性能限制。

BD 最初被大型互联网公司（如 Google 和 Yahoo）开发用于搜索和索引，但随着其他领域看到这些索引技术从数据中获取价值的潜力，已扩展到互联网搜索之外。在这些发展的支持下，一些开源技术（如 Hadoop[14] 和 MapReduce[15]）得到了开发、修改和广泛应用[13]。

许多领域（如天体和粒子物理学）正在迅速采用 BP 技术进行数据存储和处理。医学也被认为是一个合适的领域[16]，如影像学和遗传学会产生大量数据。处理庞大的 EHR 数据是巨大的挑战，如果不采用专业技术进行管理，也易丢失有价值的数据。

近年来，物联网设备的大规模采用使医疗保健和辅助生活设备提供了大量有价值的额外数据。智能手机可作为一个传感器，与智能手机相连的智能手表可提供高度密集的生物识别数据，有些低成本的设备还可提供许多的指标（如体温、心率、SpO_2、血压等），每天可测量数十甚至数百次。通过在庞大的人群中不断积累，既是对数据管理的挑战，也是医学专家和数据科学家的绝佳素材。

当然，利用大数据集是 AI/ML 平台的设计师必须面临的技术挑战。然而，在监管限制较少的领域（如天体物理学），研究人员可借助传统云供应商［如谷歌（Google）、亚马逊（Amazon）、IBM 等］的云服务来解决这些问题。而在医学领域，基于监管的要求和限制，需要更安全、高度细分和可靠性更高的云解决方案[16]。

障　碍

当然，数据本身就是一个大问题。然而，除了上面讨论的监管、完整性、访问和获取问题外，在临床背景下采用 AI 还存在许多其他障碍。

输出的接受程度和维护　为了让 AI 产生的诊断具有价值，必须经过多个实体的接受和认可，包括临床医生、患者和监管机构，他们都应该认同 AI 是为了帮助患者获得最大利益。

首先临床医生必须相信 AI 提供的结果能够帮助改善个别患者的治疗效果，甚至最好能够帮助他们以最佳方式治疗更多的患者。然而，对于诊断环境中 AI 输出的准确性，持续的监测是一个必要的任务。特别是在 DL 支持的产品中，AI 方案是以累积的数据集和反馈为基础，不断发展和完善输出。这类似于许多临床医生的行为，他们经常说："我一直在学习。"AI 也是如此，只是程序化学习是内置的功能，而且机器从一个例子到下一个例子的学习过程非常快。然而，这种学习和修订需要仔细监测，以确保其演变仍然能够返回有效的结果。

无论是行政部门、供应商还是临床人员自己进行的测试数据准备和展示，以及随后的结果验证，都是为流程中所有实体提供保障和性能证明。可以说，监督学习状态（由临床医生评估）可能导致某些商业案例功败垂成（花在检查 AI 上的时间比节省的时间更多）。因此，AI 的维护成本确实是实施商业案例必须考虑的因素之一。

可以采用缩减诊断工作流程中不断检查机器开销的策略，如让 AI 为每个案例分配一个确定性评分，然后根据可调节的比例进行检查。例如，该工作流程可要求对 1% 或 2% 的高确定性评估进行人工检查，而所有低确定性评估则由专家来完成。除了增加临床工作流程的复杂性外，这种方法也存在一些弊端。就像外科医生只接受最具挑战性的病例和手术一样，人类诊断专家将只诊断挑战性困难病例，这有可能降低准确性 / 成功率，在衡量绩效时必须认识到这一点。

信任——对所有人 在医疗领域，AI 除了要证明其疗效外，获得和维持患者的信任更为复杂和困难，因为大多数患者可能会对 AI 产生偏见，认为其缺乏经验。然而，这样的观点是错误的。

车载卫星导航系统是一种应用了 AI 的设备，特别是加载无线电数据交通数据后，能够根据实时交通状况近乎实时地规划最优路线。虽然在几年前，这种技术还被认为是一种奇迹，但现在已经司空见惯了。由于几乎完全依赖卫星导航系统，驾驶者被认为失去了地图阅读能力，这种情况已经变得很普遍[17]。

类似地，Siri、Alexa、Google 和 Cortana 的语音识别已被大众广泛接受，它们都是基于 AI。在很多情况下，它们不仅能准确识别语音，还能准确识别意图和语境。5 年前，这就像黑魔法一样不可思议。

Alexa 可以非常熟练地播放正确的歌曲或完成打开灯等指令，在 20 次任务中准确完成 19 次，而在第 20 次可能出现失误，这种失误影响不大。而在医疗领域，如果 AI 诊断："那不是胶质母细胞瘤"，但事实上却是胶质母细胞瘤，这种失误会产生非常严重的影响，而且造成的后果几乎是不可挽回的。

欧洲议会和欧洲理事会就此制定了欧洲通用数据保护条例（GDPR）[18]，该法规的实际意图受制于非常技术性的法律争议。然而，其产生的积极影响是使患者能够要求详细解释算法推理诊断的过程，有助于对受试者的诊断。

虽然医生可为诊断和 / 或治疗提供理由（解释），并记录在患者的医疗档案中，但在实践中，这些决定是基于人为输入的数据（如症状、扫描、测试）。相比之下，经过全面训练的神经网络能够以成千上万的独立输入变量为基础，以确定做出决定的依据，每个变量都有来自训练数据的单独描述的权重。并非所有这些决定因素都是显而易见或令人容易接受的。虽然 AI 可以"记录"推理，但记录的数据可能不容易被人类医生理解，更不用说患者或其他人了。

最后，在研究信任被破坏的原因时，不能完全忽视的"特殊利益集团"。虽然没有涉及医疗人工智能的重大阴谋论，但最近（2020 年 11 月），我们看到"5G 推广导致 COVID-19"的阴谋论，极大地破坏了新蜂窝物联网技术的推广，并导致基础设施和工作人员受到实际的攻击。此外，随着 COVID-19 新疫苗的发布，反疫苗的理论家们在油管（YouTube）上发表激进言论。这两件事都以一种不可忽视和有影响力的方式传播了大量有问题或错误的信息。

资源问题　要交付一个完整的 AI 项目所需的实际能力存在供应不足的问题。项目团队的资源配置将在后面详细讨论，但是 DS、AI 和 ML 是目前多个行业中需求非常大的学科领域。

AI 和 ML 课程和主题很容易获得和购买，但是该领域的进阶过程是复杂且耗时的。有意愿、能力或时间进行这些研究的临床人员，很可能是那些比患者实践更符合研究和开发的人员。

在毕业生招聘活动中，接受过数据科学培训并在面试中表现出色的毕业生竞争力强，并可获得高报酬。与之相关的领域包括数学、工程和软件工程。同样，医学也是一门严谨的科学，能力培养和资格认证是一个漫长且严格的过程。需要注意的是，这些领域互补，生命科学和高级机器学习间的交集非常小。

AI 和 DS 并不是医学院的必修科目，并不是说临床医生没有能力成为数据科学家，而是目前医学院的教学大纲还未涉及这个相对较新的领域。纳入 DS 和 ML 需要长远规划，不是短期的解决方案。另外，这些学科的资源供应不足，建设成本也较高。

<h3 style="text-align:center">工作流程</h3>

传统的临床工作流程在设计时并未考虑到引入 AI。换句话说，如果不改变现有环境，就不可能引入任何新的系统或技术。

所有 IT 系统（不仅仅是 AI）的实施都是昂贵的，需要某种商业案例来证明开支的合理性。将引入 AI 医疗工作流程的商业案例，只有在实现其商业目标时才会发挥作用。通常情况下，需达到以下目标：① 持续改善患者结果——提供更加一致、准确的诊断，并减少错误。② 更有效地治疗患者——用更少的临床资源治疗更多的患者。同时满足这两个目标才有可能是成功的项目。

很少有现成的 AI 诊断平台在设计之初就适应所有的临床工作流程变化。

一般来说，对于非常先进的平台，大部分的设计"思维"将被视作"新组件"。然而，在将任何平台改装到现有工作流程时，需要进行系统和流程整合。这些"新组件"必须被视为平台需求收集的一部分。

执行 在临床环境中首次选择和部署 AI 是一项艰巨的任务[19]。一方面，这只是一个流程和系统整合的挑战；另一方面，全新的能力正在被融入操作流程。这有点像在月球上着陆的过程中建造火箭。

尽管许多系统和流程交付框架已经被定义，但不断出现更适用于临床操作的新框架。因此，将 AI 应用于临床，在让供应商加入之前，需要做更细致的调研工作。

以下案例借鉴了运营项目管理的通用方法，并重点介绍了 AI/ML/DL 侧重的领域。

考虑　考虑临床机构想要解决的难题，它应该为改善临床工作流程服务。所有相关的高级利益相关者必须已经阅读、讨论并同意这个挑战。这将有助于：① 进一步落实具体的任务书、授权或范围。② 便于后续预算的商定和投入（当商业案例获得应用批件时）。

建立团队　建立一个高级团队，开始商定挑战 / 任务陈述中的工作。除了典型的项目管理角色（发起人、项目委员会、项目经理、项目管理员）之外，项目团队还应包括以下几个方面。① 所有受到变革影响的领域：临床、临床流程设计、法律和监管，以及 IT 架构、网络和安全等。② 实现变革所需的所有领域：财务、采购 / 供应商管理、人力资源。③ 在需要时可以签约的专业资源：AI/ML/DS 专家顾问。

制订计划　并不是指详细的执行计划，而是制订宏观策略，确定接下来的几个阶段（到批准的任务结束），并提出以下期望：必须做什么？每项任务必须由谁牵头，谁将作出贡献？这些任务打算花多长时间？

同时需要重点关注：运行现成的商业软件部署的试验 / 概念验证的意图是否足够？最终状态的高级运营模式是什么？

评估和准备　在组建好团队后，需要再次审视任务要求。如果任务存在问题，就应该及时与董事会积极沟通：这项任务是否适合本组织？期望目标是否现实可行？范围是否过大或过小？不要过于贪心，不要试图一步到位。

• 评估 AI 准备情况。若已有相关框架[20]，需客观评估在临床工作流程中引入和利用 AI 应用的能力。

- 确定所需进行的 AI 模型验证方法，并确保项目交付符合法规要求。

- 通过这项工作积累的经验，可以为需求、交付物、项目成功标准和评估过程提供参考。

- 定义成功的衡量方式，明确如何衡量成功并将衡量标准与任务关联。

- 设定详细的项目范围：① 应以成功标准为驱动；② 理解依从关系；③ 详细说明投入、产出和可交付成果，包括法律、道德、监管、财务等方面的影响；④ 定义项目所处的工作流程，可能是现有工作流程的一部分，也可能需要对工作流程进行大规模更改，最好在项目开始前就明确；⑤ 设置解决方案要求，这些需求应尽可能简单明了，以确保需求匹配成功标准，组织数据结构的限制也应该是该模型的一部分。

- 在研究任何解决方案之前，应决定项目将如何选择解决方案。创建高层次的需求集来评估参与公司的资格。

打破覆盖　这个阶段开始受理与供应商的详细联系，包括文献搜索、贸易展览和内部推荐等。

进行内部审查以确定供应商的名单。利用项目的 AI 资源，对各种解决方案的承诺和潜力给予详细、知情的反馈。

拟定入围名单，并通过供应商管理团队发布要求。

选择　这是评估响应前期工作成果的阶段。现有响应评估框架，适用于正常的供应商管理做法。

具体步骤包括：① 根据已经建立的模型来评估响应情况。② 缩小选择供应商的范围，取消选择其他供应商。③ 与领先者进行深入接触：最便宜的不一定是最好的（事实上，很少是）；最贵的也不一定是最好的（事实上，很少是）；深入研究客户的参考资料，了解索赔的交付过程；了解训练模型、数据集和目标准确性，包括训练数据、验证数据和测试数据等；确保数据准确反映组织可以提供的输入数据，包括数据格式、准确性和完整性等。④ 选定首选供应商，确保竞标过程遵循公开、公正、公平原则。⑤ 构建合作共赢的伙伴关系：确保合作伙伴理解组织的成功标准；确保合作伙伴理解组织公布和讨论项目结果的意图。⑥ 谈判：协商一个能给双方带来良好价值的合作架构。

批准 全面记录项目团队的研讨方案，并将其提交给董事会批准。

部署 所有正常的良好程序和项目管理实践都适用于此。最重要的（对双方）是最初商定的价值证明（PoV）/ 概念证明（PoC）的实施阶段，以表明解决了项目在任务中所设定的问题。

审查 该阶段为实施整个项目后审查，包括技术、操作、维护、质量和工作流程。对照任务、需求、项目计划，以及最重要的商业案例，对可交付成果进行审查。

改进 审议实施后的审查，并对未来的工作提出建议。

总结

看起来 AI 正在获得越来越多的关注，有能力显著改善许多临床情况，这可能不仅是炒作。AI 在医疗保健领域的应用并不稀奇，实施技术和方法已经在许多领域成功应用。

然而，寻求利用 AI 的组织仍在不断改进，努力解决和适应临床工作流程、资源、诊断可追溯性、监管、隐私、信任和数据可用性等问题。这些障碍主要是非技术性的，因此，在计划实施时必须考虑这些问题。

传统的项目管理技术仍然具有相关性，但必须从一开始就纳入向该领域提供 AI 的计划结构、赞助和资源配置。

13· 人工智能应用于医学影像科工作流程

医学影像目前面临一场激烈的发展风暴。随着成像技术的不断改进，扫描仪产生了更高分辨率的图像和更丰富的数据集，但临床需求也在迅速增长。需要进行成像研究的数量激增，而影像科医生的人力资源却相对短缺。在许多地区（尤其是英国），为培训提供了助学金，并提供了国际移民的优惠签证计划。因此，影像科专业医生的任务量不断增加。为应对这种情况，关键是支持放射科医师队伍提高生产力，保持或提高诊断和决策的标准。AI 被认为是解决这一问题的可能方案，因此许多具有 AI 功能的产品被推向市场以满足这一需求。但是，在现有的临床环境中，这些产品如何得到最好的采用，缓解紧张的患者就医流程。

有人认为，最终计算机将在很大程度上取代人类解读医学成像，就像卫星导航系统取代地图阅读一样（如自动驾驶汽车）。每年都有越来越多的 AI 产品投入市场，将先进的 AI 应用于临床影像诊断。有几篇研究论文比较了 AI 增强的临床成像与人类执行相同任务的性能。经过训练的 AI 可以得出与经验丰富的影像科医生类似的结果。其中一篇论文指出 [1]，在一项 AI 辅助的乳腺摄影研究中，AI 系统的表现在统计学上不逊于 101 名影像科医生的平均表现。AI 系统的 ROC 曲线下面积为 0.840（95% CI 0.820 ~ 0.860），而影像科医生的平均值为 0.814（95% CI 0.787 ~ 0.841）。在这一单一任务中，机器的表现至少与影像科医生的表现一致，甚至略优。

然而，仅仅因为一家公司拥有一个很棒的 AI 应用看起来表现得非常好并提供了很大的诊断效益（基于案例研究），这并不意味着每个新工具都非常适合所有部门。

在医学影像中通过 AI 提供效益的成功关键在于以下几个方面。部门现有的工作流程是如何运作的，有哪些挑战（从技术和工作流程管理角度）？预计 AI 将带来哪些好处？各种修改后的目标工作流程会是什么样子，以及这些工作流程如何支持预期的效益？

障碍和限制

系统和流程整合 这不仅仅是医疗卫生领域的问题，而是所有领域都面临的难题。在几乎所有情况下，系统必须融入现有的技术和流程中。尽管系统在宣传材料中很有吸引力，但如果在操作中不能有效地使用，就不可能取得成功。在这里，"有效性"涵盖了许多方面。

对现有工作流程进行任何改变都是复杂的，比大多数人想象得更复杂。由于医学影像的工作过程是持续不断的，而且在许多情况下不能中断，所以这种交付必须尽可能无缝。必须考虑、设计、测试和交付与周围系统的整合、流程设计、数据传输、安全和存储、员工培训、系统故障切换、维护和支持。通常，需要进行平行运行以尽量减少干扰和验证结果。

所有这些都是昂贵的，如果平台设计者没有考虑到交互操作性——通过使用共同的网络和数据格式标准（如 DICOM）将系统连接起来的技术过程，那么这些成本就会上升。任何需要将数据从一个系统手动重新输入另一个系统的过程，几乎肯定会降低生产力并引入延迟和错误，这是必须避免的。

值得庆幸的是，这些标准已经存在，并且大多数平台开发商都知道并努力遵守这些标准。但是，需要进行广泛的验证和测试。稍后将介绍更多相关内容。

信任和监管　有时，AI 的实验能力超过了其实际利用。虽然在实验室里演示的或在《自然》杂志上发表的结果令人兴奋，但大多数仍未商业化。信任是医疗保健服务的关键组成部分。由于错误的影响如此严重，医生、患者和监管机构不会接受 AI 在没有广泛核查和监测的情况下，被允许不受控制地运行。因此，AI 的引入将始终大大落后于实验。

在执行这项任务的过程中，FDA 和其他监管机构已经采取相关措施，为临床实践中 AI 的引入、维护和运作提供框架[2]。虽然这可能导致实际操作的困难，但这种框架对于建立和维持 AI 的信任至关重要。

AI 应用可以立即对人类影像科医生的工作提供支持。值得注意的是，AI 不需要喝咖啡休息、不会在饮水机旁闲逛、不会与伙伴或同事争吵，也不会因为重复性工作而感到无聊和疲惫。AI 可以承担支持现有工作流程的筛选、标记和检查任务，有可能提高结果的一致性（例如，通过筛选足够多的扫描资料，寻找需要影像科医生优先阅读的关键发现），避免影像科医生的倦怠，同时保留人类的监督。这些方法可以显著提高人类团队的生产力，从而降低成本，提高效率。

数据相关性、数据隐私和可用性　与人类一样，AI 也是借助获得的经验做出决策。然而，与人不同的是，AI 是一种学习机器，无须像医生一样花费数年时间在医学院进行学习。因此，AI 的质量取决于训练数据的质量[3]。这些数据必须是完整、注释、验证、相关、具有代表性、格式正确且干净。为此，数据准备必须将数据分为以下 3 个数据集。① 训练集：用于训练 AI 模型的数据。② 验证集：从训练集中保留的数据，用于调整训练后的模型参数[4]。③ 测试集：从训练和验证集中保留的数据，用于最终验证训练和调整后的模型的输出结果。

确保训练数据的一致性和相关性的要求非常严格。试验对象的结构差异巨大[5]，另外不同机器获得的扫描图像、不同的扫描设置等因素也会导致数据的变化。通常需要寻找更多的训练数据集来解决这些问题，但这增加了获取训练数据的复杂性。

监管部门也在这方面发挥着一定的作用。获取数据的另一个关键和非可选步骤是模型数据的匿名化。简单地删除明显的患者识别数据（如姓名、地址、患者参考号码、社会保险号码、保险细节等）可能是不够的。需要监管部门的支持，确保获取和使用数据的本地监管制度遵守数据隐私保护要求。

有效的系统

与其他许多领域相比，医学影像领域产生、解释和分发了大量的诊断数据。影像系统产生的数据量如此之大，以至于给非专业平台造成了存储压力，需要专业平台来审查、分析、注释和分发。

当考虑 AI 实施的影响时，有些专业术语需要注意。另外，通常情况下，必须考虑几个主要的系统，并在这些环境中经常会出现几个标准。

图片存储和通信系统（PACS）　PACS 作为专门的医疗图像存储、管理和分析系统，可以管理技术工作流程、直接管理图像接收和分析任务。

PACS 平台以一系列文件的形式接收来自各种扫描仪的图像。影像科医生使用 PACS 平台搜索和检索图像，查看并对图像进行分析，识别病变或其他结构，并在诊断报告或治疗计划中加以注释。

图像文件采用特定部门的数据格式（DICOM），包含与扫描有关的像素和元数据。PACS 可基于云或内部存储，使用数字媒体避免了打印、分发和存储物理胶片和报告的需要。此外，PACS 减少了与错误归档或丢失患者数据有关的处理错误。

PACS 通常是大规模的多用户企业平台。系统不是单一的，而是经常被分割成多个功能组件：① PACS 档案库存储所有 DICOM 格式的文件。② PACS 查看器终端提供本地用户界面，用于查看、分析和注释图像。③ PACS 接口提供一套应用编程接口（API），以实现与外部企业系统的互动。

供应商中立档案（VNA） VNA 也接收 DICOM 数据的成像服务器，但不是特定供应商的 PACS 平台。它的实施可以在不影响 PACS 的情况下实现部门内的影像数据共享。

放射学信息系统（RIS） RIS 是放射科团队内详细工作流程平台，通常用于管理预约、调度、工作人员可用性及记录扫描资源的利用情况，并支持高级功能如重复预约、调度移动和变更等。当引入新的系统到影像部门时，与 RIS 的交互操作性是核心考虑。此外，RIS 还可以安全地共享数据，并整合整个患者治疗周期的医学影像报告，允许在某地查看当前和历史图像和医学影像报告，更容易跟踪病情和治疗计划的进展。

RIS 的优势体现在能减轻信息管理和行政负担，如取消预约、重新预约和获取预约等。

EMR/EHR 管理系统 EMR 或 EHR 是对患者整个病史编码的单一综合视图的逻辑数据结构。

EMR/EHR 平台通常包括以下要素：① 患者身份信息（如姓名、地址、出生日期、性别等）。② 其他医疗相关元数据（如体重、身高、吸烟／饮酒习惯、性行为、宗教信仰等）。③ 过敏史。④ 免疫接种记录。
⑤ 检查结果。⑥ 扫描结果。⑦ 诊断结果。⑧ 治疗计划。⑨ 处方药品。

通常，来自 PACS 和 RIS 的输入被合并到 EMR/EHR 中。虽然医学影像研究数据通常很大，源影像数据不直接包括在记录中，但通常链接存储在 PACS/RIS 中的信息，从而避免了数据的重复存储成本。

临床信息系统（CIS） CIS 是一个通用的综合术语，可以指一个系统或几个系统的联合体。

CIS 平台将所有患者信息（放射学和其他方面）整合到一个单一的患者视图中。同样地，也可能包括患者的工作流程／日程安排功能。因此，CIS 系统可能包括 RIS，也可能包括 EMR/EHR 管理系统。

医学数字成像和通信（DICOM） DICOM 并不是一个系统，而是一个与医学成像数据的编码、传输、存储、检索和显示相关的标准[6]。

遵守 DICOM 标准确保影像数据不仅格式正确，还以临床使用所需的正确质量进行编码。DICOM 是在国际标准组织 ISO 12052 注册的国际标准，旨在促进不同制造商的系统和实践之间的信息共享，特别是针对医学成像和与医学成像相关的元数据。例如，患者的住院号、姓名和其他属性与像素数据一起编码在 DICOM 文件中。

DICOM 涉及很多方面，涵盖了放射学成像设备（如 X 射线、CT、MRI、超声波、PET 等）。

工作流程、架构、组织和整合 AI 集成的架构方法最终是每个项目和组织的独立选择，但不是独立的，因为它限于一定范围内。大型医疗机构，包括经营大型设施或跨越多个地点的机构，应该有一个包含以下内容的企业架构。

- **企业平台战略**：一套特定的企业平台（如 PACS 和 RIS）的战略，变革计划必须与之合作并在其计划中加以适应。
- **系统互操作性战略**：一套数据格式、安全标准和数据交换标准，项目必须与之合作并在其计划中适应。甚至可能有特定的企业平台，其功能是交互操作性，通常被称为企业服务总线。

- **企业数据模型**：一个组织范围内的描述性数据模型，可能是围绕 EMR/EHR 平台的。

- **长期目标**：有前景的架构应该向可持续方向迭代，而非远离之。企业制订战略需考虑以下因素：① 限制（或希望减少）需要实施和支持的系统数量。② 将成本整合到较少的大型供应合同中（因此从供应商那里获得规模经济）。③ 简化系统集成的挑战。④ 使得多个不同的平台能够通过一套单一、较小的通用标准（甚至可以定义企业服务总线架构）平台来沟通和交换信息。⑤ 降低整个产业的监管合规性的成本。⑥ 简化保护平台的任务（减少成本），防止意外和故意的数据泄露和恶意干扰，并最终（尽管可能感觉不到）使开发 IT 系统的任务更容易、更快、更便宜。

全面和完善的企业架构战略包括数据存储和存档（PACS/EMR/EHR/RIS），以及合规性。

几乎可以肯定的是，优选的供应商，也可能是首选的平台集成和交付伙伴（可能来自大型 IT 公司或咨询公司），以及授权的项目和商业案例方法。

这种总体战略可能会让人感觉到负担和限制，但保留所有这些指导方针和框架也会增加交付成功的概率。虽然项目的成功执行可能会很昂贵，但这仍可能比多次不成功的执行投入更少。

因此，企业平台战略很可能是整合方法的主要决定因素，甚至可能限制最终的选择。最终的选择仅限于平台合作伙伴所支持的 AI。然而，有了它的存在，成功交付的机会就更大。

相反，规模较小的单一机构或专门的医学影像学专家诊所，限制可能较少，诊所工作流程方法也更灵活，能够更好地支持 AI 流程。这也将为实施并非由大型平台集成商间接支付的 AI 系统打开大门。

讨论 PACS 和 RIS 的实施旨在辅助放射科工作，通过自动化与工作流程相关的行政工作，提供先进的可视化工具、缓解存储压力，并通过通用标准、平台和数据格式实现数据共享，使协作更加简单。这种支持不仅减少了时间周期，显著提高了个人和部门的生产力，还改善了患者的护理质量。

将 AI 整合到现有的工作流程中，必须对这些既定的环境产生积极的影响，而不是取代人类劳动力。利用 AI 的优势（如无限的专注力、无须休息、没有倦怠和算法的一致性），从人类手中接过重复性的简单任务，可以显著提高工作效率。例如，处理大量的扫描资料，以识别和初步观察（包括测量）所有的病变和其他显著的结构。这种方法使人类影像科医生只需要关注关键领域，与同事讨论，并得出结论，而无须花费数小时进行原始的识别。

选择平台和整合机制时，需要考虑现有技术架构和组织实施的交互操作性标准等限制因素，因此可选择的范围可能并不宽泛。

操作模式

需要对 AI 在影像学工作流程中的整合技术和方法进行广泛的考虑。虽然 AI 的诊断应用是广泛而多样的，但操作方式可细分解为相对较少的模式。在考虑如何应用任何特定平台时，讨论 AI 在临床环境中的一些主要操作模式也是值得的[7]。

标记病变和其他值得注意的结构　AI 扫描整个影像，突出显示病变或其他具有相关特征的结构（如关键的发现），并进行标记。AI 可以提供分析措施（如每个标记的分数或一系列分数），以提供警报的原因，也可以不提供。

影像科医生检查所有标记的项目并做出最终诊断，确保 AI 没有遗漏值得注意的特征，还可以对非标记的成像子集进行质量检查。

这是一种谨慎的方法，可以为临床医生提供一些潜在的假阳性考虑。然而，它确实为每个病变的评估提供了统一的基线，并提高了影像科医生团队的工作效率，让医生侧重于评估已识别和评分的病变上，而不是寻找它们。

AI 评估和确定工作的优先次序　　AI 检查整个影像数据集，并突出显示具有相关特征的病变或其他结构。而后对每个标记的病变/结构进行评分，并将工作流程分为不同的优先级，由 AI 评分的高风险病例首先由放射科医生评估。这是将工作流程分为低风险和高风险的有用方法，低风险和高风险病例按 AI 分配的优先级顺序呈现，但最终评估仍由人类放射科医生负责。

此外，该方案还可以扩展，即没有异常评分结构的扫描可能不会被全部审查，而是传回给转诊的临床医生（尽管大多数诊所可能会审查其中的一个子集）。

- **AI 请求第二意见**：在这种模式中，AI 和影像科医生平行操作。两者都对相同的扫描进行评估和打分，AI 与影像科医生进行交叉检查。如果 AI 的意见与影像科医生的意见有显著差异，AI 就会将影像提交团队中的另一位影像科医生以提供第二意见。

虽然这种模式不能提高生产率，但可能是一种良好的机制，使用 AI 来捕捉可能无意中被忽略的病例。

- **在大型影像扫描中确定目标**：有些影像扫描类型可能会返回大量的图像，但其中没有明显的异常，如全身 MRI 扫描转移或外伤后的 CT 扫描。

对人类影像科医生来说，检查非常大的扫描图像会很累且容易出错，因为人类注意力有极限。在夜间分析创伤病例的 CT 扫描图像时，尤其容易出现问题。在这些情况下，让 AI 发挥主导作用，可以极大地提高生产力，并减少遗漏重要发现的可能性。AI 会标记并选择性地对有值得注意的结构的部位进行评分。

讨论　　有几种不同的模式可将 AI 纳入医学影像工作流程，以辅助人类医生工作。这些模式的不同之处在于，AI 用于优先考虑和交叉检查/提高部门的一致性，或提高每位影像科医生的生产力。工作流程、解决方案、系统整合和流程改变的方法也大相径庭。这凸显了在选择和尝试提供特定平台/算法之前，了解 AI 实施预期结果的重要性。

同样重要的是要认识到，尽管 AI 程序在解决被训练的任务方面表现出色，但影像科医生通常更擅长从除原始图像和元数据之外的几个不同数据源中整合出更完整的患者诊断。

工作流程和整合

与支持影像科医生进行 AI 图像分析的方法一样，有几种方法可以进行 AI 平台和工作流程的整合 [8]。

选择的基础是确定当前工作流程的状态。这涉及反映现有工作流程，考虑哪些会受到引入 AI 算法的影响，以及哪些是改变的目标。有两种主要类型的工作流程需要考虑：人与人之间的工作流程，以及技术工作流程，它反映了不同技术系统之间的信息流和依赖关系。

没有整合 在最简单的层面上，有几种方法可以用来整合 AI 平台和工作流程。其中一种方法是购买和安装一个 AI 平台，这显然是成本最低的方法（图 13-1A）。简单来说，AI 被安装在定制的工作站，或者共同安装在现有的工作站。放射科医生可能需要与工作站在同一地点工作，并且在任何时候只有一个放射科医生可以访问工作站。

该方法将为用户提供更高水平的个人控制和自主权。可通过多次安装来扩大使用范围，允许同时访问，尽管会产生额外的许可和支持费用，而且根据 AI 的情况，可能会增加行政和管理的负担，特别是如果 AI 组件使用连续的 DL 方法。每个 AI 将根据其处理的具体案例进行开发，可能会影响工作站之间结果的一致性，除非所有 AI 都使用一个中央模型。

影像科医生可以采用基于文件的剪切和粘贴，将分析结果简单地添加到最终报告。然而，这仍然需要耗费一定的人力资源，而且容易出现大量错误。

由于缺乏 PACS 存储和工作流程的整合，将不支持同一部门之间的一致性。然而，在小规模实践中，这可能不足以证明复杂集成的合理性。

深度和无缝整合 在这种模式下，AI 引擎作为临时的后处理引擎，在影像机器和 PACS 之间建立了一个自动化的工作流程。所有存入 PACS

的图像都被发送到处理图像的 AI，而不需要人工操作。经过 AI 注释的图像与 AI 生成的报告一起被添加到扫描档案中并返回 PACS（图 13-1B）。

在这个阶段，无论是否有影像科医生的互动（取决于定义的工作流程），AI 增强的结果都会返回到 PACS/RIS 中，用于后续工作流程。

在这种操作模式下，报告的格式可能是标准化的。临床医生可以发现这种方法对诊断很有用。然而，自动化的工作流程意味着扫描是由 AI 解释的，没有影像科医生的常规输入和审查。因此，AI 的表现必须保持优秀、一致，并受到持续的监管。

这种架构对于未来工作流程操作的改变是最不灵活的，因为它在流程中存在系统依赖性，并可能限制未来工作流程的提升。

多 AI 平台主机　多家大型医疗平台供应商采用主机平台方法，将多种 AI 技术承载在单一的界面中（图 13-1C）。类似于衣柜，里面可以挂载多个潜在的主机供应商和第三方 AI 技术，并通过用户界面进行访问。Nuance AI Marketplace（nuance.com）是 AI 平台的典型案例，其他 AI 平台供应商还有布莱克福德（Blackford）、飞利浦（Philips）、通用（GE）、西门子（Siemens）等。有关各种 AI 应用供应商的详情，请访问：https://medmantra.com/aih。

这种方法有效地支持宏观层面的工作流程，其中可能有不同的、针对具体任务的 AI 在发挥作用。如上所述，AI 的应用重点往往比较狭窄。因此，在一个框架内拥有几个 AI 可以简化任务应用。此外，平台供应商也很有可能为所有内部供应商提供额外的支持、维护、合规和质量控制服务，简化了内部支持流程。

然而，这种方法的缺点是，主机平台供应商成为所有 AI 集成项目的强制性组成部分，这可能会将未来 AI 应用的选择限制在只有主机支持的算法和供应商。理想的产品供应商可能与特定的平台集成商兼容不友好，因此，如果没有重大的架构异常或战略变化，该部门实际上无法使用。此外，主机平台供应商将处于一个强大的商业地位，通常会试图从所有生态体系参与者中攫取价值。

虽然这种方法可以提升多种工作流程、数据完整性和运营效率，但选择平台供应商需要仔细考虑，并需要供应商管理团队的密切参与，以确保他们不会成为繁重的商业开销，或是开发创新的障碍。

多部门 RIS 整合　这种方法再次扩展了工作流程和技术整合的水平。根据平台托管模式进行处理后，综合 PACS 内的 AI 增强和审查结果通过 CIS 分发，以供访问。实际的图像并不包含在电子病历中；相反，电子病历包含一个链接到 AI 增强的图像文件和 PACS 或 VNA 的最终报告（图 13-1D）。

完全的 RIS 整合带有多厂商平台的许多好处、缺点和商业风险，同时将整合范围扩大到放射科团队之外，并使数据在组织内更广泛地使用。

高级功能选项　除了 AI 组件提供的传统的基于图像的分析和注释，一些平台可以提供额外的高级功能，进一步利用环境对提高生产力和诊断能力的支持。

- **数据采集的语音整合**：为了减少放射科医生的录入负担，现在的平台提供了额外的语音转录服务，可实现口述报告给 PACS 分析平台，快速获取结果，就像使用超级 Alexa 一样。

- **影像科医生的反馈用于改进 AI 的训练模型**：一些产品允许采集影像科医生的反馈意见，并用于提高 AI 的训练模型。当然，需要仔细监测，以确保 AI 模型不因反馈而退化，或不产生额外的偏见。

- **重新提交和修改**：有时，影像科医生会发现 AI 需要重新审视某个特定结构的评估，这时候他们可以调整图像并重新提交进行重新评估，提高生产力和输出一致性的效果。

- **基于研究和反馈的工作流程**[8]：这种工作流程最适合于拥有大型医学影像的学术和研究机构，因为允许持续改进 AI 算法。在初始阶段，进行内部研究以开发 AI 算法（图 13-1E）。经过充分的训练，当算法达到可接受的准确度和质量水平时，将其部署在生产环境中（图 13-1F

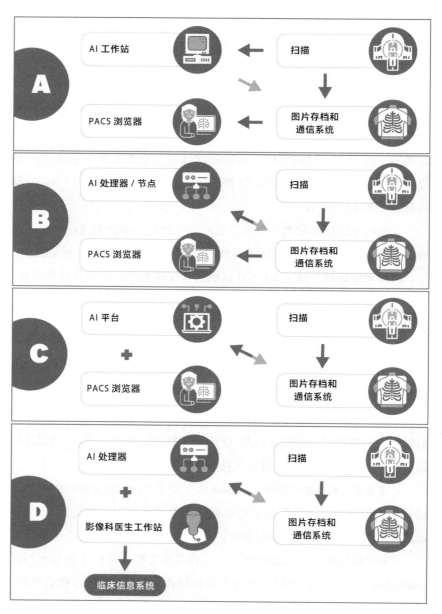

图 13-1 放射学工作流程的 AI 应用（A ～ D）

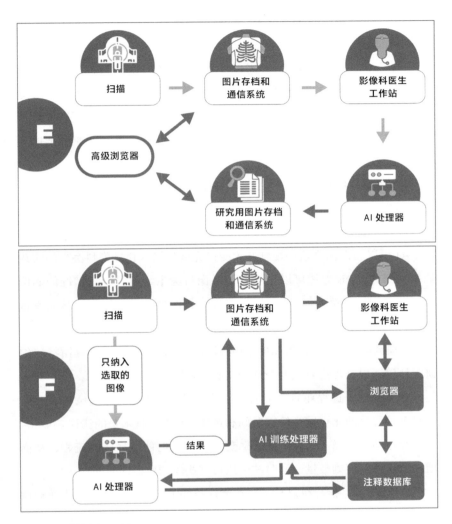

图 13-1 （续）（E、F）

灰色箭头）。在这个阶段，建立了一个反馈回路，通过使用影像科医生的反馈数据进行定期再训练，不断改进 AI 模型（图 13-1F 黑色箭头）。影像科医生将 AI 生成的注释（存储在注释数据库中）与图像一起检查，如果发现不正确，就编辑这些注释。然后，经过编辑的注释和相应的图像被用来重新训练 AI 算法（在 AI 训练服务器中）。最后，使用最新重新训练和改进的算法更新 AI 服务器。

AI 在医学影像中的非解释用途

加强医学影像工作流程　提高医学影像报告的质量，其中一个关键的因素是优化医学影像工作流程。这可以帮助医学影像医生更有效地执行日常任务，节省时间和精力[9,10]。以下是 AI 在医学影像中最重要的非解释用途，可用于增强工作流程。

- **工作清单的优先排序**：每位影像科医生都有工作清单，按照优先级进行划分。工作清单的规则基于多种变量，如诊断紧急程度、异常的存在、位置、亚专业重点和检查类型等。每条规则都有不同的优先级。

AI 可以帮助修改这些规则并改变优先级，以优化影像科医生的实践效率。例如，DL 方法可以用于帮助影像科医生给包含异常情况的病例分配更高的优先级[11]。AI 可以提醒影像科医生关键的发现，从而改善周转时间。

- **研究协议**：在 CT 和 MRI 扫描过程中，大多数检查都遵循特定的研究协议，以确保患者接受最适合其临床诊断的最佳研究[12]。

然而，这个过程耗时、烦琐，且易出现人为差错。通过 AI 的帮助，将整个过程自动化可减少检查时间和影像科医生 / 技术员的错误。

经过适当训练的 CNN 可以改变影像科医生创建最佳的流程，从而增加可获得的序列数量，同时减少执行这些序列所需的时间。

- **挂片协议**：挂片协议是指在软读片条件下，影像在显示器上布局摆放的整套规则。有效的挂片协议可在许多方面帮助影像科医生的工作流程，如可大大减少研究选择和图像浏览之间的滞后时间。目前有许多自动挂片协议，但需要更有效的工具来优化影像科医生的工作流程。

创建一个优化的挂片协议涉及许多挑战。这是因为元数据有不一致的地方，个人偏好有差异，供应商也有差异。使用 AI 可以帮助克服这些问题，从而创建高效的挂片协议并增强工作流程。

图像质量控制和制作 影像科医生的主要任务是确保每次的检查制作准确的图像和结果[12]，因此图像质量和生产是医学影像的主要原则之一。AI 在这方面发挥着重要作用，能够帮助减少图像制作时间并提高质量。以下是 AI 在医学影像中主要的非解释用途。

- **减少对比剂剂量、辐射和扫描时间**：近年来，人们对 PET 和 CT 成像的辐射剂量产生了许多担忧[13,14]。全球的影像科医生都在努力通过利用最新的协议和技术解决方案来减少辐射。AI 可以帮助减少造影剂和辐射剂量，如利用 AI 算法可以在低剂量的原始传感器数据基础上创建高质量的成像。此外，AI 还可以帮助减少 MRI 中使用造影剂的需求[13,15,16]。DL 技术可仅使用 10% 的标准钆剂量创建高质量的 MRI 图像[17]。

- **减少噪声**：以前，ML 技术被用来减少图像中的伪影和噪声，同时提高可视化和对比度[14]。然而，这也导致了图像过于光滑，许多细节被丢失。最近，随着新技术的使用（如 CNN 和 GAN），这个问题正在得到解决。这些网络可以对图像进行降噪处理，同时不损失对成像至关重要的基本信息[12, 18-22]。此外，后处理阶段也可以进一步减少图像中的噪声和伪影。

减少噪声有助于提高图像质量，AI 可在短时间内使成像质量得到显著改善，从而帮助影像科医生更准确地诊断问题。

- **图像质量评估的自动化**：医学图像由技术员进行常规筛选，以确保获得最佳质量图像。检查图像的曝光、穿透、覆盖、伪影等问题[23]，还要评估序列的重复和图像的重拍。这种图像质量控制是临床成像的核心组成部分之一。如果质量不合格，就必须召回患者进行重复成像，这可能会非常烦琐和耗时。这就是 AI 发挥作用的地方。

可以训练 DL 模型来识别图像质量问题，在成像过程中自动纠正这些问题[24-28]，促使技术员在检查完成前解决任何问题。自动化的图像质量评估可极大地提高诊断效率。

- **缩短扫描时间，提高 CT 和 MR 图像质量**：DL 模型已被用于提高 MR 和

CT 图像质量，包括去除 MR 带状伪影和 CT 金属伪影、选择特定的 MRI 序列等。所有这些过程的自动化可促进更加个性化的序列选择，可以增强一般医学影像方案的选择。目前，这个烦琐的过程由人工完成[29-31]。使用 AI 可以减少这些序列的扫描时间，同时提高 MR 图像质量。CNN 可用于这些方面的工作，因为以前在此类任务中取得过成功。

研究应用　对于医疗领域，研究是最重要的事情。AI 可以被用来加强医学影像领域的研究应用。以下是 AI 在放射学研究应用方面的非解释性用途。

- **图像量化和影像组学**：影像组学是指从医学图像中提取各种特征以支持决策，被广泛用于肿瘤学场景，以预测肿瘤的各种等级和亚型[29-31]。使用影像组学的 AI 模型可以用来预测疾病的严重程度。可以利用 AI 对成像数据进行量化，并对疾病的发展和严重程度进行量化。这将有助于医疗保健专业人员获得准确的诊断，并为患者提供最佳治疗。

- **图像标签、分割和注释**：图像标签、分割和注释一直以来都是影像科医生使用的注释方式，可用圆圈、箭头、旗帜等各种标记，也可将图像分割成不同的部分，每个部分代表一个器官、异常或选择的区域。在标记过程中，文本标签被分配给图像中的每个片段。这些注释对于影像科医生制订治疗计划、研究和教育方面都非常有用[17,32]。目前，这些注释通常是在影像科医生的监督下手动完成，或者由影像科医生自己完成。

AI 可以用来自动检测、定位、注释、分割和标记身体的许多器官[33]。然而，将注释永久地嵌入图像，影响其在其他情况或项目中的使用，仍是一个挑战。DL 模型可以克服这些挑战，因为可以进行定量分析、跟踪变化，并帮助预测预后。但在 AI 完全成功取代这些人工任务之前，仍需要进行深入的研究和开发。

- **搜索引擎**：搜索引擎是一种常见的工具，许多搜索引擎利用图像作为输入。这些类型的搜索引擎利用图像中的视觉内容进行搜索，不受图像中的文字限制，因此可以提供准确的结果。

医学影像可以从基于图像的搜索引擎中大大受益。这些搜索引擎可以为研究人员和想要自我教育的个人提供最佳机会，使他们在学习医学影像、进行医学影像研究和解释医学影像图像时易于比较和发现。与基于文本的搜索相比，基于图像的搜索更加准确、便捷，因此有无尽的研究机会来学习更多的放射学知识。

• XAI：AI 面临的一个共同挑战，理解 AI 系统如何做出决策的透明度不足。由于这一挑战，医疗保健人员对采用 AI 持保留态度，而且 AI 的监管审批也被延误。医疗保健人员和患者不能完全信任 AI。此外，非医疗领域的证据表明，AI 可以根据存在偏见的训练数据做出有问题的决策，这些数据包括性别、年龄、种族等许多其他因素。如果 DL 学习模型出现错误，就必须找出原因，以消除未来模型中的相同错误。

欧盟已经出台了许多准则和法规，以确保在涉及 AI 决策时的透明度原则。正因为如此，XAI 方面正在进行很多研究，以便更好地理解 AI 系统的决策过程。

商业应用　以下是 AI 在医学影像中商业应用方面的非解释性用途。

• NLP：NLP 涉及将非结构化文本转换为结构化格式，这种转换可以促进信息方便地自动提取。NLP 有助于提高医学影像报告的质量，同时加强与患者和临床医生的沟通。

目前，许多医学影像实践已经采用语音识别软件，使影像科医生能够使用带有小标题的模板。据报道，许多临床医生倾向于使用分项报告，因为在这样的报告中很容易找到许多信息。

采用分项报告没有一致的模式，因为这取决于医学影像实践。这就是为什么 NLP 可以成为生成自动放射学报告的方式。此外，NLP 也可以用来将行话转换为标准化的术语。

将 NLP 纳入医学影像使得报告更容易获得和理解，还可以轻松地分析和应用成像数据。

• **收费和开票**：最后，任何医疗机构都是一个企业，必须创造收入以继续为人们提供服务。拒绝保险索赔可能会导致三到五个百分点的收入损失。采用 NLP 等 AI 工具可以优化账单和收款。在许多医疗机构中，开票和收款过程往往耗时且烦琐。使用 AI 和 NLP 工具可以减少这些障碍，并确保这个过程变得更加顺利。

AI 在医学影像中的非解释用途 虽然 AI 在医学影像中有许多非解释用途，但这些用途对于改变医学影像领域至关重要。这些用途正在各种医疗机构中得到应用，以改善医学影像领域。然而，在全面实施 AI 技术之前，仍需做大量研究工作，以确保它们的有效实施。

其主要目的是改善医疗保健专业人士和患者的结果。在这方面，AI 的非解释性使用可以帮助患者和医疗保健专业人士。在 AI 为每个参与者全面改变医学影像之前，还需要更为深入的研究和广泛的实践。

总结

AI 在医学影像中具有非常重要的作用和发展前景。然而，这项技术正在快速发展，并受到其他相关技术的影响，如云计算、网络和虚拟/增强现实。必须指出的是，AI 是一组统一的技术，其中所有技术都正在以不同的速度经历盛衰周期[34]。目前几个技术处于接近高峰状态，包括 ML、DNN、NLP 和 AI 云服务等。因此，在任何周期内，提出与这些技术有关的方案时，必须在正式应用之前进行重大测试。

在目前的发展阶段，AI 应用被宣传为能够大幅提高生产力，并更稳定地提供高质量的护理，许多案例研究表明这是可行的[35]。然而，许多 AI 应用目前只被训练用于承担专门的任务，缺乏更广泛的适用性和在多个未经整合的数据源中得出可靠结果的能力。这些都是人类专家所擅长的技能。尽管如此，AI 实际上具有无限的注意力和不知疲倦的工作能力，完全可以承担耗时而枯燥的医学影像活动。而人类在这些活动中可能会由于精力受限而出现差错[36]。

在临床上选择、采用和利用 AI 的主要挑战在于，了解如何应用 AI 以获得最大利益。在工作流程中融入 AI 而不产生有害的干扰，需要考虑和仔细规划，涉及整个组织的多学科利益相关者。不仅是临床团队，IT、人力资源、供应商管理和法律资源都要发挥关键作用。

在计算能力和通信技术进步的支持下，AI 的能力将大大增强，能够在目前尚未理解的水平上做出推断。影像科医生将能够自信地把更多的工作量交给 AI 助手，专注于为患者提供高度个性化的精准护理。

14. 人工智能应用于病理科工作流程

AI 系统不再是未来的抽象概念，该领域正在持续快速发展，对所有行业都有连带影响。AI 对医疗和诊断的影响有可能真正彻底改变报告的分析、解释，以及交付给临床医生和患者的速度和准确性，从而改善治疗服务。在病理学领域，技术的应用已经成为一种行业规范，完全自动化的工作流程取代了实验室周期中分析前、分析中和分析后阶段的人工流程，产生了巨大的临床数据集。这主要是因为实验室专业人员的数量在减少，大多数国家面临病理学家的短缺。数据显示，60% 的病理科在职医生为 55 岁或以上，2008—2013 年，病理学家减少了 10%，20% 的病理学家每周加班或不得不将服务外包[1]。在未来 20 年内，预计新的癌症病例将增加 70%，导致工作量的增加[2]。因此，能够减少实验室专业人员的工作压力，同时又能及时提供准确报告的方法或软件的应用将很容易实现，因为必要性往往是发明之母。

在基因组学的帮助下，临床决策和个性化医疗的目标从实验室开始，带来了在病理工作流程中应用基于 AI 软件的范式转变，以帮助开发新的诊断和预后模型。重大进展是图像分析，利用整个切片成像和数字病理学软件，与强大的 AI 算法相结合，得出身体组织中肿瘤或炎症的诊断和预后。通过深入的 ML 和数据整合，诊断的精确性得到了提高，从而推动了计算病理学领域的发展。

然而，AI 的应用正在超越基于图像的解剖学诊断的限制，也开始应用于临床病理学的工作流程。医学实验室产生的数据量较大，这些应用将大大改善对样本的解释，并为转诊医生和患者提供更准确的结果。实验室医学包括血液学、生物免疫学、微生物学、组织病理学和血库，都需要进行样本的收集（分析前阶段）、处理（分析阶段）和解释，并最终作为工作流程的一部分提供结果（分析后阶段）。已经投入实际使用的应用或平台，特别是在以医院为基础的实验室环境中，已经产生了实质性的好处，如早期诊断疾病、操作上的改进、减少等待时间和周转时间，从而促进了个性化治疗方法的发展。

分析前阶段和床旁测试

在传统的临床病理学中，血液或体液样本通常是手工抽取、标记、分类和发送的。

但在过去几年中，通过使用可穿戴设备进行患者体温、心率、呼吸频率、脉搏血氧和心电图监测，远程监测患者的情况越来越常见。床旁测试设备，如血糖仪或凝血仪，也正在与可穿戴设备结合使用，以产生健康状况的整体视图，患者和医生都可以查看。当与计算平台连接并进行实时分析时，这个宝贵的数据库可以通过大幅减少实验室报告的周转时间为患者提供即时护理。AI 支持的环境计算示例展示了计算平台在日常生活中的深度整合，通过认知 IoMT 同化为背景，并在没有直接命令的情况下自动执行计算[3]。AI 注入的 IoMT 感官数据，如果得到充分整理，可以有效地用于帮助建模和预测疾病的发展或感染，从局部的热带疾病暴发，如疟疾或登革热，到最近的 COVID-19 大流行[4]。美国新泽西州立罗格斯大学的研究人员开发的机器人，使用 AI 与红外线和超声波成像技术，自动进行抽血或静脉注射，可以说是 AI 在实验室过程中最具创新性的应用之一。如果得到应用，这种技术有可能大大减少床边护理人员或抽血员的工作量，同时也有助于减少疾病传播的风险，特别是在考虑到最近的 COVID-19 大流行的情况下 [5]。

分析阶段

当前，医学实验室利用先进的机器人技术，可以在一天内从许多不同样本中测试血液、血清和其他体液，并给出高度准确的结果，这是人类无法复制的。这些分析仪通过传统的算法程序运作，将烦琐的手工过程转化为自动化系统。DL 神经网络不受人类疲劳的限制，因此能够 24 小时不间断地持续处理大量信息。ML 系统可以被训练成自动接管各种重复性任务，并且这种技术可以随时应用于大多数临床实验室的分析系统。

AI 于 20 世纪 90 年代开始涉足微生物学领域。随着全球传染病和流行病学网络（GIDEON）的引入，计算机程序帮助诊断传染病、热带疾病和微生物的抗生素敏感性测试，可以在全球范围内评估在某些国家流行的疾病 [6]。基于来自同行评议期刊、电子文献、药物评论和临床试验的广泛知识数据库，该系统能够根据体征、症状、实验室测试、原发国和潜伏期构建鉴别诊断，并被用于所有传染病的诊断和模拟 [7]。

2017 年，哈佛大学贝斯以色列女执事医疗中心利用 AI 增强的显微镜，帮助微生物学家更快地诊断血液感染，以提高患者的生存率。自动显微镜从疑似血流感染患者的血液样本的显微镜切片中收集高分辨率的图像数据。CNN 被训练为从大型图像数据库中按形状和大小对细菌进行分类，直到它的诊断准确率达到近 95%[8]。

在组织病理学方面，全玻片成像、数字扫描及基于 AI 的分析和解释已经取得了相当大的进展，通过简化常规玻片，减轻了病理学家的认知工作量，同时将复杂的病例标记出来进行深入分析，从而节省了时间和专家资源。有许多公司开发了神经网络技术来帮助进行数据分析，其中包括帕斯人工智能（PathAI）[9] 和飞利浦（Philips）的 IntelliSite[10]。

在血液学方面，塞拉视觉（CellaVision）公司提供了简单而快速的选择，可在对血液和体液进行显微镜检查时实现人工鉴别的自动化。这项工作原本是非常费力和费时的，而且高度依赖受过培训的专业人员。使用数字成像和人工神经网络技术，使显微镜分析更加高效[11]。最近，阿瑟拉斯（Athelas）公司发布了一款便携的个人监测仪器，用于监测葡萄糖、中性粒细胞、淋巴细胞、血小板和白细胞的形态。该机器使用 ML 和神经网络进行计算机视觉分析血液样本，而不是传统的流式细胞仪[12]。

在生物免疫学、分子生物学和基因组研究中，微流控技术的引入使得在一个芯片上可以容纳多个实验。微流控技术允许在多通道系统中操纵和分析非常小的液体体积，以及利用更少的样品和试剂。相比于大型工业分析仪，更加经济高效。微流控系统还能加速反应并快速得出结果，因此被恰当地称为芯片上的实验室。这种系统可以实现自动化和标准化，减少人为错误的机会。

因此，芯片上的实验室技术可以作为 AI 系统的数据提供者，创造出一种协同效应，可以在实验室诊断中利用各种应用。从对单一分析物进行测试到多个测试参数，覆盖身体各种器官和功能，芯片上的实验室正在向芯片上的器官和芯片上的人类应用发展。

免疫分析中，微流控系统的应用案例为格来特（Genalyte）公司的Maverick 检测系统，该系统已获得 FDA 批准。该系统使用共振技术在硅芯片上进行快速检测，可在少量全血或血清中同时检测多种指标。该系统与云端连接，可用于检测方案的检索和临床监督，并在 20 分钟内提供结果[13]。类似的设备已经被开发用于检测疟疾、大肠埃希菌、乳酸和葡萄糖水平、艾滋病毒和埃博拉病毒，以及血清中左旋多巴的药物水平，并用于帕金森症患者的连续监测。微流控技术、大数据和 ML 等补充技术可能会导致电子健康或数字健康的指数级增长，通过快速和具有成本效益的手段来满足个人的个性化诊断和治疗。在这个过程中，可以开发大型生物医学数据库，根据疾病的特定症状或预后进行有针对性的治疗，作为进一步 AI 算法更强大的数据集[14]。

最近，AI 在分析阶段的应用将导致启发式或自学式系统使用许多方法来得出最合适的临床决策。这些系统经过接触整体数据库、数据挖掘、模式识别、计算机视觉、NLP 和增强现实的训练，将彻底改变实验室从样本分析获得结果的方式[15]。利用预测性分析在发病前确定疾病进展，AI 系统使用结果数据库和患者人口统计学作为其训练数据库。通过智能 ML，易患某种疾病的患者可以被标记出来，提示病理学家和治疗医生，他们可以提供预防性治疗而不是补救性治疗。这将有助于提高个人的健康水平和医疗保健服务的效率。

分析后阶段

数据分析和解释后的报告交付和可访问性可以通过各种方式进行，以便病理学家和临床医生都能及时更新。

将基于 AI 的软件整合到现有的系统中

最小化或人工整合　AI 算法可以下载到病理学家授权报告的计算机工作站上，与从实验室信息系统（LIS）或医院信息系统（HIS）检索的数据一起运行，并提供 AI 增强的解释或结果。然后由病理学家审查并根据需要添加到最终报告中。可以通过单独的工作站或一台专门用于 AI 软件应用的计算机来实现。

完全自动整合　从 AI 算法中获得的结果以标准化的格式自动添加到实验室授权的报告中，无须病理学家手动检查或编辑。这种类型的软件需要非常强大。

平台整合　实验室可以决定投资第三方平台，而不是在现有的 LIS 中添加多个软件程序。这些平台将不同的 AI 算法整合到用户界面上，然后与 LIS 或 HIS 相连，其方式类似于移动设备的应用商店。这对 AI 供应商和病理学家等终端用户都是一个福音，他们可以从现有系统的算法无缝整合中获益。例如，Garuda 连接平台可以帮助组织，通过可交互操作的机器和软件进行连接和导航，并提供用户友好的仪表板和基于云存储库的网关[16]。

标签式整合　实验室系统有许多现有的软件解决方案，包括质量管理系统、实验室和库存管理、内部和外部质量控制数据、临床病理实验室的机器维护和错误数据，数字扫描仪和存储系统，以及解剖病理学的自动组织处理器和染色机。提供 AI 算法或分析的公司可以选择将其软件与现有程序整合，以促进大规模实施。尽管从终端用户的角度来看，这是最方便的数据访问方式，但对于 AI 开发者来说，将其能力与现有软件相匹配可能很棘手。

与 AI 整合的多部门访问　这种整合可以将诊断结果快速传递给最终的决策者——临床医生。将 AI 病理软件与患者电子病历和临床信息系统等整合，可以加快决策速度。这样做的好处是可以过滤掉不需要病理学家解释的正常结果，以便立即访问。实验室专业人员可以将时间和精力集中在处理异常或复杂的病例上，避免认知或视觉上的过载。

实施的挑战

- 即使研究人员开发了最先进的 AI 算法，但在多部门实验室的现有信息系统中增加另一个软件扩展可能会很麻烦。需要将这些算法无缝集成到现有的服务器中，并提供用户友好的软件包，以提高机构的购买力。

- 为医疗用途而实施的软件需要有效的市场检查和监管机构的批准，如 FDA 或国际医疗设备监管者论坛。因此，FDA 正在起草有关修改 AI/ML——基于软件作为医疗设备监管框架的建议 [17,18]。

- 由 AI 算法获得或分析的医疗信息可能被视为个人健康信息（PHI），第三方软件开发商在使用这些数据进行解释时应注意遵守健康保险便携性和责任法案（HIPAA）的规定，并保证数据安全。

- 培训临床医生和医学工作人员心态的调整也很重要。

总结

AI 解决方案在实验室生态系统中的应用将紧急病例得到优先处理，过滤掉无须病理学家解释的正常报告，并根据 AI 对产生的数据的解释进行方案调整，从而整合到当前临床和病理学工作流程的所有层面。

第 5 部分

人工智能与远程医疗、COVID-19、药物研发及医疗机器人

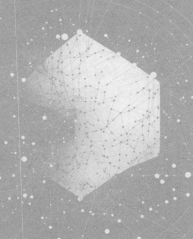

We've been seeing specialized AI in every aspect of our lives, from medicine and transportation to how electricity is distributed, and it promises to create a vastly more productive and efficient economy ... But it also has some downsides that we're gonna have to figure out in terms of not eliminating jobs. It could increase inequality. It could suppress wages.

——Barack Obama

我们在生活的各个方面都看到了人工智能的应用，从医药、运输到电力的分配，并且它承诺创造更加高产高效的经济……但是我们也需要考虑人工智能可能导致的裁员、不平等加剧和降薪等。

——巴拉克·奥巴马

15. 远程医疗与人工智能

远程医疗通过电信技术和电子信息促进医疗和相关服务[1]，包括使用移动医疗应用、视频会议和远程患者监测等技术。简单来说，可以在不必去医院或医生那里的情况下获得所有医疗服务。当然，AI 正处于这一领域的最前沿，并在许多方面进行着革命。

AI 在远程医疗中的作用

充分利用创新　在 AI 的帮助下，通过定制利用程序和疗法的创新，以匹配个人档案和患者群[2]，充分利用创新优势，加强医疗服务各个方面的无缝沟通。如果在这个领域没有沟通或联系，医疗质量将受到影响，患者也会受到影响。

协调治疗处于此类创新的最前沿，因为需要新技术来远程治疗患者。AI 将有助于解决这一需求，并维持一个关于患者疾病及其管理的虚拟知识库。

质量改进　为了获得最好的治疗，医疗质量及其所有方面必须得到改善。远程医疗领域正在逐渐关注这种改善。因为患者信息自动汇总和通用 EHR，都是通过将 AI 与现有系统整合来实现的[3]。

大量的数据集为提取新的方案和改善患者的健康状况提供了绝佳的机会。这些数据集和信息允许通过自动化来改善临床决策。从长远来看，远程医疗将朝着更智能的诊断和支持方向发展。

新的治疗模式　随着时间的推移，越来越多的人受到慢性病的影响。当把这一点与不断增长的老年人口结合起来时，可以看到我们目前的治疗模式已经不堪重负，不可持续。另一方面，AI 在远程医疗中的作用为信息和通信技术的使用提供了一个有前途的选择，以改善远程监测、诊断和治疗服务[4]。

当然，要提供新的治疗模式，必须克服远程医疗的许多挑战。为了改善远程医疗，必须包括：① 技术创新的实施；② 对社会和当地医疗系统的反应能力和适应性；③ 来自一线管理层和员工的支持。管理层和工作人员之间进行合作之前，以上三方面若没有提升，将很难在远程医疗中发挥 AI 的作用。

AI 在远程医疗中的应用

监测患者 监测患者是远程医疗中最常见和最基本的 AI 应用。该应用的主要目的是创造一种效益高、提供咨询快的方式。通过视频会议和其他各种医疗设备记录患者的健康数据 [5]。

该应用的目的是为患者提供高效、便捷、可及的服务。最近，研究人员设计了网真机器人，能在走廊和房间里移动，并通过无线网络与用户连接。例如，Dr. Rho 医疗网真机器人 [6]，该机器人由用于医患沟通的屏幕和移动身体组成。机器人的直观视觉系统跟随医疗服务提供者的动作和手势进行程序和检查。该机器人已在许多医院应用。

智能诊断和协助 诊断和协助是远程医疗的其他重要方面。通过 ML 算法分析和评估患者，实现这些的目的 [7]。

随着用于自我诊断的移动应用程序和软件的发布，远程医疗中的自我诊断技术也在扩大。这些软件提供快速的生命体征评估，如心率、脉搏、呼吸等。例如，来蒙德健康（Lemonaid Health）公司创建了一个 AI 模型，通过调查问卷来评估和筛选患者 [8]。在筛选之后，患者根据临床复杂性被分类。然后，医护人员对情况进行评估，并进行电话咨询，提供医疗建议。

如果在紧急情况下提供这样的诊断和支持，可以在短时间内极大地改善远程医疗。卫生中心可以与救护车和患者合作，提供快速有效的医疗服务。

协作和信息分析 AI 在远程医疗中的另一个应用是协作和信息分析，用于咨询、医学研究和学术培训。AI 可以连接来自不同国家的医疗专业人员，促进合作，并提供各种观点和医疗数据信息以辅助诊断 [9]。

这将彻底改变医疗专业人员的合作方式，增强临床测试结果的可靠性。

该应用的主要目的是检测模式和分析医疗数据。通过使用 AI 分析，可以消除偏见，改善对患者的医疗服务。虽然这种合作现在还没有广泛开展，但是由于 AI 在这一领域的迅速进展，我们很快就会看到更多应用案例。

协助老年人护理　老年人护理是重要的领域，越来越多的家人被安置在养老院。AI 正在开发智能机器，减少为患者提供医疗保健服务的成本，并改善尤其是老年人的生活质量。例如，已经有老年护理机器人可以执行任务，为他们提供协助和移动支持[10]。

Stevie 是一款社会辅助机器人，旨在帮助老年人通过活动和娱乐活动保持身体和社交活动的参与。Stevie 配备了自主导航功能，使其能够在没有支持的情况下移动。然而，这类机器人仍然存在安全和保险问题，这就是为什么 Stevie 从不在没有人员指挥的情况下行动的原因。

随着 AI 在远程医疗领域的应用，我们很快就会看到许多机器人为老年人和其他需要护理的人提供协助。Stevie 和其他同类机器人只是这个创举的开端。

在远程医疗中实施 AI 的挑战

自主或增强型 AI　自主的 AI 指在没有医生干预的情况下实现医疗工作流程的自动化。决定 ML 模型提供的预测是否可以用于自动化工作流程，是否能协助医生进行最终决策（即增强型 AI），取决于 AI 应用解决方案的设计[11]。

例如，假设一个 DL 模型被用来预测一个人是否患了某种疾病，那么解决方案的设计需要明确决策是自动的还是需要医生协助，以便在预测的基础上制订最终决策。在创建和实施远程医疗技术前，必须解决自主或增强型 AI 的问题。

AI 的伦理挑战　包括远程医疗在内的所有医疗领域都存在涉及 AI 的伦理挑战[12]。必须考虑这些挑战并减少风险，以创造更好的 AI。远程医疗中的 AI 存在以下三大伦理挑战和风险。

- **可追溯性**：谁将为不正确的预测负责？是医生、医院，还是 AI 应用？不正确的预测可能导致许多问题，因此需要通过追踪谁负责来解决这个问题。AI 应用方案的设计需要包括问责制和明确谁将对这些问题负责，以最大限度地减少这种风险。

- **认识论风险**：创建一个用于远程医疗的 AI 模型并不是一件容易的事。研究人员必须想出一个能提供高性能的最佳模型，这样的模型将消除预测错误的风险。

- **规范性风险**：当模型做出不正确的预测时，下游应用将以独特的方式表现出来，这可能导致问题。在这种情况下，人们必须注意相关的风险。

AI 的治理挑战　AI 的治理挑战是巨大的，存在于许多领域。远程医疗领域也将面临这个问题，因为这些模型需要强有力的治理实践来减少风险。以下是改善 AI 治理的一些措施。

- **模型测试**：在将 AI 模型定期用于远程医疗之前，必须使用各种数据进行测试，包括对抗性数据集。这些测试将在频繁的时间间隔内进行，以提高 AI 模型的性能。如果 AI 模型在测试中表现不佳，相应的数据集将必须被包括在预测模型的再训练中[13]。

- **模型再训练**：经过测试，人们可以更好地了解模型的性能。根据这种表现，AI 模型将需要被重新训练，包括新的特征和模型、调整超参数及改变 ML 算法[14]。当然，必须根据性能结果来确定具体做法。

- **模型监测**：AI 模型的性能必须经常进行监测。根据数据的流入和分布，监测可以每天、每周甚至每月进行。

数据安全　安全是 AI 最基本的挑战之一。建立远程医疗 AI 模型需要适当的安全措施，以提高效率和模型预测的准确性[15]。患者的数据是高度敏感的，必须受到监管或保持安全。

为了克服数据安全的挑战，在远程医疗中可采取以下措施：① 除非满足合规性要求，否则不应该让外部程序来源访问数据。② 应该控制内部利益相关者，包括数据科学家，对数据的访问。③ 对于过渡期或静止期的数据，必须满足数据安全的要求。

总结

这是关于 AI 在远程医疗中的完整指南，包括其作用、应用和所有需要克服的挑战。远程医疗领域才刚刚开始转型，在这个领域大规模发展之前，还有很长的路要走。许多医院和医疗中心正在采用这项技术，但仍处于建设阶段[16]。

随着更多技术的实施，我们将获得更多关于如何改进技术的数据和方案。医疗保健领域巨大而广阔，因此试错阶段将持续未来几年或十年。在我们完善这些技术并为人们提供更好的医疗服务之前，还需要一段时间。

然而，远程 AI 和医疗保健将很快到来。医院已经不堪重负，许多研究人员和企业家正在研究这些技术，以创造更美好的未来。

16· 人工智能与抗击 COVID－19

2019 年 COVID－19 引起的全球大流行疾病，已经影响数亿人。为了限制感染的传播，采取的主要措施是筛查众多疑似病例以便迅速进行隔离和治疗。尽管病理及实验室检测是金标准，但非常耗时，且存在假阴性结果的风险。因此，迫切需要替代诊断技术来对抗这种疾病。在这个全球健康危机中，AI 的贡献已经得到探索。DL 技术作为 AI 的一部分，在预测、筛查和治疗 COVID－19 病例方面已经显示出潜力，尽可能地减少感染的开始和传播。AI 算法已被发现具有巨大的潜力，可以节省时间，并控制疾病的传播和严重程度。

AI 是如何工作的

AI 在 COVID-19 研究中的作用方式是什么？自 2020 年 3 月以来，白宫与研究中心和技术公司合作，提出了一项行动呼吁，促使 AI 研究人员建立创新的文本和数据挖掘方法，以支持与 COVID-19 有关的研究 [1]。艾伦研究所已经采取了行动，与领先的研究团体合作，提供 COVID-19 开放研究数据集（CORD-19）。CORD-19 包含 28 万多篇学术文章，其中包括 10 万多篇关于 COVID-19、SARS-CoV-2 和其他相关冠状病毒的全文。该数据集每周更新一次，对学界免费开放，通过应用先进的 NLP 和其他 AI 技术，为针对 COVID-19 的持续研究和新发现提供数据支持 [2,3]。

Amazon 最近开发了一项由 AI 驱动的技术，名为"距离助理"，旨在帮助员工保持社交距离。该技术利用本地计算设备、深度传感器、50 英寸显示器和支持 AI 的摄像头实时跟踪和监测员工的移动。当员工之间的距离超过约 2 米（6 英尺）时，周围会出现高亮度红圈提醒他们保持安全距离 [4]。此外，飞利浦（Philips）的 IntelliSpace Portal 12 利用 AI 驱动的定量评估工具，帮助影像科医生检测 COVID-19 患者的肺部浸润。该工具基于胸部 CT 扫描中肺部磨玻璃状不透明度的特征，来区分 COVID-19 肺炎和其他疾病的诊断 [5]。

大量关于冠状病毒感染患者的数据可以被纳入高度发达的 ML 算法进行评估，从而更好地了解病毒传播趋势、提高诊断率和准确度、开发新的高效补救方法，以及根据遗传和生理属性识别高危人群。

AI 能做什么

ML 作为有效的工具在以下方面取得了显著的成就：高危患者的识别、快速的诊断、药物开发的加速、基于 AI 的接触者追踪、患者护理中的 AI、发现前期药物的作用、预测感染的传播、帮助了解病毒、绘制疾病来源地图，以及预测即将发生的大流行的发病情况。

考虑到病毒性传染病大流行给人类带来的严重危险，我们应该为未来任何此类疾病做好准备。为此，研究人员正在努力工作，尽可能多地收集关于该病毒的信息，世界各地的研究机构也在合作积累数据并制订解决方案。

识别高危患者　AI在预测COVID-19感染及其并发症的风险方面具有显著潜力。危险因素包括：任何预先存在的健康状况、卫生习惯、社会行为、年龄、与人类互动的程度（包括数量和频率）、居住地区和气候及社会经济地位等。

- **预测感染的可能性**：目前基于ML的COVID-19感染风险预测研究还不成熟，但已有一项研究使用ML开发了该疾病的初始脆弱性指数[6]。随着时间的推移，其他多项正在进行的研究有望提高数据质量和可靠性，并提供更为先进的AI应用以预测感染风险。

- **筛选和分流患者**：被诊断出患有COVID-19的人在接受医疗护理方面具有不同程度的紧迫性。负担沉重的医疗系统将无法立即治疗每一位患者，无论他们需要治疗的紧迫性如何。

为了缓解医院的压力，AI可以帮助筛选和分流此类患者，并确定哪些患者需要立即治疗。例如，中国中南大学附属医院采用了基于ML的软件，通过肺部CT扫描图像检测COVID-19患者的肺炎迹象。这有助于放射科医生标记需要立即治疗和进一步检测的患者[7]。

在韩国，政府发布了一款由AI驱动的应用程序，用于自我报告症状，并指示这些公民是否离开"隔离区"，以防止"超级传播者"在大规模人群传播COVID-19感染[8]。

- **预测疾病的结果**：一旦被诊断感染病毒后，就需要确定患者是否有可能出现并发症，以及进行进阶医疗治疗的必要性。有些人只出现轻微的症状，而其他人则可能会发展成严重的呼吸道疾病，甚至危及生命。使用ML可以识别哪些人有可能发展成严重疾病，并为他们提供即时治疗。ML已经被发现可以仅通过检查最初的症状来识别患急性呼吸窘迫综合征（ARDS）和死亡的风险[9]。

最近，伦斯勒理工学院的工程师团队开发了一种新的算法，用于预测 COVID-19 患者是否需要 ICU 干预。该算法通过将 CT 图像（评估肺部感染的严重程度）与生命体征、人口统计学和实验室测试结果等非成像数据相结合，预测疾病结果[10]。这种基于 AI 的算法可以为 COVID-19 患者提供有价值的治疗方法，包括 ICU 床位分配和医院的床位管理系统。

- **预测治疗结果**：预测治疗结果也是一个重要的工具，可用于评估通过特定的治疗计划将产生的结果，这对医生的处方非常有用。ML 已经用于预测癫痫患者的治疗结果[11]，以及癌症患者对免疫疗法的反应[12]。基于 AI 的算法在预测 COVID-19 的具体治疗结果方面也有巨大的潜力。

筛查和诊断

- **用于患者筛查的面部扫描**：AI 已被证明在使用面部扫描筛查发热患者方面非常有用。佛罗里达州和以色列的医院已采用自动面部扫描技术，对数百名进入医院的患者进行筛查，非常有效。这些扫描使用 ML 来检测发热患者[13]。单独看，这项技术可能并不是很强大或有用，但在大流行病等涉及成千上万的人时，可以作为非常强大的工具，帮助筛选和识别高危患者。

在泰国，研究小组开发了基于 ML 的温度筛选系统，名为 µTherm-FaceSense，可以一次性评估多达 9 个人的体温变化[14,15]。百度建立了一个基于红外线的非接触式传感器系统，用于筛查人群中发热的个体，该系统已被部署在各大医院和火车站，取代了人工体温扫描[16]。

- **可穿戴技术的使用**：可穿戴技术的使用也为医学带来了许多益处。苹果手表已经因其对心率和节律的检测而变得非常有名，这有助于识别常见的心脏问题。正在进行的研究表明，静态心率的改变可以促进流感样疾病（ILI）的识别[17]。这意味着 AI 算法可以用来预测更具体的问题，如 COVID-19 的诊断，尽管该研究仍处于早期阶段。最近推出的苹果手表（Apple Watch）可帮助诊断 COVID-19 患者，除了远程心电图监测工具，还有血氧传感器。这是苹果公司在当前时代的巨大需求下的高端补充[18]。

此外，由奥利亚（Orea）赞助的加州大学旧金山分校（UCSF）的研究已经收集了许多生理数据[19]，这些数据通过睡眠和活动追踪环收集，利用了体温、呼吸频率和心率。该研究试图开发一种算法来发现COVID-19疾病的开始、发展和恢复。

最近，斯克里普斯研究转化研究所的研究人员启动了DETECT（digital engagement and tracking for early control and treatment，早期控制和治疗的数字参与和跟踪）研究，旨在通过使用如Fitbit、Garmin和Apple Watch等设备跟踪COVID-19的潜在病例，评估心率、活动和睡眠的变化。初步结果表明，Fitbit可以成功预测78%的COVID-19患者[20]。

• **采用聊天机器人**：随着查询和疾病数量的增加，医生无法回应所有的患者，因为他们必须照顾到更严重的患者。许多国家已经制订了自我诊断系统，以帮助患者自评。患者填写与症状和病史有关的调查问卷，然后系统指导他们留在家里、咨询医生或去医院。

微软已经开发了聊天机器人，帮助指导人们根据自身症状判断是否应该在家里治疗或去医院就诊[21]。IBM最近推出了Watson Assistant for Citizens，这是一个新的聊天机器人解决方案，用于更新CDC推荐的关于COVID-19的信息和指导。Watson Assistant for Citizens可以回答关于COVID-19症状、预防和保护的常见问题[22]。此外，贝斯伯克（Bespoke）公司推出了AI嵌入的聊天机器人，名为Bebot，提供最新的COVID-19数据，并能够帮助患者检查他们的症状[23]。

• **AI在医学影像中的作用**：最近的研究表明，影像图像包含关于是否存在COVID-19感染的信息。医学影像与AI相结合，可以帮助准确检测感染，还可以克服偏远地区缺乏专业知识的问题。

一项研究设计了利用胸部X线片自动检测COVID-19的模型。该模型使用黑网模型对胸部 X 线片进行分类，采用 YOLO（you only look once）检测系统。这个模型可以用来帮助影像科医生确认初始筛查，并且通过云计算立即远程筛查患者[24]。

AI 软件还被广泛应用于胸部 CT 扫描的诊断，这种软件被认为能够有效地将感染分为不同的严重程度。其中，胸部 VCAR 软件是一种非常有用的工具，可以帮助影像科医生诊断 COVID-19，并提供肺部受累的定量测量。该软件能够快速生成精确的报告，向转诊医生传递重要的医疗信息。在评估过程中，该软件能够准确识别肺部实变，并将其与周围的组织分开来，通过量化为百分比，从而可以估计出肺部受累的严重程度[25]。

近期，研究人员建立了一种名为 COVNet（COVID-19 检测神经网络）的 DL 模型，能够从胸部 CT 扫描中提取二维和三维视觉特征，用于区分社区获得性肺炎和 COVID-19[26]。在 COVNet 模型的基础上，研究人员进一步开发了 COVID-ResNet 模型，通过自动和鉴别性学习模型的使用，提高了诊断 COVID-19 的准确性[27]。

更快的药物开发　在大流行病肆虐时，快速提供可靠的诊断工具、治疗药物和疫苗至关重要，然而目前这一过程通常需要很长时间。AI 可以在不影响质量的情况下加快这一过程，从而更快地开发出有效的药物。

例如，在埃博拉病毒（EBOV）的研究中，研究人员使用贝叶斯 ML 模型对化合物进行优先测试，以寻找 EBOV 的小分子抑制剂[28]。结果显示，少于一千种分子的数据集可以创造出经过验证的 ML 模型，可用于识别培养基中新的 EBOV 抑制剂。此外，采用虚拟筛选方法和基于 AI 的评分功能，能够显著提高流感病毒抑制剂的评分准确性[29]。

基于 AI 的接触者追踪　接触者追踪是抗击 COVID-19 等传染病的重要监测部分，包括 3 个基本步骤：联系人识别、联系人名单和联系人追踪。TraceTogether 是一个由 AI 驱动的联系人追踪应用程序，部署在新加坡。如果发现个体 COVID-19 阳性，TraceTogether 应用程序会通知该应用程序判断的与该感染者在 2 米内接触超过 30 分钟的每个用户[30]。此外，支付宝健康码、Immuni、COVID Near You 和 CoronApp 等基于 AI 的接触者追踪应用程序也在大流行期间被广泛使用。

患者治疗中的 AI AI 也在 COVID-19 患者治疗中发挥着重要作用。拜福尔米（Biofourmis）公司创建了一个带有生物传感器和 AI 应用的 RPM（远程患者监测）系统，以加速对 COVID-19 患者的诊断和干预，这是医院及家庭解决方案的一部分[31]。CLEW 推出了由 AI 驱动的 TeleICU，使用临床预测分析来提前预测呼吸系统的恶化[32]。

发现已有的可能有效的药物 药物必须由联邦组织，如 FDA 批准，确保这些药物的安全性很重要。然而，这个过程很耗时。加快这一过程的方法之一是重新利用已经测试和使用过的药物。这就是 ML 发挥作用的地方。保易制药公司（Polypharm DB）等正在寻求确定针对 COVID-19 的潜在候选药物。

- **生物医学知识图谱**：许多研究文章包含关于药物、病毒及它们的行为方式的知识。NLP 是应用于文本的 ML 技术，可用于研究和评估大量由 BenevolentAI 驱动的知识图谱，后者是预先安排好的医学信息仓库。这些知识图谱包括由 AI 从系统文献中提取的若干关联，探索了已获批准的潜在有益药物，并标记了可以抑制病毒感染过程的药物。因此，Baricitinib 有望降低 COVID-19 感染肺部的能力[33]。已经发现，冠状病毒利用蛋白质 ACE2，通过内吞的过程进入肺细胞。这一过程由另一种蛋白质 AAK1 调节。Baricitinib 可阻碍 AAK1，阻止 SARS-CoV-2 进入肺部细胞。

- **预测药物与目标的相互作用**：正在进行的研究采用了 ML 来预测目标药物和病毒蛋白之间的相互作用，以确定候选药物。科学家们使用神经网络来识别高度复杂的药物-目标相互作用（DTI）。这些神经网络专门用于巨大的 DTI 数据库，以提取最有可能对病毒蛋白有效的药物清单。

研究人员设计了一个端到端的框架，在神经网络的帮助下处理知识图谱。然后，这个模型被推进到知识图谱的解释和 DTI 的精确预测。在这项技术的帮助下，研究人员已经在探索一种潜在的候选药物，目前正在进行临床试验[34]。MT-DTI（分子转化器-药物靶点相互作用）是一个基于 NLP 的工具，用于评估市场上现有的抗病毒药物和 SARS-COV-2 上的靶蛋白之间的结合亲和力值。事实证明，阿扎那韦是一种针对 SARS-COV-2 目标蛋白的有效药物[35]。

预测感染的蔓延 当大流行病袭来时，迫切需要制订防治策略。政府必须关注几个问题，包括感染的人数、感染者的位置等，显然医疗系统的帮助是必需的。

对于大流行病来说，随着时间的推移，病例数量迅速增长并传播，很难跟上其节奏。每天，相应的机构会计算并公布新的病例数。然而，其局限性在于，从个人获得感染出现最初的症状和体征，到检测结果呈阳性，中间存在时间间隔。这可能导致感染传播的增长趋势发生巨大变化。

由于 IoT 的出现，以及社交媒体的广泛使用，事情变得有利。小镇上的人口可能无法立即进入医疗机构进行检查或筛查，但可以在社交媒体上留下疾病症状和感染扩散的迹象。这些迹象能由 AI 模型接受并进行大规模处理。

这意味着对社交媒体上公众互动内容的解释可以由 ML 模型来进行，以评估新型病毒感染的风险。该模型可能无法对个人进行独立分类，但它可以利用所有的数据来估计大流行中的感染传播。同时，还能让 ML 模型预测疾病未来几天和几周内的传播情况[36]。

蓝点（BlueDot）和元生物数据（Metabiodata）是主要依靠 AI、ML 和 NLP 来预测传染病的公司，如 COVID-19 大流行，包括感染的严重程度、干预和传播[37]。应用 NLP 算法，公司从生物、政治、社会经济和社会媒体来源收集大量数据，准确预测疫情的严重程度和持续时间。脸书（Facebook）目前也在使用 AI，可提前 14 天预测 COVID-19 在美国各地区的传播[38]。

- **使用移动应用程序识别 COVID-19 病例**：A. Rao 提出，采用基于手机的网络调查，可以使用 ML 算法来更好地快速识别 COVID-19 病例。有了这种技术，可以减少感染在被隔离的高危人群中的传播[39]。

一项基于手机的在线调查被用来缩短标记 COVID-19 患者和快速隔离他们所需的时间。调查获取基本的旅行史，包括常见的体征和症状。这些数据可被大多数国家用于追踪接触者（使用 GPS），警告用户是否有感染者出现在附近，以及筛选和识别可能的 COVID-19 患者。AI 被用来处理数以千计的数据点，以评估并将患者区分为高风险、中风险、低风险和无风险。高风险病例能够更早地被隔离，并减少感染扩散的机会。值得注意的是，在大流行中，这些信息对政府的决策过程有着巨大的意义。

了解病毒　要充分了解一种病毒，我们必须了解其结构蛋白。个人是否会生病及机体将如何反应，取决于病毒和身体之间的相互作用。AI 使我们很容易获得对病毒蛋白质结构的深入了解。

- **相互作用的预测**：了解病毒与人体相互作用的过程，可辅助制订新的治疗方案和开发新的药物。人体对感染的反应是基于身体细胞与病原体之间的相互作用，即所谓的蛋白质–蛋白质相互作用（PPI）。这种病毒–宿主相互作用的组合是病毒和宿主蛋白质之间的完整相互作用，作为蓝图显示了病毒如何影响人体及在人体细胞中繁殖的方式。

目前有许多研究正在试图减少这种可能的相互作用。AI 模型已经被用于通过蛋白质数据预测 H1N1 和 HIV 病毒–宿主 PPI 的可能性。

- **蛋白质折叠的预测**：蛋白质的结构和功能是相互关联的，这已被证实。通过解开蛋白质的结构，可以清晰地了解它在细胞内的作用，并为开发能够影响蛋白质独特形状的药物铺平道路。

然而，要解析蛋白质的三维形状并不容易。这是因为蛋白质能够形成大量可能的结构。例如，由 100 个氨基酸组成的蛋白质可以形成超过 3 000 种不同的形状和结构。截至目前，在超过 10 亿的蛋白质序列中，只有不到 0.1% 被识别。科学家们已经成功开发了 AI 模型，可以借助神经网络构想蛋白质序列结构，这使得通过计算技术来识别蛋白质结构成为可能。

AlphaFold 是由谷歌深度思维（Google DeepMind）开发的一款基于 AI 的程序，用于确定蛋白质的三维形状。通过使用 DL 模型设计，有助于建立对 SARS-COV-2 病毒基因组中蛋白质的理解，从而帮助探索 SARS-COV-2 的详细结构，并进一步了解其变异能力[40]。

如何对抗病毒 为了对抗病毒，必须弄清楚如何攻击它。一种方法是解开它的表位并对其进行分类，表位是位于病毒外表面的一组氨基酸。人体的免疫系统致力于形成与这些表位结合的抗体，然后将病毒消除。因此，在开发疫苗的过程中，对表位进行分类至关重要。

一般来说，基于表位的疫苗比含有灭活病原体的传统疫苗更安全。基于表位的疫苗能够预防感染而没有副作用。然而，找到正确的表位需要投入大量的投资和时间，这在大流行期间并不适合。因此，快速识别表位可以加速疫苗开发过程。AI 可以提供解决方案。隐马尔科夫模型、神经网络，特别是 DL 和支持向量机（SVM），已经被发现在对表位的分类上比人类科学家更精确、更快速。

百度与罗切斯特大学和俄勒冈州立大学合作，推出了网络服务器 LinearDesign。LinearDesign 算法可能会极大地帮助疫苗公司，根据病毒 mRNA 基因组最稳定的二级结构来优化其疫苗设计方案[41]。

宿主的识别 COVID-19 是一种人畜共患的大流行病，这意味着不同物种的感染，如通过蝙蝠传至人类。例如，埃博拉、COVID-19 或 HIV，可在环境中长期保持生命力，有很高的变异和感染传播的风险。这些病毒在动物体内冬眠，这些动物被称为贮藏宿主。这意味着这些动物只是携带着病毒，自己并不患病，却有可能传播病毒。

识别贮藏宿主对防治大流行病至关重要。通过识别贮藏宿主，可以制订控制感染传播的策略，从而防止更大的传播。

很遗憾，发现贮藏宿主的传统方法可能需要多年的科学研究；仍然有许多病毒没有发现动物宿主。那么，如何解决这个问题呢？答案在于 AI。

现在，可以快速经济地通过全基因组测序（WGS）程序确定生物体的完整 DNA 序列。研究发现，ML 模型可以利用基因组测序信息和专业知识来标记可能扮演病毒宿主角色的各种动物[42]。通过研究物种的分化，可以显著加快在野外识别这些病原体的进程。

预测即将发生的大流行病 在预测即将发生的大流行病方面，准确预测流感病毒株进行人畜共患转化（即从一个物种跃迁到另一个物种）是非常重要的。这将使医生和其他医护人员能够预见可能的大流行，并进行计划和组织。例如，甲型流感病毒主要存在于禽类群体中，但它有可能转移到人类宿主身上。科学家通过记录和分离超过 67 000 个蛋白质序列，其中包括流感病毒的数据集记录，并包含流感的 11 种蛋白质的完整序列[43]。

在 AI 的帮助下，科学家已精准确定了流感病毒的人畜共患病菌株。然而，建立传播的预测模型还需要更多的努力。要为即将到来的大流行做好准备，首先需要知道哪些流感病毒株有可能成为人畜共患病[44]。

更好地管理资源 为了更好地管理医疗资源，尤其是在大流行期间，保护装备、药品、呼吸机和医院床位的短缺问题已经成为全球 ICU 面临的共同挑战。为了解决这个问题，医院可以使用由 AI 驱动的预测工具。其中，万途仕（Qventus）公司设计了一个旨在支持大流行期间医院管理的软件。该软件考虑了与 COVID-19 相关的新病例数量和相关死亡情况，预测了大流行对医院床位、ICU 和呼吸机等资源的影响[45]。

研究表明，利用 AI 框架可以在收集数据的帮助下预测 COVID-19 患者的临床严重程度，从而帮助临床决策。据此预测模型，真实患者的数据被用于预测急性呼吸窘迫综合征（ARDS），这是冠状病毒感染的一种严重并发症。据研究，这些模型已经成功预测了病例的临床严重性，精确度达 70% ~ 80%，从而识别出需要给予高级支持的患者。

这样的方法和技术有助于更好地对患者进行分类和优先处理，并在必要时合理调度资源，最终减轻医疗机构的负担。

将 AI 用于 COVID - 19 的局限性

尽管 AI 工具有诸多优点，但是需要注意的是，仅凭 ML 不能提供完整的解决方案。相反，这些算法应该被视为医疗保健专业人员的支持。例如，蓝点（BlueDot）采用了一种算法，在海量数据的帮助下确定趋势，而人类需要花费大量时间。确定这些趋势后，医生和流行病学家对其进行评估，以得出最终结论和判断。

AI 和 DL 正在进行的演进推动了医学领域的发展和进步，正在成为医疗系统的资产，极大地促进了从业人员的工作，即使在大流行结束后也会继续如此。

当病毒从环境中传播到人类身上时，也会发生变异。这些变异至关重要，因为它们改变了病毒的基因组序列，诊断、治疗和疫苗都是基于这个基因组序列，这一序列的变化将导致治疗和其结果的改变。尽管 AI 算法在筛选和诊断患者方面非常成功，但目前在检测突变方面还不够强大。因此，有必要开发不仅能够进行筛查和诊断，而且在检测突变方面也很强大的算法。

针对 COVID - 19 的全潜力 AI 仍未得到充分利用。其应用因为缺乏数据或数据太多而受到了限制。为了克服这些限制，我们需要警惕地平衡数据安全和公共健康，并实现细致的人与 AI 的互动。然而，在短时间内解决这些问题很困难。同时，收集大量的诊断数据、拥有专门的 AI 工具，并尽量减少经济损失是至关重要的[46]。

另外，AI 有利也有弊，例如，NLP 算法可以通过挖掘不同来源的数据对任何可能的爆发发出警报，但是研究发现，训练标准的 NLP 模型会排放 626 155 磅的 CO_2，是一辆普通汽车终身排放二氧化碳的 5 倍之多[47]。

人们对 ML 模型的功效和隐私问题有所担忧，这是有道理的。需要政府做出坚定的努力，以确保 AI 的安全和有效使用。

总结

AI 是应对传染病大流行的重要途径。如果有效地运用并与医疗保健专业人员的专业知识相结合，可以节省大量的时间、金钱和精力。尽管 ML 有很多用途，并且对医疗系统也有所帮助，但也存在一些局限性。因此，审慎地对待新技术可能带来的隐私问题和风险是合理的。然而，随着不断的研究及科学家和工程师的共同努力，这些发展将逐渐演变，使我们能够更好地准备应对传染病。

17· 人工智能与药物开发

AI 在药物发现中的应用

虽然传统的药物发现方法风险大、成本高、耗时长，但如果成功，可以带来巨大的收益和回报。研究表明，自 2016 年以来，制药公司平均花费 10 年时间和 26 亿美元来开发一个新药[1]。

因此，在广阔的新药开发领域，制药公司追求的战略是增加成功的可能性，同时减少失败的风险。近来，AI 在药物生产过程中降低成本和节省时间的潜力获得了极大的关注[2]。

药物发现是一个漫长而复杂的过程，可大致分为以下 4 个主要阶段：目标选择和验证；化合物筛选和线索优化；临床前研究；临床试验。

第一步是评估细胞和遗传成分、基因组和蛋白质组分析、生物信息学预测之后，确定与特定疾病有关的靶点。随后进行靶点识别，使用组化、高通量筛选和虚拟筛选等方法从分子库中识别化合物[3]。

为了改善新合成的候选药物的功能特性，在一个迭代循环中使用细胞功能测试及结构活性研究。然后，动物模型被用于体内研究，如药代动力学调查和毒性测试。在最后一个阶段，候选药物已经成功地通过了所有的临床前测试，并可以在临床试验中给患者应用[3]。

然后，该药物必须经过以下 3 个临床阶段，以确认该化合物的疗效和安全性。① 第一阶段：使用少量的人类受试者测试药物的安全性。② 第二阶段：用少数受目标疾病影响的患者进行药物疗效测试。③ 第三阶段：用更多的患者进行疗效测试。

然后，该药物可由 FDA 等监管机构审查，以便进行后续的批准、分销和商业化。

药物筛选中的 AI

在发现新药物的过程中，用传统的手段寻找活性化合物的过程烦琐。不仅耗时，而且在筛选阶段会消耗大量资源。然而，现代合理的药物发现方法利用了分子对接等核心技术来虚拟筛选潜在的化合物，这使得从大型化合物库中计算选择有效化合物成为可能[2]。

计算机辅助药物设计（CADD）主要基于虚拟筛选技术。为了从已知的小分子数据库中选择符合预期标准的化合物，需要分子生物学和计算机科学的理论知识来分析目标生物大分子的三维结构，以及其定量的结构 - 活性关系模型。随后，通过选择各种实验方法进行靶向药物筛选，来帮助治疗特定疾病[4]。

在制药行业中，虚拟筛选被认为是一种领先的计算机辅助药物设计工具，用于有效筛选大型化学结构库。然后，将这些数据浓缩为一组与特定蛋白质靶点相关的潜在候选化合物[5]，其价值在于搜索先导化合物和增强化合物活性方面的功效[6]。

尽管在虚拟药物筛选中，已经有许多算法被编程用于对接，但是发现先导化合物或完美命中的情况却很少。为了最大限度地发挥筛选过程的潜力，许多公司正在投资于 AI 方法（如 ML），并将其应用于目前的分子对接程序，重点关注评分功能。这也可能带来更有效的药物再利用[2]。

许多算法，如邻近分类器、随机森林（RF）、支持向量机（SVM）和深度神经网络（DNN），被用于基于合成可行性的虚拟筛选（VS）。同时，它们还可以预测药物的体内活性和毒性[7,8]。

预测物理特性 选择表现出理想特性的候选药物在生物利用度、生物活性和毒性方面非常重要。药物化合物的溶点可以确定药物在水介质中溶解的难易程度。为了确定细胞对药物的吸收，计算并衡量水和油之间相对溶解度的对数值是非常有用的。因此，这些物理特性是影响药物分子生物利用度的重要因素，在设计新药时应予以考虑[9,10]。

考虑到药物分子的物理和结构特性的重要性，最近的 AI 药物设计算法包括以下几种分子表示法：① 简化分子输入行系统（SMILES）字符串或分子指纹。② 势能的 Ab initio 计算和其他类似的测量方法。③ 具有不同权重的原子或键的分子图形。④ 库伦矩阵。⑤ 分子中的碎片或键。⑥ 原子的三维坐标。⑦ 分子周围的电子密度[11]。

库玛等利用 745 个化合物进行训练，开发了 6 个预测模型，其中包括 SVM、ANN、k-近邻算法、线性判别分析（LDA）、概率神经网络算法和偏最小平方方法（PLS）。为了预测和分析肠道吸收活性，这些方法被用于 497 个化合物，并采用了分子表面积、分子质量、总氢数、分子折射率、分子体积、油水分配系数（log P）、总极性表面积、E 态指数之和、溶解度指数（log S）和可旋转键等参数[12]。基于类似的思路，利用 RF 和 DNN 开发的硅计算模型被用于确定人类对各种化合物的肠道吸收[13]。

预测生物活性 为了研究候选药物的局部变化及它们对生物活性和分子特性的影响，匹配分子对（MMP）分析[14] 已被用于定量结构-活性关系（QSAR）研究[15]。在典型的研究中，MMP 是通过追溯合成规则来定义的，用于从头设计的任务。该方法使用静态的核心，连同描述变化的两个片段，来从化学上定义候选分子[15]。

在编码核心和这些片段之后，使用 3 种 ML 方法：RF[16]、梯度提升机（GBM）[17] 和 DNN[18]，分析和呈现由于静态核心转换或修改而产生的新片段。这些模型在 IC50 数据上被用来预测 5 个不同的激酶和 1 个含蛋白质的溴域[19]。

据观察，DNN 在预测化合物活性方面表现出更好的整体性能，比 RF 或梯度提升机更为优秀[19]。由于 ChEMBL 和 PubChem 的指数式增长，这些公共数据库包含了大量的结构 - 活性关系分析，因此使用 ML 的 MMP 可以预测许多生物活性特性，包括口服暴露[20]、分布系数（logD）[21,22]、内在清除率[23]、分布、吸收、排泄、代谢[24,25] 和作用方式[26]。

为了进一步预测候选药物的生物活性，最近还开发了其他方法。Tristan 等使用图卷积网络提取了药物靶点特征。这是通过将不同的化学物质编码到无缝的潜在向量空间（LVS）来完成的[27]。由于 LVS 允许在分子空间进行梯度优化，这反过来又允许根据不同的结合亲和力模型及其他属性进行预测[27]。

预测毒性　在药物开发过程中，化合物的毒理学特性是非常重要的参数。因此，在临床前阶段进行毒性优化可以说是药物发现项目中最耗费时间和资源的任务[28,29]。这使得对化合物毒性的准确预测对药物开发来说非常宝贵。

DeepTox 算法在 Tox21 数据挑战赛中取得了优异的成绩[30,31]。该竞赛要求参赛小组设计专门的检测方法，对 12 000 种环境化学品和药物的 12 种不同毒性作用进行计算和预测。首先，化合物的化学表示被算法规范化，然后许多化学描述符被归类为静态或动态描述符，并作为 ML 方法的输入进行计算。

• **静态描述符**：包括像原子数、表面积、化合物中预定的子结构[32]、2 500 个预定的毒物特征[32] 等因素，以及从分子指纹描述符中推断出的额外化学特征，这些也被考虑在内。

- **动态描述符**：以预先规划的方式计算，尽管有可能出现无限多的动态特征，但仍将数据集保持在可管理的范围内[33]。DeepTox 算法在预测典型试验中的化合物的毒性时显示出了准确性[34]。

为了评估 656 种已上市药物对 73 种可能产生不良反应的非预期目标的安全预测[35]，采用了相似性集合法（SEA）来开发一种 ML 方法。由此产生的程序 eToxPred 被应用于数据集，分析小分子量的有机分子的毒性和合成的可行性，该模型准确度可达 72%[36]。

同样地，TargeTox 和 PrOCTOR 等开源工具也被用于预测毒性。TargeTox 使用有罪关联原则来识别基于目标的药物毒性，并根据生物网络来预测风险。这表明，具有类似功能特性的实体共享共同的生物网络[37]，可以产生蛋白质网络数据，并在 ML 分类器中把药理和功能特性联合起来，预测药物毒性[38]。

AI 用于设计药物分子

预测目标三维蛋白质结构　在药物开发过程中，评估只与潜在靶点选择性结合的药物化合物既具有挑战性又很昂贵。很少有候选配方的化学分子能获得批准，而一些药物化合物仍然可能与蛋白质有未知的相互作用或反应[39-41]。

为了成功治疗，确定正确的目标在开发药物分子时至关重要。众多蛋白质负责疾病的表现，有时会过度表达。因此，预测目标蛋白质的结构以设计药物分子非常重要，有助于有选择性地针对一种疾病[42]。通过预测三维蛋白质结构，AI 可以帮助基于结构的药物发现。设计化合物通常符合目标蛋白质位点的化学环境，从而帮助预测化合物对目标的影响，同时在合成或生产前考虑安全性[43]。

最近，一个名为"阿尔法折叠（Alpha Fold）"的 AI 工具在竞争性的蛋白质结构预测比赛中表现出色。该工具在使用初级序列预测目标蛋白质的三维结构时表现良好，并且能够正确预测 43 个结构中的 25 个，优于第二名，后者只能正确识别 43 个测试序列中的 3 个。

Alpha Fold 依靠训练有素的 DNN 来预测基于主序列的蛋白质特性，并提供成对氨基酸之间的距离和相邻肽键之间的 $\varphi-\psi$ 角。这些概率结合起来，给出一个分数，决定了所提出的三维蛋白质结构模型的准确性。利用这些评分功能，Alpha Fold 评估蛋白质结构，以寻找与预测的相似之处[3]。

一些 VS 实验已经发现朴素贝叶斯分类器的成功。于（Yu）等使用与三维 QSAR 药理假设模型相结合的分类器来寻找 PI3Kα 的潜在抑制剂，PI3Kα 是许多癌症的关键靶蛋白；体外试验证实了一些新型抑制剂的发现[44]。

为了产生新的和结构多样的 mGlu1 受体抑制剂[45]，张（Jang）等将朴素贝叶斯分类器作为他们工作流程中不可缺少的一步，用于药物输送。此外，连（Lian）等将支持向量机与朴素贝叶斯模型相结合，创建了一个增强的集合模型，能够产生 9 种有效的甲型流感神经氨酸酶抑制剂[46]。

预测药物-蛋白质的相互作用　在新药研发中，识别药物靶点相互作用（DTI）非常重要，因为这有助于在早期发现潜在候选药物的副作用并减少其数量[47]。此外，评估药物与目标分子之间的反应，有助于深入了解药物发现所需的实验设计[48]。

预测 DTI 的方法包括：基于配体的方法[49]；对接方法[50,51]；化学基因组学方法。基于配体的方法在目标蛋白质没有足够已知结合配体的情况下是不可靠的，而对接方法则需要蛋白质或药物的三维结构[52]。因此，目前研究主要集中在化学基因组学方法上，这些方法可以根据广泛的生物数据成功地推断 DTI。

这些方法中有很大一部分是基于这样的假设：类似的药物往往会与类似的目标结合，反之亦然[53]。为了证明这一点，陈（Chen）等[54]研发了一套系统，可以预测 DTI 中蛋白质的配体结合点。此外，亚马尼希等[55]开发了统一的新框架，该框架集成了基因组学、化学和药理学的输入，以提高旨在基因组药物发现的研究效率。

据推测，在预测未知的 DTI 时，药理作用的相似性比化学结构的相似性更受重视。凯泽等[56] 使用了一种基于化学相似性的方法，假设在药物-蛋白质连接的情况下，相似的药物通常会与相似的目标蛋白质发生反应。

为了计算相对势能及原子排列或分子构象的分子结构，分子力学（MM）通常应用于大型系统[57-59]。虽然在所评估的系统中电子没有被单独考虑，但原子核及其相关电子被视为单一的粒子。

玻恩-奥本海默近似法被用来证明 MM 中排除电子的合理性[60]。允许电子和核运动的解耦，从而使它们可以被单独考虑。在这些计算中，构象之间的能量差异比势能的绝对值更为重要。

量子力学（QM）的原理认为，分子是核子和电子的集合，而不考虑"化学键"。因此，QM 在理解原子水平系统行为和波函数的近似及解决薛定谔方程方面非常重要[57,61]。

在药物发现方面，QM 或 QM/MM 因其能够预测蛋白质-配体（药物分子）的相互作用而显示出显著的潜力[62,63]。考虑到模拟系统（或感兴趣的区域，在 QM/MM 的情况下）在原子水平上的量子效应，这些方法比经典的 MM 方法具有更好的准确性[64,65]。

与 MM 相比，QM 的时间成本更大，因为 MM 往往应用基于原子坐标的简单能量函数[48]。因此，在将 AI 应用于 MM 时，需要权衡 QM 的准确性和 MM 模型的时间成本。AI 模型可以匹配 MM 的计算速度，因为它们已经被指示从原子坐标复制量子力学能量。

张（Zhang）等研究表明，基于 ML 的计算在 MM 或 QM 计算中的应用有几个优势。基于 ML 和 QM 的计算器在预测势能重合时具有以下优势：① 避免人为的失真。② 在可适应的 MM/QM 应用中消除了缓冲区。③ 通过开发更简单的方法来计算耦合期。④ 为动能取样和热力学方法提供势能的奇异表面[66]。⑤ 当 DNN 为大数据集进行训练时，应计算量子化学衍生的密度泛函理论（DFT）的势能。

AI 推进医药产品开发

商业产品的开发，从相当简单的配方（如口服液、胶囊或片剂）到具有控制释放的配方（如植入物），本身就是一个复杂且耗时的过程。

在大多数情况下，药物的主要成分与各种辅料混合，随着开发和实验的继续，选择这些成分的类型、数量及其制造工艺的过程被不断优化，这些修改导致了大量难以分析和理解的数据集[67]。

这一领域最早的研究之一由图尔科格鲁等[68]开展，对含有氢氯噻嗪的直接压片进行建模，以提高片剂强度并选择最佳润滑剂。

另外，凯萨万和派克[69]对片剂配方中的咖啡因进行建模，将配方变量（如稀释剂类型和黏合剂浓度）和加工变量（造粒机类型、黏合剂的添加方法）及颗粒和片剂特性（易碎性、硬度和崩解时间）联系起来。

这两项调查表明，神经网络比传统的统计方法表现更好。随后，使用遗传算法和神经网络的组合对这项研究中产生的数据进行了重新分析[70]。

同样，罗克斯洛等[71]成功地使用神经网络优化了含有高剂量植物提取物片剂的崩解时间和压碎强度。在另一项研究中，都等[72]显示了同时利用神经网络和遗传算法对抗酸药片配方进行优化的优势。

陈等[73]利用神经网络预测药物浓度，并利用近红外光谱预测鸦片与微晶纤维素混合后的完整药片硬度，该模型比使用相同数据生成的统计模型更优。萨特和维尼茨[74]在预测 28 种速释型地尔硫卓片剂的溶出度时，也发现神经网络模型比统计模型表现更好。

神经网络已广泛应用于速释片剂、胶囊剂和快速崩解片或溶解片的建模[75]，还用于治疗儿童结核病的利福霉素和异烟肼的新型口服微乳剂组合的建模[76]。

在设计控释制剂时，陈等[77]使用了药代动力学模拟和 ANN。除了 3 个片剂变量（如颗粒大小、水分含量和硬度）之外，还有 7 个配方变量，对所选主要药物片剂的 22 个配方进行了评估，并将其作为神经网络的模型输入。

苏潘西克·波兹基克等 [78] 开发了一个类似的模型，用于优化双氯芬酸钠缓释矩阵片。除了采样时间外，还选取了十六烷基醇、聚乙烯吡咯烷酮 / K30 和硬脂酸镁等变量作为输入。隐层中包括 12 个节点。每个采样时间点的药物释放量（以百分比计算）被用作输出。训练有素的 ANN 模型用于预测药物释放曲线，并根据化合物释放的百分比来优化成分 [78]。

各种数学工具，如计算流体动力学（CFD）、离散元素建模（DEM）和有限元法，已用于评估粉末的流动特性对压片模具填充和过程的影响 [79,80]。CFD 还可以用来研究片剂几何形状对溶出情况的影响 [81]。结合 AI 的这些数学模型可以极大地帮助医药产品的生产。

AI 用于质量控制和质量保证

除了在临床试验的执行中成功实施外，AI 在生产中的应用也有巨大的潜力，尤其是在新药上市时必须采取的审批许可步骤 [2]。与新药相似的候选药物最终将进入临床试验，这可以说是药物开发中最烦琐的障碍，因为受到严格的控制，需要与 FDA、CMC（化学、制造和控制）等行政机构合作以获得商业药物许可。

利用 AI 来选择受试者并通过适当的筛选来优化试验设计，可以提高临床试验的有效性和可靠性。虽然 AI 在药品生产中的应用仍处于起步阶段，但为了实现有效利用，需要采用类似于智能工厂的数据，并建立以良好生产规范（GMP）为基础的高效流程 [2]。

AI 还可调节在线生产过程，以达到产品的预期标准 [82]。利用基于 ANN 的冻干过程监控，将自适应进化与局部搜索和反向传播算法相结合，可以用来预测未来某一时间点特定操作条件下的温度和干燥饼的厚度，最终帮助控制最终产品的质量 [83]。

AI 用于临床试验设计

不恰当的患者群选择和招募机制可能无法及时招募到最适合的患者参与试验，因此需要技术基础设施来应对试验运行的复杂性，特别是在后期阶段。

如果缺乏可靠和高效的患者监测、依从性控制和临床终点检测系统，临床试验就会出现问题。AI可以作为一种有效的工具来消除这些设计缺陷[84]。

通过使用基于患者特定基因组分析的AI，可以帮助选择目标人群，以便在临床试验的第二阶段和第三阶段进行招募。这反过来又有助于早期预测患者的可用药物目标[85,86]。

在临床试验开始前，可以利用ML或类似技术对先导化合物进行早期预测，并在考虑到选定的患者群体的情况下发现潜在的药物分子。这样可以在临床试验中更快地确定有效的药物分子[86]。

AI用于医药产品管理

越来越多的企业对企业（B2B）公司使用AI来促进销售谈判和交易。具体来说，根据客户的特征，如行业、规模和先前的关系，AI算法计算出买方的保留价格，这可以成为销售人员有用的基准。为了加强客户关系，B2B公司利用AI从最近的购买行为中预测买家的流失概率。然后，销售人员可以启动保留措施，并从AI生成的分析中汲取指导的灵感。此外，越来越多的公司使用由AI驱动的聊天机器人来提供快速的客户服务[87]。

市场预测对于不同的分销公司来说至关重要，可使用AI来实现商业智能和智能销售预测分析，采用时间序列预测和实时应用的结合。这有助于制药公司提前预测产品的销售，以防止库存成本过高或防止因短缺而导致的客户损失[88]。

公司根据市场分析和开发过程中产生的成本来确定其产品的最终价格。当AI应用于确定价格时，主要目的是利用其模仿人类专家的思维过程能力，以评估控制成品定价的因素[89]。

AI的医药市场

机器人技术是AI领域中的一个分支。它由系统组成，将复杂的硬件和反应灵敏的软件与详细的数据集和基于知识的处理工具相结合，以实现类似人类的有效决策。这种技术使得机械计算机控制的设备能够执行精确、烦琐的任务，这些任务如果由人类来执行可能被认为是危险的。传统机器人学应用 AI 来编程机器人的行为[89]。

植入式纳米机器人已经被开发，用于药物和基因的控制性传递。需要考虑剂量调整、持续释放和控制释放等问题。药物的释放需要由 AI 工具控制的自动化，如 ANN、模糊逻辑和集成器[90]。微芯片植入物可用于程序化释放，同时检测植入物在体内的位置。

2019 年，辉瑞公司（Pfizer）宣布与康克瑞特健康人工智能公司（Concreto HealthAI）合作，帮助患有实体瘤和血液学恶性肿瘤的患者进行早期诊断。他们将 AI 工具应用于辉瑞公司的真实世界数据，旨在确定新颖、精确的治疗方案，并完全重组研究设计，以缩短研究的完成时间。

2020 年 1 月，拜耳（Bayer）与英国一家以 AI 为驱动的药物发现公司合作，利用 AI 平台和拜耳的大型数据库开展早期研究项目。他们正努力识别和优化潜在候选药物的新线索结构，以治疗心血管和肿瘤疾病。

总结

该行业的领先机构，也被称为大型制药公司 [如默克（Merck）、阿斯利康（AstraZeneca）、葛兰素史克（GlaxoSmithKline）、诺华（Novartis）、罗氏（Roche）、辉瑞（Pfizer）、赛诺菲（Sanofi）、艾伯维（AbbVie）、强生（Johnson & Johnson）和百时美施贵宝（Bristol-Myers Squibb）]，或者收购 AI 技术，或者与第三方技术供应商达成互利合作关系，以求利用 AI 带来的机遇。拜耳（Bayer）、罗氏（Roche）和辉瑞（Pfizer）等生物制药公司，已经与信息技术公司合作，开发平台应用于免疫肿瘤学和心脏病学的治疗方法探索[85]。

18. 人工智能与医疗保健机器人

机器人正在逐步进入医疗保健领域，并在这个行业中发挥越来越重要的作用。据预测，到 2025 年，全球医疗机器人市场的支出将超过 240 亿美元[1]。需要注意的是，机器人并不能完全取代医疗保健行业，如创造力，因此它们将被整合到现有医疗系统的某些方面。

医疗保健机器人技术的历史

医疗保健机器人技术的历史可以追溯到 20 世纪 80 年代，当时第一批机器人用于手术辅助。随着时间的推移，AI 被整合到这些机器人中，使得它们的应用范围更加广泛[2]，主要包括手术辅助、服务辅助、社会辅助、模块化辅助、移动辅助及自主机器人技术。

机器人被广泛应用于手术室和临床环境，以改善患者护理和支持医护人员。新冠疫情的爆发使机器人在许多任务中得到更广泛的应用，它们可以减少人与人之间的接触、清洁患者房间、准备患者房间等。最重要的是，机器人能够更快速地完成这些任务，从而提高效率。

AI 在医疗机器人领域的应用

改善诊断　在涉及检测医疗数据和记录模式时，AI 是非常强大的。可以同时扫描数千个病例，并查看它们之间的不同模式和相关性。其准确性和精确度非常高，人类在目前的医疗工作中甚至找不到这些相关性和模式。

针对医疗机器人技术的测试得出的结论表明，这些机器人可以与最好的医生竞争，并在短时间内超过他们的能力[3]。例如，IBM Watson 提供的癌症诊断准确率达 99%。此外，日本的一个内镜系统可以实时检测结肠癌，准确率达 86%。

提高性能的准确性　人类有局限性，因为人会疲劳、有情绪和注意力持续时间有限，而 AI 和机器人不会面临这些问题，这就是为什么它们可以快速提高准确性的原因。因此，全世界许多医院现在都在采用机器人技术。

这样的机器人可以弥合技术和人类之间的差距，以改进的力量、高精确度和无颤抖（在进行手术时）执行任务。唯一需要的是为正在进行的手术进行正确的软件设置。医生可以发挥监督作用。最令人兴奋的是微型机器人，它可以进入身体的任何地方，在敏感部位进行微型手术[4]。

支持日常工作和心理健康　世界各地的医院都在选择使用服务机器人来执行日常任务，如例行检查。这些机器人与医护人员一起使用，旨在协助工作。许多这样的机器人被用于老年人护理和类似领域。

陪伴和对话机器人使老年患者感到不那么孤独，并提醒他们保持积极乐观。这些机器人还能提醒患者按时服药，为他们执行日常任务[5]。可以将这些机器人看作是老年人和其他类似人群的个人助理。

这些机器人拥有内置的个性和情感分析能力。这些品质对于抑郁症患者来说非常有帮助，因为可以改善他们的生活质量。未来还将会有更多这样的机器人被部署使用。

远程医疗　虽然远程医疗看起来是在新冠大流行期间才开始发展的，但这个想法最早出现在 20 世纪 90 年代的（美国）国防高级研究计划局（DARPA）[6]。然而，当时没有强大的通信网络来为战场上的士兵提供必要的支持。现在，4G、5G 和卫星通信技术已经使这个问题变得无关紧要。

DARPA 持续资助促进远程治疗的工作。请记住，机器人仍然需要人类的协助和监督，以执行医疗健康和许多其他任务。这就是为什么远程医疗的概念仍然比较复杂，而且目前还不具有成本效益。

随着医疗机器人技术的不断改进和新的远程医疗方法的发现，我们将看到远程医疗和手术管理领域的蓬勃发展[7,8]。

顶级医疗机器人

内镜检查机器人　内镜检查是一种检查程序，通过将一根长管插入体内，利用上面的微小摄像头来搜索疾病、异物或损害，这个过程会让患者感到不适[9]。然而，迈迪尼尔（Medineering）等医疗公司已经通过机器人来改进这一过程。这些机器人灵活而纤细，可以像远程操控（RC）汽车一样被驱动到医疗保健专业人员需要的精确位置，轻松地完成内镜手术。

这个领域的另一个神奇发明是胶囊内镜。在胶囊内镜手术中，药丸大小的机器人被吞下。然后，沿着消化道下行，拍照并收集数据，以进行诊断评估[10]。对患者来说，痛苦和微妙过程的内镜检查已经过去了。

达·芬奇　达·芬奇是机器人辅助手术的标准[11]，也是目前最好的医疗机器人之一。外科医生始终保持对机器的完全控制，但它所取得的进步可谓及其辉煌。医护人员使用达·芬奇系统，只需几个小切口就能完成手术，而且操作十分精确。降低了感染的风险，促进了快速愈合和减少出血。

最令人惊讶的是，达·芬奇已经有超过18年的应用史，并且随着时间的推移，仍在不断推进。然而，许多大型科技公司已经开发出类似的系统，具有更高的自主性，我们可以期待更新和更自主的达·芬奇系统。

消毒剂机器人　虽然医院看起来很干净，但是却有一些最脏的地方。随着流感大流行和COVID-19的兴起，它们已成为许多病毒和传染病的温床。如果去医院接受治疗，有可能会带着新的疾病出来。这就是为什么医院房间必须始终保持清洁和无菌。当然，当涉及如此巨大的空间时，清洁人员的作用有限。现代消毒机器人发挥作用的地方就在于它们可以轻松地清洁整个医院而且不会出错。这些机器人可以自主地从一个房间移动到另一个房间。一旦它们进入房间，就会使用高功率紫外线照射几分钟[12]，直到医院的房间或区域内没有有害的微生物。

陪伴机器人　并非所有的医疗机器人都用于高风险的程序和治疗。有些机器人是用来提供陪伴，帮助人们在精神上感觉更好。数以百万计的人是残疾人、老年人或慢性疾病患者，这些人需要定期检查和陪伴。

在许多地区，缺乏专业的护理人员，这就是为什么需要一个陪伴机器人。这些机器人提高了生活质量，为许多人提供了护理。例如，它们可以进行对话，进行常规检查，让患者不再感到孤独。BUDDY 是一款新的陪伴机器人，可与患者进行情感互动[13]。由于这些进步，它在 2018年获得了创新奖（Innovation Award）。

护士机器人 很多人赞扬医生，但护士却未得到足够的重视。实际上，他们是医疗环境中不可或缺的骨干力量。如果没有护士，医疗环境将无法达到最佳状态，也会出现很多问题。在全球范围内，护士短缺问题仍然存在，这也是研究人员引入护士机器人的原因之一。

这些机器人可以填写数字文件、监测患者状况、测量生命体征等。最新型的护士机器人还能够执行铺床和抽血等任务。我们期待看到这些护士机器人在未来能够提供更多服务。

无论在哪家医院，护士机器人都具有重要意义，因为它们可以提高流程效率、降低成本，并节省大量人力时间。从长远来看，它们将使医院能够更好地照顾患者[14]。

机器人改善医疗保健的三大途径

降低医院获得性感染的发生率 每次去医院看病都存在感染风险。根据 CDL 的数据，每 31 个患者中就有一个与医院有关的感染。紫外线消毒机器人可以大幅降低这些感染的发生率[15]。

从长远来看，这将减轻医院的负担，人们进入医疗场所会感到更安全。最近的研究表明，紫外线可以将表面的活体冠状病毒数量减少99%，空气中的冠状病毒减少 99.9%。一些公司正在研发机器人来与医院里的病毒作斗争，减少感染率。

提供非接触式的医疗服务 医疗机器人的优势在于可以轻松协助监测患者。这些机器人通常配备屏幕、键盘、摄像头和医疗工具，允许医生与患者沟通，并提供远程护理[16]。

随着 COVID-19 的不断增加，许多人正在隔离和进入隔离区。在这种情况下，非接触式医疗服务是最佳选择，可减少医生感染病毒的风险，同时也能让患者迅速得到医疗护理服务。即使在COVID-19消失后，我们也会在医院和其他医疗机构看到这些机器人。

确保安全地搬运患者　为了确保安全地搬运患者，护士每天通常需要搬运患者超过40次。这种重体力劳动是工作中的重要一环，但可能会给护士和患者带来风险和伤害。为此，研究人员设计了一种机器人，每天可以轻松地搬运患者100次，减轻护士的负担。

日本理化学研究所和静冈理工科大学（Riken-SRK）合作中心发明了名为Robear的机器人，它形状像一只熊，重达40 kg，能够轻松地抬起和移动患者[17]，将患者转移到轮椅上、帮助他们站起来并经常翻身以预防褥疮。

虽然Robear仍处于实验阶段，但显示了未来护理的巨大前景。从长远来看，将减轻工作人员的重体力劳动。

总结

以上概述了目前AI医疗机器人的进展。很快我们将会看到更多的机器人应用于医院和其他医疗环境中。

机器人永远不会取代人类，但它们将使医疗系统更加高效。这类技术的主要目的是在不增加人类工作人员和负担的情况下改善流程。我们迫不及待地想看到更多这样的技术，以及它们如何彻底改变医疗保健行业。

第 6 部分

人工智能与电子健康记录、健康保险和医学教育

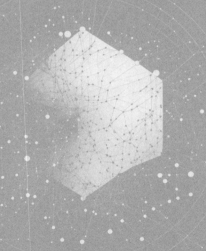

By far the greatest danger of Artificial Intelligence is that people conclude too early that they understand it.

——Eliezer Yudkowsky

到目前为止，关于人工智能的最大问题在于，人们过早地得出结论，认为他们真正理解这一技术。

——埃利泽·尤德考斯基

19. 人工智能与电子健康记录

直到 20 世纪 60 年代，医疗记录总是被保存和记录在纸张、档案系统、实验室报告和处方笺上。这些记录被贴上患者的名字或临床编号以便识别，并被保存在长长的架子上用于储存。在 1960 年代中期，洛克希德（Lockheed）公司开发了一个临床信息系统，为电子病历系统的发展奠定了基础。其他公司也开始改进这项技术，到 1980 年，用于医疗目的的 EHR 已经普及。到 2004 年，医疗记录已被转换为 EHR，并被医疗行业广泛采用。

● **什么是 EHR**：EHR 是所有医疗记录和患者个人健康记录的汇编。通过汇集人口统计学、各种测试结果、免疫文件、过去和现在的处方、病史、家族史和目前的疾病史来深入了解患者的健康，从而提高治疗效率。EHR 是为了存储数据并记录患者在一段时间内的健康状况。使用 EHR 可以避免保留医疗纸质记录，确保准确记录患者健康数据。实质上，EHR 是一种电子化的详细健康记录，可以提供更广泛的患者健康情况。

● **EMR 与 EHR 是否相同**：虽然 EMR 和 EHR 都是患者健康信息的电子文件，这两个术语可以互换使用，或者有时被称为电子病历，但两者目的不同。EMR 是患者一次性病历的数字形式，更多时候 EMR 停留在医生办公室或医院的范围内。然而，EHR 包含多个 EMR，对患者的医疗史提供了更广泛的视野。大多数人认为 EHR 是所有 EMR 的汇编，这可能是正确的，因为 EHR 涵盖了患者的一般健康状况，而 EMR 是简短的医疗记录。从表面上看，EMR 和 EHR 的功能类似，但当详细观察时，EHR 更侧重于患者的整体健康。

使用 EHR 的主要目的是为医疗服务提供者和患者提供便捷的医疗数据访问。标准的 EHR 应该可以提供可安全转移的患者医疗数据，以便在患者更换医生或医院时使用。EHR 对于保存患者记录和提供准确的医疗解决方案非常有帮助。EHR 最初的设计非常有效，并在医疗行业引起了重大的突破，但随着时间的推移，出现了一些功能问题，这反过来降低了 EHR 的效率，从而导致医疗机构提供的医疗服务效率降低。众所周知，EHR 的功能紊乱导致医疗服务提供者的严重倦怠，从而降低了整体生产力。所以，技术进步将是实现 EHR 价值的最佳选择[1]。

2009 年，经济和临床健康信息技术法案（HITECH）通过后，EHR 被引入医疗行业，以改善医疗从业者对数据的使用。当时，约有 48% 的医疗机构使用 EHR，之后这一比例增加到了 85%。EHR 旨在彻底改变医疗部门的运作方式，但现在已经开始出现问题。有研究指出，EHR 的弊大于利，因为其响应时间较长，并且提供的信息也不太准确。此外，EHR 在医疗机构之间共享数据时遇到了困难，从而导致医疗机构不能将注意力聚焦于患者。大多数人认为，EHR 仍然能够引起变革，但必须有另一种方法来改善缺点并提高效率。幸运的是，将 AI 纳入 EHR 似乎为医疗行业带来了美好的未来。EHR/EMR 供应商正在开始通过将 AI 纳入其产品来适应这种趋势。

EHR 联合 AI

AI 是一种模仿人类推理而演变的技术，随着时间的推移，在计算机系统中得到了发展。约翰·麦卡锡曾说："学习的每个方面或智能的任何特征，原则上都可被精准地描述，让机器来模拟。找到如何使机器使用语言，形成抽象和概念，解决现在人类的问题，并改进自己。"

将 AI 应用于 EHR 已经产生了更好和更有效的结果。不仅可以广泛使用数据，还可以利用 ML 工具执行环境学习和预测分析等高级功能。将 AI 与 EHR 结合起来，可以适当地构建积累的数据，并以不太复杂的方式解释这些数据，从而更容易提出解决方案。

医疗保健行业与数据科学的融合可以促进医疗保健业务效率的提高。AI 赋能 EHR 可以提供高质量的医疗数据和分析，从而帮助医疗行业提供更好的管理。多年来，AI 或 ML 已被证明在许多领域是有效的。

在 AI 的众多应用中，人们发现它在医疗领域非常有用，可以通过使用增强的 EHR 来提高医疗机构的生产力。

很多研究聚焦使用 ML 增强的 EHR 加强医院管理系统效果。EHR 不仅提供准确和完整的个人健康信息，还可以通过共享电子记录给予医疗服务提供者快速和安全的访问，减少风险和错误，增加药物处方的可靠性，使医疗护理结构更合理。总的来说，它们提供了一种安全和具有成本效益的存储和管理健康数据的方法。

与 EHR 相关的 AI

AI 被认为是解决与使用 EHR 相关问题的一种可能方法。（美国）国家卫生保健人类因素中心主任指出，引入 AI 可以提高 EHR 的效率和功能。目前已经开发了许多使用 AI 增强的 EHR 模型，这些模型可以通过 ML 算法获取更多准确的数据来提高生产力。后续的研究表明，将数据按类型适当分组可以产生更精细和有用的结果。医疗保健行业是以数据为基础的，这意味着大部分工作都是数据驱动的，根据接到的数据进行响应。引入 AI 后，EHR 可以更有效地处理数据，主要通过数据挖掘和数据提取技术实现。

数据挖掘　数据挖掘可以智能地追踪大型数据集中的模式，并将这些数据转化为易于理解的结构。数据挖掘从数据库中提取知识，并将大量数据分析成数据记录组，包括聚类分析和顺序模式挖掘。形成的模式通过决策支持系统进一步用于预测分析。这种机器学习技术可以使 EHR 汇总患者的病史和治疗记录中的相关信息，协助医生做出更好的决策。对患者而言，数据挖掘可以提供类似病例的不同治疗类型和结果。

数据提取　数据提取可以从数据输入中重新收集未分组的数据，并进一步处理以获得易于理解的数据输出。使用这种机器学习技术的 EHR 最适合用于医学研究和存储与公共卫生有关的数据。这种 AI 将根据整个 EHR 的数据库中的特定术语和结果对数据进行分组。

预测性分析　预测性分析可以简化电子病历的数据处理，并确定分组数据的模式，以预测各种健康记录中的发生趋势。使用参考数据库，机器学习的 EHR 可以预测可能的结果。预测分析是一种机器学习技术，为医疗从业者提供广泛的决策可能性，使他们可以进行准确的决策。

自然语言处理　该工具被用于计算机编程，使其能够分析自然语言数据。基本上，自然语言处理是计算机和人类语言之间的互动。众所周知，以前的 EHR 模型在输入工作繁重，医生必须手动输入患者的主诉、分析和建议。这并不是说以前的 EHR 模型不能记录数据，而是让医生花费大量时间在机器上。AI 辅助型 EHR 可以记录患者和医生之间的对话，并简化正确填写 EHR 的过程。因此，职业疲劳会减少，并且会更加关注与患者的互动。该工具非常灵活，不仅用于口头转录，而且还用于通过上下文、术语和短语进行数据查找（数据挖掘的一部分）。2017 年，一款名为 Kara 的 iOS 应用程序使用了该工具，该应用程序可以聆听患者和医生之间的对话，然后将其处理成医嘱、临床笔记和诊断数据 [2]。

有了 AI[3]，EHR 能够做得更多

数据可视化　这种人工智能方法可以为医疗机构提供可视化信息。数据可视化利用统计图、图表和信息图形来传达信息，是有效获取 EHR 数据的关键。通过可视化，电子健康记录中的数据可以被更加清晰地呈现出来，便于理解。但是，可视化模板必须根据框架进行定制，以确保患者的数据可以被更好地理解。总的来说，在需要时，这种机器学习技术可以提供方便的数据访问。

隐私、合规性和保密性　任何类型的数据都可能是敏感的，取决于其内容。我们知道，EHR 中携带的敏感内容不仅仅属于个人。因此，电子健康档案更容易受到破坏和数据丢失的威胁。机器学习工具可以在保护数据隐私的同时进行处理。患者隐私唯一可能被侵犯的时候是健康记录被转移给其他医生时。

预测算法　事实证明，AI 在通过数据分析预测医疗结果方面非常有用。预测算法可以为医疗机构提供信息，了解患者健康可能面临的风险

和影响。在此基础上，医疗机构可以采取相应的行动。

决策性　确定潜在问题或最适合患者的处方是医疗服务提供者必须做出的最关键的决策之一。这非常关键，因为诊断或药物处方中的任何错误都可能使患者失去生命。由机器学习增强的 EHR 具有更高的准确诊断比例，因此可以提高医疗提供者的决策能力。

数据可用性　AI 辅助型 EHR 让医疗行业和医疗服务提供者获得了大量的数据，这些数据可以影响医疗机构的医疗系统和整个国家的问题解决策略。数据的准确性越高，医疗卫生领域的问题就越有可能得到解决。

分享数据　缺乏足够的数据会增加医疗机构的风险。如果患者的 EHR 记录不能被合适的人访问，就意味着 EHR 的工作流程出现了中断。因此，医疗机构将无法利用任何可用的数据来为患者提供高质量的医疗服务。然而，通过机器学习技术处理 EHR，可以改善医疗机构内部及整个医疗行业间的数据互通性。

人工记录　在将 AI 应用于 EHR 之前，医疗服务提供者需要手动输入和纠正 EHR 保存的数据，其间医疗机构可能更多地关注机器而不是患者。但是，随着自然语言处理和机器学习技术的进步，EHR 已能够更加准确地记录门诊记录，以便提供正确的诊断和治疗。

倾听的电子病历　通常情况下，医疗机构会结合患者的诉求，列出可能的诊断方案清单，医生需要通过尝试和错误来逐一排除这些方案，直到找到最终的诊断结果。然而，使用倾听的 EHR 技术，医疗机构可以更全面地关注患者，记录患者的诉求，并预测出更准确的诊断清单。

EHR 在未来会更好吗

就像没有人会想到可能创造出 EHR 一样，EHR 的进步程度也难以明确预测。然而，我们可以猜测，在未来几年内，EHR 将能够安全有效地远程传输患者的数据给医疗机构。此外，临床医生还可以在不亲自与患者见面的情况下提供医疗服务和处方。

以这种或那种方式、采用这种或那种技术，AI 在 EHR 的运作中发挥了非常重要的作用。它为数据的可及性提供了新的水平，并为数据提供了框架，这反过来又使 AI 与 EHR 的结合成为医疗业务的最大突破之一。随着技术的发展，会有更新的机器学习 EHR 的模式，从而带来更好、更有成本效益的医疗保健服务。

AI 与 EHR/EMR 联合应用的供应商

EHR 供应商和医疗行业已经注意到，将 AI 与 EHR 相结合可以提高其效率。目前已有四家医疗软件公司开发了四种型号的 EHR，已被全球成千上万的医院用来保存患者的健康信息医疗记录[4]。

艾皮克系统公司（Epic） Epic 是著名的医疗软件公司之一，使用健康信息交换软件开发和管理其 EHR（最初只在 Epic 软件之间）。后来，Epic 联合其他主要的医疗软件公司制订了一个共同的互操作性软件标准，作为电子健康记录的基准。然而，随着时间的推移，该软件开始出现问题，导致医生的严重疲劳，特别是在丹麦的医疗专业人士中。在此期间，该系统仍然不稳定且速度缓慢，因此许多医疗从业人员开始对其失去信心。然而，Epic 在 2015 年开始使用 AI 开发 EHR 模型，通过使用算法来确定现实生活中的结果，这些模型获得了良好的市场反馈，Epic 基于此陆续开发更新、更先进的模型。Epic 是最早利用 AI 为临床决策和人口健康管理提供解决方案的研发公司之一，利用 AI 的预测分析方法来预测患者的风险水平、病死率、败血症、医院获得性感染、再入院、急诊科的利用等。有了 AI，EHR 客户可以轻松地访问记录。目前，Epic 正在开发虚拟的计算机化抄写员。该公司现在有许多机器学习电子病历的模型，每个模型都是针对特定目的的。

塞纳公司（Cerner） Cerner 的前身是 PGI 合伙人（PGI & Associates），是一家总部位于美国的公司，专门提供健康信息技术服务。在 1990 年，Cerner 开始开发一个名为 HNA（健康网络架构）的 IT 系统，旨在实现医疗流程的自动化。1994 年，Cerner 已经售出了约 30 个完整的 HNA 系统。

随着时间的推移，Cerner 不断扩大和升级其 HNA 系统。然而，在 2002—2014 年，有记录表明计算机化医疗系统的失败，直到 Cerner 与亚马逊网络服务合并。最近，Cerner 采取了机器学习措施，以提高医疗系统的运营效率。与 Epic 一样，Cerner 正在利用 AI 进行临床决策支持和人口健康管理研发。具体来说，Cerner 正在利用 AI 来预测心力衰竭和再入院。除了提供编码和文档支持之外，Cerner 还提供了其他 AI 应用，包括 Charge Assist（编码支持）、Chart Assist（文档支持）、Chart Search（自然语言处理驱动的搜索引擎）、Virtual Scribe（对话转录）和 Voice Assist（使用语音命令来完成某些任务）。

医学信息科技公司（Meditech） Meditech 是一家销售医疗信息系统的软件和服务公司，又称医学信息科技公司，该公司最初通过开发 MIIS 编程语言实施 MUMPS。后来，Meditech 采用医疗信息系统的 MAGIC 编程语言和另一个被称为客户 / 服务器的软件平台，当 MAGIC 编程语言运行代码时，客户端 / 服务器执行代码。2020 年 1 月 29 日，Meditech 宣布推出名为 Expanse Patient Care 的移动应用软件，允许护士和治疗师进行行政管理。Meditech 的目标是在患者图表内实现语音导航和环境聆听，进一步促进虚拟协助。为此，Meditech 的主要重点是 AI，不限于其现有的机器学习模型。

奥斯科普斯健康方案公司（Allscripts） Allscripts 总部位于美国，主要为医生、医院和其他医疗机构提供电子健康记录和实践管理系统。2010 年底，Allscripts 与两个竞争对手合并，但 2012 年其小型实践软件因为不符合电子病历标准而被停用。然而 2013 年 3 月，Allscripts 分别收购了一家系统接口和数据分析工具的开发商和一家个人健康记录的开发商，即 DBMotion 和 Jardogs。2020 年，Allscripts 被瑞士公文莱辛学院（KLAS）评为全球急性护理电子病历类别中的最佳，并与以色列舍巴医疗中心合并。作为这次合并的结果，该供应商一直在研究通过机器学习预测急性肾脏损伤的模型，以减轻临床医生的工作负担。

机器学习增强型 EHR 的未来

EHR 具有悠久的历史，并且仍在不断发展。随着技术和 AI 的不断进步，EHR 的未来无疑是非常光明的。一些医疗从业者建议将远程医疗整合进来，成为获得虚拟医疗的一种方式。此外，EHR 也将采用预测分析的机器学习技术，能够准确预测并实时避免负面结果。

总结

总的来说，本章简要回顾了 EHR 的历史，并介绍了它们在每个阶段中的演变。在对比了 EMR 和 EHR 的异同之后，我们能够决定哪一个更适合长期处理大量数据。我们还探讨了 AI 通过机器学习对 EHR 的影响，以及如何将失效的系统转化为最初的设计。此外，我们还介绍了 EHR 的四个供应商，了解了它们的历史，以及如何将 AI 纳入他们的 EHR 系统。最后，我们得出结论，带有 AI 的 EHR 系统将会在未来变得越来越好。

当 AI 被引入 EHR 时，医疗行业的转型就开始了，EHR 也因此开始获得更多的认可。每一种机器学习技术在 EHR 中扮演的角色都进一步证明了 EHR 的能力远远超过人们的想象。集成了 AI 的 EHR 系统不仅过去，而且将来也能通过数据分析实现更多的壮举，例如数据挖掘、数据提取和数据可视化。此外，他们还可以通过自然语言处理和预测分析实时预测结果。总之，AI 和 EHR 的结合将存储大量和分组的数据，提高预测结果，通过文件搜索缩小选择范围，保障患者的健康数据，最重要的是缓解临床医生的疲劳性工作。

20· 健康和医疗数据所有权

患者的医疗记录和健康数据应该对医疗系统和相关的医疗专业人员开放。目前，医疗数据由医院、公司或医生拥有和储存，而患者则为产生这些数据而付费。然而，在许多情况下，医生手中的数据的可信度受到了质疑，有时很容易忽视患者当时的健康状况[1]。

另一方面，患者盲目地相信医生。虽然在许多情况下这是可行的，但也有其弊端。因此，在接下来的讨论中，我们将探讨患者拥有自己的数据的重要性。每个人都必须了解医疗行业的总体运作方式，以及它是如何潜在地使我们受益或产生不良影响。

使用 EHR 获取患者数据

人们普遍认为 EHR 是了解个人疾病状态的有效工具，可以个性化跟踪易感性疾病[2]。但是，许多研究表明 EHR 并不能完整地包含个人的健康记录，因此无法可靠地预测疾病的易感性、结果和预后[3]。

虽然 EHR 被广泛用于总结疾病状态和医疗状况，但不能盲目地将其标榜为最佳方法。患者应该拥有自己的医疗和健康数据，以更好地了解他们具体向医生寻求什么。这可以帮助患者探索身体的生理状况，从而使医生和患者之间建立起适当的关系。

控制个人的数据　今天，人们普遍关注的一个问题是我们无法完全掌控自己的数据。相反，医疗系统对我们的医疗数据拥有唯一的所有权[4]。这引出了一个重要问题：我们的数据是否被安全地存放在医疗机构？我们的身体和健康的隐私应得到很好的保护，这是显而易见的。获得健康数据可以让我们更好地了解身体的生理状况，从而使我们能够在保健检查中更好地与医生沟通。

从根本上说，法律应该解决系统中的这种缺陷。每个患者都有保密和获取信息的权利，都应该有权利访问自己的医疗数据。因为医疗系统本身存在许多缺陷，一旦被破坏，就会带来巨大的风险，包括身体和其他方面。在存在缺陷的医疗系统中，数据安全漏洞和数据被滥用的可能性是不容忽视的。

与第三方共享数据　让医疗系统控制我们的数据，最重要的担忧之一是与第三方共享数据的潜在风险。我们的数据很容易被第三方滥用

（如保险公司）[5]，他们可以通过数据从医疗记录中获取经济利益。

更为普遍的是，我们的数据可能会在未经我们知情同意的情况下被出售或被黑客入侵，我们可能不知道自己的数据何时或如何被滥用。已经有关于黑客攻击和出售医疗数据的报道，我们的数据可以在短时间内被传送到多个行业，可以想象其后果是可怕的。因此，掌控我们的数据可以确保安全性和保障性，以防止我们的数据被滥用。通过将其固定在只有我们才能访问的中央服务器上，可以更好地保护我们的数据。

为什么应该拥有自己的数据　拥有数据的主要目的是为了防止数据泄露。此外，还包括以下几个方面。

- **我们在为这些数据付费**：每次进行生化或微生物测试，或者看医生时，我们的信息都会被记录下来。我们为这些测试付费，我们一生中为自己的数据花费了大量的金钱，却没有获得应该得到的访问权。

- **我们的医疗数据有价值**：我们的医疗记录很有价值，如解剖、生理和生物化学信息，获取这些数据对了解我们的身体至关重要。

- **隐私是必要的**：我们已经讨论过，第三方可以很容易地利用我们的数据来获取经济和其他利益[6]。拥有我们数据的所有权可以确保隐私，使我们对自己有足够的控制。

- **我们可以分享数据**：最后，我们必须对自己的数据拥有唯一的控制权，并有权与自己认为必要的机构分享数据。

㉑· 人工智能与健康保险

保险业是经济的核心支柱，它的投资规模和收取保费规模都不言而喻。更重要的是，它在覆盖个人健康和商业风险方面发挥着重要作用。据医疗保险和医疗补助服务中心的数据显示，2017 年美国私人医疗保险的支出超过 110 亿美元，约占美国卫生总支出的 34%。这也意味着，医疗保险是医疗支出的主要来源[1]。

随着世界人口老龄化，目前的健康保险系统正面临日益增加的工作量和复杂的索赔处理挑战。根据经济合作与发展组织（OECD）的预测，目前的保险系统无法承载未来的发展，亟须进行重大改革。随着新疾病的诊断和慢性病的长期治疗，保险公司将需要投资于更积极主动地处理索赔的方法，而这个过程大多需要手工操作，需要几周到几个月的时间。

许多健康保险公司已经采用 AI，以便在索赔处理、保险套餐选择、提高成本效率、最大限度地减少卫生资源浪费及检测欺诈性索赔等方面，充分利用这一革命性的技术。

AI 在健康保险中的应用

AI 被誉为"第四次工业革命"，有可能彻底改变全球各行各业，包括健康保险业。智能算法能够消除健康保险行业缺乏灵活性的问题。例如，AI 系统可以帮助为患有慢性疾病的患者定制保险计划，潜在收益令人难以想象。此外，机器学习算法能够增强个案经理处理索赔方面的专业知识。混合计划将提高人工筛选索赔的效率，并帮助他们做出更明智的决策。随着数据流的增加，智能算法不断发展——制订了自己不断变化的规则，并改进了传统僵化的索赔管理方法。在这种算法上运行的系统能够精确地标记出索赔申请中的错误，同时减少人工寻找可能的差异所花费的精力。

以下探讨机器学习如何帮助加快索赔处理、检测保险索赔中的欺诈行为、最大限度地减少医疗费用负担，以及预测投资结果方面的价值。

彻底改变索赔处理　了解这个过程将有助于理解保险索赔处理的复杂性和管理不善的风险。一个中型保险公司拥有大约 150 万客户，每年需要处理 70 万个费用退还的索赔请求。这些索赔需要经过筛选，需要数百名工人检查索赔的有效性，并在必要时进行干预。

在这整个过程会消耗公司的人力资源，但是最后其实发现大部分索赔都是不正确的。职员们可以根据医院表格中现有的患者病史来决定接受或拒绝索赔请求,这是与公司特定规则手册相关的干预措施。正确的干预非常重要,因为索赔审核程序消耗了宝贵的时间、人力和资源。然而,在目前这个迟缓的系统中,医疗保险公司仅能减少3%的支付金额。正确识别欺诈性索赔变得越来越具有挑战性,这让医疗保险公司和供应商都付出了巨大的代价。

机器学习算法能够在很短的时间内(即几秒钟内),迅速而准确地识别虚假索赔。这些算法是在已经处理过的数百万索赔数据案例上训练出来的,可以有效地只标记那些需要人工干预的案件,并将可接受的案件推迟到自动处理——并且以超人的速度。该系统还会对拒绝索赔的原因进行评估,从而使索赔管理过程更快、更简单。

这样一来,审计师可以专注于由 AI 确定的与正确索赔不同的案件。这个自学系统只会越来越好,因为它能够学习到无法解决的案件的人工干预结果。

对于客户来说,他们只需拍下医院账单的照片,并通过智能手机应用程序提交。几秒钟之后,他们就能收到记入其账户的交易单据——这个过程简单而又极其快捷。

检测欺诈性索赔 在医疗保险索赔方面,使用 AI 进行欺诈检测是一种可行的方法。例如,德国医院治疗的费用约为 730 亿欧元,占医疗保险公司预算支出的 30% ~ 40%。然而,虚假索赔的比例高达 10%。准确地识别这些虚假索赔,将对医疗保险公司和供应商都有益处,实现双赢。

位于美国新泽西的软件公司 Azati,成立于 2001 年,正在使用机器学习算法来检测和通知保险公司在其定制的保险平台上的欺诈行为。该公司的 AI 系统是在处理大量索赔数据后进行训练的,通过检测提交给平台的数据之间的联系,并利用数字通知医疗保险公司,以识别欺诈性索赔。如果系统在解析新申请时检测到潜在的欺诈案件,会通知保险公司的专业人员，以便进行调查和可能的干预。该软件平台还提供被标记的索赔的细节，描述了做出该判断时使用的要点。据 Azati 称，其 AI 算法已经帮助一家匿名公司检测出欺诈性索赔，准确率比以前提高了 3 倍，并节省了人力资源。

削减健康成本　OECD 的数据显示，全球约 20% 的医疗支出被浪费[2]，而医学研究机构则估计这一数字接近 30%。据这两个估算，医疗预算最高的 15 个国家，每人每年平均浪费 1 100 ～ 1 700 美元，而排名最低的 50 个国家每人每年花费约 120 美元。换句话说，排名前 15 位国家每人浪费的钱是排名最低 50 个国家平均医疗支出的 10 ～ 15 倍。进一步的统计数据显示，造成这种浪费的因素包括过度治疗、医疗服务的失败和不恰当的医疗服务等，这些都可通过优化系统效率来预防。

在医疗保险行业工作的人类专家很容易犯错，不是因为缺乏专业知识，而是因为人性易变。这种可预防的人为错误是保险系统的一个巨大负担。通过 AI 提供准确的诊断建议及预测不同医院治疗费用，可以改变医疗保险系统的基本工作方式。

美国宾夕法尼亚州的坦普尔大学卫生系统（TUHS）已经通过实施 AI 受益匪浅。TUHS 健康计划中的员工不经常安排医疗预约，这增加了保险费用，估计每年会造成 4% 的收入损失。通过与 AI 平台 Accolade 合作，TUHS 成功地大幅降低了医疗费用。公司管理层表示，在使用 AI 之后，员工参与率约为 50%，一年内节省了 200 多万美元。在接下来的一年里，医疗报销节省费用翻了两倍多，达到了 980 万美元。

个性化的套餐　在一些私人医疗保险普及的国家（如美国），某些治疗（如癌症护理）价格昂贵，只有拥有高级保险计划的特权人群才能负担得起。然而，在实行社会化医疗的国家，每个人都能获得基本的医疗服务。不过，新的医疗干预措施很难在全国范围内推广，因为社会化医疗系统无法负担，从而降低了整体的健康水平。

目前，根据客户的健康状况决定保险计划是一个非常艰巨的过程，几乎不可能列出所有的政策制订规则。随着新疾病的诊断和新疗法的不断出现，这一过程变得越来越具有挑战性。美国的法律仅允许在计算保费时考虑 5 个因素，即年龄、吸烟情况、地点、申请人（个人与家庭）及计划类别，仅仅基于这些有限的数据来分析客户的需求可能并不准确。

健康保险公司必须能够全面评估风险，以提供合适的保费。如果提供低价套餐，可能会损失惨重；但是，如果价格稍高于预期成本，明年可能会失去客户。基于此，健康保险公司的投资价值始终被怀疑。

普诺戈奥斯（Prognos）是健康保险公司平台的一个案例，使用 AI 算法来准确评估特定案例中涉及的风险水平。他们对每个新客户进行预测分析，以确定哪些成员在长期内会花费更多，哪些不会，从而帮助保险公司相应地分配资源。Prognos 在一个由临床诊断数据组成的大型数据集上训练了其算法，其中包括 2 亿患者的 200 亿条记录。通过对 30 多种疾病运行算法，Prognos 能够早期预测疾病的发病率、治疗需求、医院再入院率、临床试验机会及涉及的风险水平。这提供了现有数据的深度洞察力，这些数据是人类工作者所无法捕捉的，并有助于调整保费，使双方受益。

互动式机器人　过去，客户需要亲自访问健康保险办公室或等待保险公司派遣工作人员逐一咨询政策或签署合同。然而，由于健康保险费用的模糊性，客户经常感到困惑，不清楚他们的保险计划涵盖哪些治疗，以及如何处理索赔请求。更糟糕的是，保险业有着烦琐的流程和漫长的排队等待，使得查询和获取有关保险状态的信息变得困难。

AI 驱动的机器人为解决上述健康保险中繁杂的流程提供了解决方案。聊天机器人在满足客户需求方面发挥关键作用。值得一提的是，保险业一直被认为不够灵活，但现在正在大力投资和应用 AI 机器人。据全球趋势研究所调查，平均每家公司在这项技术上的投资为 1.24 亿美元，比 2017 年调查列出的所有其他行业的平均投资多出 5 400 万美元[3]。

对于不熟悉这个专业领域的人来说，不能理解定期寿险和终身寿险之间的区别。聊天机器人通过自然语言处理算法，可以帮助用户减少这种困惑甚至消除它，减少混淆的术语，增加客户选择保险计划的概率。此外，聊天机器人每时每刻都可以使用，不限于工作时间。由于灾难可能在任何时间发生，道路交通事故和威胁生命的事件需要进行保险索赔。人们经常发现自己在工作时间内无法打电话，如果需要提出索赔，则变得困难。聊天机器人随时在线，甚至在节假日和夜间也是如此。而且，即使在高呼叫量的情况下，其性能仍然是无与伦比的，因此客户无须等待数小时才能得到回复。

根据麦肯锡的报道[4]，到 2030 年，聊天机器人将成为保险客户沟通的主要来源。与 2018 年相比，人工服务人员数量将下降 70% 以上。中国目前已经在保险行业中处于领先地位，其最大的保险公司（众安科技）已经使用聊天机器人技术，使得大约 97% 的客户在联系检查福利、订阅保险或提交医疗索赔时与 AI 机器人互动，仅有 3% 的请求需要由人类工作人员处理。

据埃森哲的一项调查[5]，68% 的保险公司正在使用 AI 驱动的聊天机器人与客户进行交流。同时，有报道称，通过使用这种技术与客户互动，医疗保险公司可以节省超过 20 亿美元。

总结

目前，健康保险行业在为客户提供服务方面存在一定不足，因为传统方法给利益相关者带来了负担。通过机器学习，可以处理和分析大量数据集，简化健康保险工作流程。AI 有望完全改变如今的理赔管理方式，吸引了保险业的关注。

显然，AI 将在医疗管理中扮演重要角色。但是，展望未来，解决医疗保健所面临的挑战可能不像我们想象得那么容易。这需要政府、私营部门和公民共同精心规划和参与。我们可以预见，在努力降低成本和扩大业绩的主要利益相关者中，健康保险行业将增加实施 AI 增强项目的数量。

22· 人工智能与医学教育

AI 作为一项新兴技术，不仅能够迅速超越简单的手工任务，还能够超越更为复杂的、基于决策的任务。有些人可能认为 AI 对他们的工作和职业构成威胁，然而更好的方式是将其视为一种工具。在医疗行业中，AI 有可能对未来的医疗实践产生实质性影响。虽然许多医生已经在临床实践中使用新的健康 AI 技术，但是每个医生都应该在适当的时候将这些新技术纳入他们的工作中。

目前的医学教育并没有为未来医生在医疗实践中即将发生的 AI 革命做好充分的准备 [1]。医学课程应该进行改造，以提高未来医疗机构在 AI 支持下的大数据环境中的实践能力 [2]。医学生需要了解大数据的数量、速度、真实性和多样性，必须熟悉 AI 和大数据如何在临床决策的背景下进行分析、汇总和实现个性化策略 [3]。在校期间，医学生应该掌握扎实的知识，了解 AI 在医疗领域的实际应用，以便在未来的医疗实践中将这些技术应用于患者。医学生作为未来卫生专业人员的重要角色，AI 工具必须纳入他们的课程中 [4]。

随着当前和未来的医疗保健提供者对使用先进技术的兴趣越来越大，一个标准的框架对于确保整个医疗领域的平等能力是至关重要的。我们的目标是用现代技术更新现有的医学教育框架。为了解如何有效地更新当前的课程，医生必须首先了解 AI 在医疗保健领域所能提供的价值。

AI 在医疗领域的应用实例

用深度学习诊断疾病　将患者的症状视为数据点，医生可以将这些症状输入 AI 模型，该模型通过大量的诊断数据训练，能够输出可能的疾病清单。这种方法极大地缩短了患者诊断时间，从而最大限度地减少许多患者的诊疗恢复周期。

放射学和机器学习　日本大阪大学的研究小组开发了一种深度学习

算法，能够可靠地诊断神经系统疾病。该方法不是使用症状输入，而是利用来自患者的 MRI 图像，并将其与来自数以万计的其他健康患者的 MRI 图像进行比较。

减少运营成本　从医疗业务本身的角度出发，AI 应用的主要优势之一是节省时间。运营医疗机构涉及许多成本，AI 可实现削减成本，让供应商在各个层面上扩大预算。这些预算的增加促使更多的资源用于临床实践，更多的时间用于诊治患者，以及更多的积极成果。例如，PeerWell 通过指导患者完成关节置换术前的课程，帮助患者进行手术前准备，手术费用减少了约 1 200 美元。

上述案例都展示了 AI 在实践中的应用以及它给医疗行业带来的好处。需要注意的是，在每个案例中，AI 的应用以程序或工具的形式出现，如果医生能够充分运用 AI 的优势，其效果不仅是提高工作效率，还能改善患者的医疗服务质量。AI 并不是要取代人，而是要更好地利用资源，将精力集中在最重要的事情上。

AI 的内涵

由于 AI 是基于数据构建的，因此背景非常重要。更新医学课程要求学生从临床和专业两个背景下理解 AI。

临床背景　在临床背景下，医生必须像理解任何其他技术一样在实践中了解 AI 的使用方法、解释及应用，以便能够熟练地使用技术，为患者提供高质量的医疗服务。

使用 AI 是解决上述三个问题的最简单方法，因为机器学习和深度学习方法已经将程序转化为简单的输入和输出过程。

解释 AI 意味着理解数据输入和正在使用的模型的构成和结构，包括涉及的变量、属性之间的关系及模型所做的假设。为了解释 AI，学生必须学习数据结构的基本知识，以及如何使用和安排这些数据来建立这些模型。

解释 AI 就是通过以患者能够理解的方式有效地沟通输出，帮助他们理解结果。目前 AI 模型的问题是我们不了解模型如何实现其结果。对所涉及的算法有相当程度的了解，会减轻这方面的一些担忧。然而，强迫学生理解这些算法过于复杂，因为每个算法都可能是不同的。让他们理解数据而不是算法是更好的方法，这也是学生在传统课程中已经学到的内容。

专业背景　由于 AI 建立在数据基础之上，因此其应用背景非常广泛，包括临床、领导及健康倡导等方面。尽管 AI 能够简化医生的工作流程，但也存在风险。在实践中，医生可能会过度信任算法结果，即使他们无法理解其原因。因此，了解模型与其所呈现的数据之间的关系非常重要。在 AI 文献中，有一个术语被称为"垃圾进垃圾出（GIGO）"，这是因为数据的质量会直接影响结果的质量。因此，用户必须注意提供给模型的数据，以避免数据偏见的问题。

除此之外，健康公平问题也需要考虑。构建和训练 AI 模型可能会存在偏见问题。如果建模者持有某些偏见，这些偏见可能会被编码到算法和模型的思维方式中。例如，使用缺乏少数民族代表或性别差异数据集等因素，可能会导致偏见和错误的结果。因此，在医学课程中需要包涵 AI 伦理内容，以让学生了解 AI 的风险和好处。

此外，隐私和数据安全问题也需要考虑。医生应该意识到 AI 涉及的所有风险，以便以适当、专业的方式行事。因此，上述风险应该被纳入医学课程的伦理部分，以帮助学生全面了解 AI 的相关问题。

将 AI 纳入医学课程

对于现行医学课程的任何更新，都必须考虑到上述的知识差距。必须先教授学生数据结构和建立模型的基本知识。然后，学生必须学习处理涉及 AI 风险的方法。最后，学生必须练习使用 AI 工具以适应该技术，并练习解释和交流结果。将这三点纳入医学教育框架中，可以确保未来的医生已经准备好使用这些新技术来改善他们的实践。

医学教育为满足 21 世纪的医疗需求所做的准备　医学教育是否已

经准备好转型以满足 21 世纪的医疗需求？也许还没有完全准备好。但是，随着各种 AI 工具的快速发展，医学教育将极大地改善以患者为中心的护理结果。AI 系统的兴起正在通过在教学和学习方法上创造一个重大的范式转变来促进医疗数字化[5]。目前对医学教育的改革和改进措施都很有必要，但可能不足以满足 21 世纪的医疗需要[6]。

要获得基于 AI 的高级医疗实践技能，医学教育需要进行更全面和彻底的转变。显然，AI 应该被纳入医学课程的各个级别中，并为学习者提供根据不同 AI 算法比较表现的机会[7]。各种挑战，如增强护理质量 / 连续性、可持续成本和适应性教学，以及对治疗效果的教育性猜测，都在激起医生考虑基于 AI 的新技术，以应对这些挑战[8]。医学教育家也在努力更新现有教育框架，以切合 21 世纪数字医疗的现实。

医学教育与未来医疗实践的特点　医学教育如何从 20 世纪的主导模式转变为 21 世纪的模式，特别是随着 AI 和大数据在专业实践中的应用？医学教育家正在将 AI 纳入医学教育体系，这是因为未来的医疗实践将建立在医生、医护人员、机器和患者之间的合作关系上[9]。

AI 可能在以下 4 个方面改变医学教育和未来医疗实践。① 由于大型数据存储和处理基础设施的存在，护理服务将在多个地点同时提供。② 一对一的医患护理可能被患者对多个医疗服务提供者（如护士、家庭健康助理、护理经理、社会工作者、物理和职业治疗师等）所取代。③ 医生将在由机器、患者及其家属和不断扩大的各种医疗服务提供者共同做出临床决定的环境中工作。护理将由 AI 和越来越多从多个来源收集的可访问的大型数据集提供。基于机器的大型数据集分析将成为患者护理的标准，成为患者的持续监测和有效评估的有效工具。④ 通过使用不同的 AI 工具，机器和医学之间将有一个接口。机器可能会在许多领域了解更多，执行更多任务。

使用 AI 来改造医学教育　医学专家和教师不仅可以利用 AI 来改善医学教育课程本身，学生也可以学习 AI 并准备好在实践中应用这些技术。AI 可以通过课程分析、学习和评估纳入医学教育。采用 AI 可以帮助学生进行复习，自动化完成耗时的任务，并创建课程地图。然而，在这个领域使用 AI 的一个主要障碍是缺乏基于 AI 的学习管理系统的数字化，这大大影响了满足开发基于 AI 的系统的数据池要求。在医疗机构中，非数字化的工具仍被用于评估、教学和评价等不同领域[10]。医疗机构可以通过有效克服这一障碍，利用基于 AI 的技术来创建课程地图和评估任务。

另一个应用是在学生完成作业时提供即时、个性化的反馈。这可以通过将评分分配给一个 AI 模型来完成，该模型可以接收作业作为输入，不仅可以输出分数，还可以输出个性化的反馈。这种学习改进可以扩展到为学生提供改进的途径，减少监督。因此，基于 AI 的个性化和自适应反馈模型可能为学生提供额外的洞察力，以有效地弥补他们的知识差距。

放射科和病理科专业考试的主要部分可以使用 AI 自动化，其他医学专业考试的图像分析部分也同样可以自动化。其他应用包括使用虚拟患者和虚拟现实模拟，虚拟现实模拟包括进行身体检查、做出治疗和诊断决策，学生可借此反复练习各种任务，而不会让任何患者处于危险之中或损坏仪器。虚拟患者和虚拟现实模拟对医学生的影响已被广泛接受。基于虚拟现实模拟的教育系统可以随时随地使用，只要有互联网连接即可。虚拟现实培训材料可以被访问并与教育机构在线共享，迅速提供最新的医疗场景，有可能使医学学习超越传统的课堂经验。虚拟现实在医学教育中有很多种优势，如增强学生的参与度、提高知识的保留率及体验式学习。这种基于模拟的技术有很大的潜力，可以根据 21 世纪的医疗需求，彻底改变我们的医学教育系统[11]。虚拟现实使医学生有可能以比课本学习更沉浸、更有吸引力的方式体验他们的医学学习。虚拟现实提供了数字化课堂教学的新概念，教师和学生都可以通过重现和记录真实的课堂教学来获得启发。如果学生错过了一节课，他们可以使用虚拟现实录音，像实时一样学习错过的课程[11]。

聊天机器人也被称为虚拟人或虚拟助手，是基于 AI 的程序，旨在通过语音或文字模拟人类对话。基于 AI 的医学聊天机器人是否会引起未来医学教育的重大范式转变？答案是肯定的。

PatientX 是一个聊天机器人的应用程序，它可以帮助医学生训练临床知识并接受反馈，以提高他们的诊断技能[12,13]。在医学教育和培训中，聊天机器人可以具备两个基本的高级功能：理解和回答。无论是哪种类型的聊天机器人，它们都是为了一个相似的目的而建立的，即理解常规的人类语言输入，并提供相关的答案。聊天机器人现在随处可见，我们期待在健康领域看到更多的聊天机器人，作为教师助理、虚拟护士等。

最后，AI 可以通过绩效评估来改善医学生的知识和保留率。美国医学会杂志发表了一项测试 AI 模型的研究，以根据模拟情况下的实践阶段区分受训外科医生。该研究在 250 个模拟的肿瘤切除病例中测试了 50 名学生，结果显示，机器学习算法对学生在 6 个指标上的分类精确度达到 90%。该模型能够对每个手术设备对应的手部动作、切除的组织或造成的出血及其他指标进行分类。人工智能可以与外科医生一起应用于外科医生受训者的顶级认证评估中，从而节省资金和时间。

扩大医学教育的范围　将 AI 应用于辅助学生学习，有助于降低教育门槛。医生在实践中学习如何使用和理解 AI 模型，将为社会创造净效益，因为他们可以更快地完成工作，有更多时间专注于患者，而不是数据输入或结果。AI 模型的应用可以大大减少数据输入所需的时间，将数小时的测试锐减至几分钟。

AI 改造课程也将提高医学教育的能力。随着 AI 评估器和虚拟环境的改善，学生将不会受到班级大小、可用教授数量，甚至是设施水平的限制。改善学习体验将使更多的学生有更多的时间使用更少的资源来练习和完善基础知识，有效降低医学教育的成本。

学习环境及其他　随着越来越多的技术应用于医疗领域，医护专业人士必须在各个层面上培养有效的学习，以不断更新自己的知识和技能。为了实现这一目标，医学界需要倡导终身学习和开放合作精神，并深入理解 AI 的本质。前两者的理念是，面对新技术的出现，医学专业人员应当愿意学习新理念并在日常工作中积极应用；而后者则强调对 AI 算法、模型和数据的理解，以避免对 AI 的盲目信任，从而防止医生造成自负或做出错误决策。这也是任何采用 AI 的领域都面临的挑战。在医疗领域风险更为巨大，因为涉及患者的健康和生命。

另外，与数据科学家和 AI 程序员合作，可以确保医疗专业人员参与新技术的开发，从而增强其有效性。如果医学领域能够营造一个不断学习的氛围，与技术专家共同合作，将有助于构建更好的医疗保健未来。

总结

全球医疗领域中 AI 的快速发展为未来带来了巨大的机遇，AI 驱动的工具可能会定义新的医疗实践方法。虽然无法准确预测 AI 将如何改变医学教育，但 AI 在医疗实践中的关键焦点将是开发机器人手术、电子患者等工具，以提供更加个性化和以患者为中心的医疗服务[14]。可以预见，未来医学教育的发展将基于医生、机器和患者之间的合作和伙伴关系。因此，医疗专业人员必须为自己的新角色做好准备，努力适应医学教育的转型和变革。

第 7 部分

人工智能与基因组学、精准医疗、虚拟助理和虚拟医院

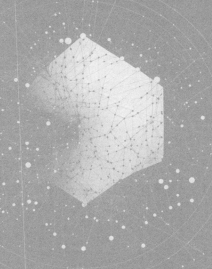

People worry that computers will get too smart and take over the world, but the real problem is that they're too stupid and they've already taken over the world.

——Pedro Domingos

人们担心计算机会变得过于聪明并接管世界，但真正的问题是计算机太愚蠢了，并且它们已经接管了世界。

——佩德罗·多明戈斯

23· 人工智能与基因组学

在遗传学领域，AI 的应用并不令人惊讶。毕竟，基因组学很大程度上依赖于数据驱动，需要将来自测序技术的大量信息与相关的生物、分子和临床数据相结合。AI 使快速分析大型数据集成为可能，从而得出新的结论和见解，为基因研究和个性化医疗领域的发展铺平道路。

深度学习等 AI 技术提供了先进的计算能力，简化和组织基因组和生物医学数据集的分析。大公司如脸书（Facebook）、谷歌（Google）、百度、腾讯、微软（Microsoft）、苹果（Apple）和亚马逊（Amazon）正大力投资于医疗领域的 AI 专业知识，基因组分析也取得了相当大的进展。除了健康监测和使用数字设备、应用程序及虚拟健康助手进行医疗诊断，基因组分析也在广泛研究中得到了应用。

可用于构建机器学习模型的原材料或资源（如硬件、软件和数据集）已经不断增长，导致基于基因组数据的广泛分析，从单细胞到大型人群研究皆有所涉及。

AI 在基因中的应用和增长

随着人类基因组学研究的进展，个人的遗传信息可以被利用，通过个性化的诊断或治疗来引导他们的临床护理。然而，将基因组数据与决定疾病发病或进展的其他诱因及基因变异对不同治疗模式的反应联系起来，需要大量的数据库来支持研究人员的分析和计算，这也是具有挑战性的。研究人员还必须考虑并整合表型信息（生理测量和器官评估）、临床记录（家族史、疾病的病理学、成像记录）及多组学数据集，如蛋白质组学、代谢组学和转录组学。

因此，对基于计算的解决方案的要求越来越高，以简化异质性、多样性和高维数据组的分类。机器学习和深度学习似乎是满足这一需求的最佳解决方案，因为它们可以预测结果并促进在复杂的数据集中发现以前未知或未识别的模式。这些技术可以应用于增强基因组数据处理序列的各个阶段。

- **预测序**：收集和准备测序的基因样本，可以是血液样本、组织或肿瘤，甚至是细胞组或病原体。

- **测序**：遗传物质被转化为其原始序列数据，即数以百万计的 DNA 片段，称为序列读取。这方面的时间线一般以小时为单位。

- **数据处理**：从序列读数或原始数据中产生一个基因组序列，然后将其与参考数据库中的基因组进行比较，以检测基于点或区域的变异，通常需要几个小时才能完成。

- **分析和解释**：个性化医疗中最为技术密集的阶段是数据处理，这一阶段可能需要几天到几个月的时间才能完成。处理完的数据将被进行分析，以产生可能的输出结果。这些结果可以被用于以下两种不同的目的。① 临床解释和临床报告：用于诊断、治疗或生育决策。② 研究报告：以增加基因组学知识库，例如了解细胞水平的分子功能，以及研究癌症如何演变和检查微生物组等。

通过机器学习和深度学习技术，可以训练算法以发现遗传变异和疾病表现之间的关系，识别新的疾病生物标志物，并预测个体化和针对性治疗的反应。这为基因组学的发展提供了强有力的支持。

踏入未来：AI 在基因组学中的应用

癌症 癌症的诊断和预后常使用组织学或组织层面的分析。AI 增强数字组织病理学工作流程的潜力，已经引发各种机器学习项目的启动，进一步证明了其潜力。为了满足处理大型、高维和多属性数据集的计算需求，GPU 和深度学习神经网络也被引入以获得新的洞察力。

深度学习在医学成像数据中的应用表明，AI 在诊断转移性乳腺癌、黑色素瘤和眼部疾病方面可以胜过放射科医生、病理科医生和皮肤科医生。AI 聚焦药物基因组学，这可以加强癌症的筛查和监测，以强化对不良事件和患者预后的预测[1]。美国福瑞诺米（Freenome）公司在其多组学平台上使用机器学习来识别血液样本中的癌症风险特征，从而将无细胞DNA（cfDNA）解码为生物标志物模式，实现了对多种癌症的低侵入性筛查测试[2]。

研究表明，深度卷积神经网络已经成为一种重要的图像分析工具，可从与基因组标记分析相结合的组织学图像中预测疾病发展结果。这在脑瘤的诊断和分类方面取得了显著的成果。利用癌症基因组图谱（TCGA）低级别胶质瘤和胶质母细胞瘤项目的数据，可以预测胶质瘤的总体生存率[3]。

总部位于美国的医疗保健公司普罗西亚（Proscia）开发了Concentriq，这是一个基于AI的数字和计算病理学软件平台，可帮助解剖实验室使用机器学习进行图像分析，以帮助癌症的发现和治疗[4]。

然而，由于采用全切片成像的限制，基于数字病理学的成像与基因组学数据的广泛实施受到限制，而全切片成像是采集数字图像并建立数据库的必要条件。各个研究中心对数据的标准化和汇总也不尽相同，这使得数据的分析不协调。

DNA测序　任何用于基因数据测序的相关技术都可能容易出现错误或噪声。为了避免这些错误，必须设计互补的DNA探针，以便在测序过程中能有效地捕捉和结合DNA目标区域。利用序列数据，可以用机器学习来确定DNA结合率，而且精确度更高。

基因组序列的数据处理

• **识别突变（突变调用）**：在基因组测序中，识别突变是一项非常重要的任务。这个过程涉及对个体基因组与参考数据集中的基因组信息进行比较，以找出并分析其差异。目前，机器学习工具被广泛应用于提高这种分析的准确性。深度卷积神经网络可以吸收观察到的训练数据信息，以区分真正的变异和由交叉污染或测序错误导致的人为错误。

• **Deep Variant**：谷歌（Google）的Deep Variant方法将突变调用作为一个通过图像分类解决的问题来处理。该方法构建了多通道图像或张量，其中每个序列由一个通道表示。然后，这些图像被用来训练深度卷积神经网络模型，该模型被用来调用单核苷酸多态性（SNP）。虽然该工具的训练并没有涉及基因组学的专业知识，但它在图像分析方面表现出色[5]。

另一个识别干扰的挑战是体细胞变异。虽然这些变异不会被遗传到后代细胞中，但它们确实出现在细胞亚群中，需要对其进行分析，以便在癌症治疗中发挥潜在作用。此外，拷贝数变异（CNV）是DNA链中被复制或删除的部分，占基因组的4.8%～9.5%[6]，需要准确识别。其中一些变异对健康和疾病的发生没有影响，而其他变异已被确定为遗传性和散发性遗传疾病的原因。

• **基因组注释**：基因组注释是一种机器学习方法，用于识别基因组中的特定元素和模式，如剪接位点、转录起始位点、启动子和增强子，以预测它们可能对疾病风险产生什么影响。

分析和解释　当识别出突变后，需要根据这些突变可能导致的疾病或对个性化治疗方式产生的反应来确定优先级和分类。这种功能分析可以通过多种算法工具完成。例如，联合注释依赖性耗损（CADD），它将预测特征和机器学习的不同变化相结合；还有DANN，它结合卷积神经网络使用相同的输入特征集，以展示更好的性能。另外，亿明达（Illumina）公司推出了名为Primate AI的开源新型AI软件，它可以通过使用近12万个人类样本的训练数据，区分个体中的潜在致病突变和良性基因变异[7]。

突破DNA螺旋：综合多组学和多模式数据分析　在探究DNA序列及其解释的知识仍未被发现的情况下，研究人员也在研究细胞的分子成分。这种综合多组学和多模式数据分析的方法，考虑了细胞过程的变化、周围环境的动态变化及获得性而非遗传性的疾病变异，这些都可能影响分子基因型和表型的相互作用。因此，综合的全能方法更适合于全面了解疾病病理的生物学复杂性。多种全息技术与健康记录和环境监测器的结合，可以为机器学习软件提供高维数据集来分析和发现模式。这种策略的应用被用来研究传染病的扩散和传播，特别是在诊断、病因、传播、临床管理和对治疗的反应，以及潜在的抗药性。

面向复杂基因组数据分析的其他研究工作

• **人口遗传学**：作为进化生物学的一部分，研究人员在处理研究和收集种群内部和之间的遗传差异时，面临着对浩大的信息量进行理解的艰巨任务。有监督的机器学习可以帮助更快速、无偏见地积累和储存数据集。

• **多基因分数**：在分析了 SNP 或突变对遗传性状的影响后，可以分配多基因分数。多个 SNP 影响复杂性状的遗传基础，对预测疾病和潜在的可操作结果很重要。多基因模型和机器学习可以提高这些模型的预测价值，因为它们可以识别相关数据中更复杂的模式。

• **微生物组研究**：可以对人体内微生物生物体中存在的所有遗传物质（如肠道或皮肤）进行测序和分析，以调查宿主和疾病进展之间的关系。基于人工智能的软件 DeepMicro 提供深度学习技术，可以应用于高维微生物组数据，以获得类似的数据集群。利用微生物组数据可以分析药物反应预测、法医人体鉴定和食物过敏预测等问题[8]。

• **单细胞分析**：多组学技术可以应用于单个细胞，以展示不同细胞群的多样性，同时提供有关疾病分子特征的信息。

• **癌症进化建模**：随着癌症的演化和变化，它们是按时间顺序进行的。如果对其进行跟踪和分析，可以提供疾病检测和进展的早期策略。一些研究小组正在开发机器学习工具，以跟踪癌症的演变，并确定驱动癌症扩散的因素。

临床决策支持

• **对时间敏感的分析和定期再分析**：人工智能算法的成功应用能够提供即时的临床诊断，尤其是在人工解读数据失败的情况下，帮助重新评估数据。此外，它可以自动重新评估临床上未解决的病例，从而显著提高速度和准确性。这对于关键的儿科和新生儿疾病等时间敏感的病例特别有用。

在美国圣地亚哥 Rady 儿童基因组学研究所（RCIGM），研究人员利用临床自然语言处理和机器学习算法成功诊断了一种罕见的遗传病，该算法从电子健康记录中提取了儿童的表型数据。该系统具有 80% 的精确性和 93% 的召回率。该系统正确诊断了重症监护室的婴儿，并节省了时间（平均约 22 小时），这进一步影响了治疗策略。这表明，基因组测序辅以自动表型和解释可以实现精准的治疗 [9]。

美国波士顿基因（BostonGene）公司 [10] 已经策划了一个广泛的 AI 驱动的癌症研究和临床信息数据库，并提供一个以患者为中心的最佳治疗方案清单，根据其对肿瘤的数据分析及患者的临床和环境因素进行推荐。同样，剑桥大学癌症基因组 [11] 通过数据驱动的精准肿瘤学，开发表明治疗反应的生物标志物，帮助临床决策。佩瑟拉（Perthera）公司 [12] 的精准肿瘤学平台旨在通过提供智能治疗来帮助，在多组学的基础上生成全面的临床和预后报告，为患者提供改进的治疗方案。

随着基因组数据库的迅速扩大，未来的机器学习方法可能会导致系统性的突变再分析，以确定现有结果的报告和分析是否存在变化，这只是时间问题。这有望带来突破性的治疗模式。

- **遗传咨询：对患者和医生的结果反馈**：目前基因检测日益增多，遗传学专家或咨询师很难将检测结果或关键发现传达给医生和患者。为了应对这一挑战并扩大遗传咨询的手段，各公司已经开发了 AI 聊天机器人，可以与终端用户就测试或分析的结果和解释进行沟通。

盖辛格（Geisinger）和清晰遗传（Clear Genetics）公司已经推出了聊天机器人，以改善与基因突变的患者的沟通，这些患者从 MyCode® 社区健康计划中得到了可操作的基因突变检测结果。聊天机器人在测试前会告知患者有关目标、好处和风险等关键话题。他们还建议并提醒患者在获得结果后采取适当的行动，包括提醒也有风险的亲属进行相关测试。这为管理辅助遗传咨询任务提供了一个可接受、用户友好且可扩展的方法，从而减轻了人类同行的负担[13]。

药物输送和治疗

• **药物发现**：机器学习正被应用于药物发现和处方数据库，以确定疾病亚型、生物标志物、目标发现、药物再利用和预测药物反应。加拿大深度遗传（Deep Genomics）公司[14]的平台有助于开发治疗神经肌肉和神经退行性疾病的药物。他们的新软件"土星计划"分析了 690 亿种不同的细胞成分，并为研究人员提供可操作的反馈。美国原子探索公司（Atomwise）[15]开发了神经网络 Atom Net，以预测药物在体内的活性，并确定临床试验所需的志愿者特征。据说该公司每天可以筛选 1 000 万～2 000 万个基因变异，速度比传统大型制药公司更快，目前正在研究治疗耐药性疟疾和结核病的新药。到 2026 年，阿斯利康（Astra Zeneca）[16]和其他 15 家制药公司计划分析多达 200 万个基因组，并研究其药物临床试验中大量患者数据点。

• **基因组编辑**：基因组编辑是一种广泛应用于治疗的技术，它通过替换或改变患者 DNA 序列中的缺陷或中断的基因。目前，最具成本效益和多功能性的工具是 CRISPR。利用机器学习支持的算法网络来预测和指导编辑系统的动作，包括预期和非预期或脱靶的基因编辑及其后果。爱迪塔斯医药公司（Editas Medicine）[17]致力于利用 CRISPR 技术针对导致严重遗传疾病的突变进行研究，2020 年 4 月 FDA 批准了该试验，试验涉及基于 CRISPR 的基因编辑药物 EDIT 101，通过视网膜下注射给药，用于治疗导致先天性失明的 10 型雷伯遗传性失明（LCA10）。

罕见病 由于患病率低，罕见病往往难以追踪和监测。大规模投资新药物研究困难且昂贵。AI 在这些疾病的药物研究中正发挥着越来越重要的作用。

赫尔公司（Heal X）[18]最近推出了罕见治疗加速器计划，该计划将学术团体、患者团体和早期生物技术企业与其 AI 软件联系起来，以分析和重新利用现有药物来治疗罕见病，从而使患者受益。

AI，如基于疾病基因表达的匹配，可以帮助确定治疗脆性 X 综合征（一种罕见的神经发育障碍）的药物再利用研究中的可行候选药物。该研究揭示了舒林酸和某些营养品作为治疗方案的潜力[19]。

文献挖掘的研究工具　近年来，全球范围内广泛应用的 AI 工具大幅增加了科学文献数量，为 AI 算法挖掘和提取相关信息提供了丰富的数据集。科学出版物的数量激增表明多种理论正在被同时检验，这使得研究人员在没有自动化帮助的情况下更难跟上相关领域的发展，从而影响了他们得出一致结论的能力。这对于精准医疗的循证建议至关重要。

为了便于查看、搜索和推理，已有一些自动整理系统被开发出来。其中，Literome 是一个用于从 PubMed 文章中提取基因组信息的自动整理系统，为研究工作提供了巨大的帮助。此外，飞利浦（Phillip）的 IntelliSearch[20] 也为医学研究提供了 AI 解决方案。

COVID-19 大流行期间的应用

建立数据集：分析病毒的遗传密码　新冠病毒大流行病对全球经济和医疗系统造成了混乱，导致数百万人感染并死亡。为了更好地了解这种病毒，人们首先确定了它的基因组序列，并展开了大规模的协同努力，分析该病毒的基因密码以及受影响最严重的宿主或患者的基因密码，旨在早日找到疫苗或有效治疗该疾病的方法。英国 COVID-19 基因组学联盟（COG-UK）[21] 利用基因组 AI 的力量，整合了来自桑格研究所、英国国家医疗服务体系（NHS）和其他研究机构的资源，对来自 16 000 多位 COVID-19 患者的病毒样本进行了排序。开源的冠状病毒项目 Nextstrain[22] 提供了可公开获取的测序数据、分析和可视化工具。

大约 20 000 个序列被上传到全球共享所有流感数据倡议（GISAID）作为数据集，研究人员可以使用这个数据集来说明病毒传播的家族树。消费遗传学测试和分析公司（23andMe）[23] 则通过纳入知情同意的客户进行研究，以探究冠状病毒症状的严重程度和基因组结构之间的潜在关联。这些研究工作旨在研究病毒的进化和起源，以及宿主细胞对感染的反应。

探索新型药物治疗方法　英国伯纳欧兰人工智能公司（Benevolent AI）[24] 正在与主要的制药公司合作，利用其 AI 平台来确定可用于治疗新型冠状病毒的现有药物。该项目与礼来公司（Eli Lilly）和美国国家过敏和传染病研究所共同开展临床试验，旨在验证 AI 的假设，即使用巴瑞替尼（Baricitinib）作为一种可能的治疗药物。

政策和法规

当考虑 AI 在转基因中的应用时，由于其固有的复杂性，似乎困难重重。这可能阻碍发展，必须加以克服。

消极的一面：限制和挑战　各种伦理和法律挑战可能会阻碍经过临床验证的、有益的算法的安全发展。尽管 FDA 已经批准了许多 AI 算法，但由于用于训练系统的数据来源和隐私，一些伦理问题和监管漏洞引起了人们的关注。还有人担心数据安全和黑客算法可能会扰乱患者的医疗保健计划，以及在使用 AI 或聊天机器人获取患者个人信息时提出的知情同意问题。

在预测出现错误的情况下，责任方面存在监管上的模糊性。这个问题可以通过与整个科学界公开分享 AI 模型、代码、元图等来解决，以提高透明度。

由于基因组数据抽样和某些人群现有信息的不平衡，数据集出现偏差，这可能导致误诊和实际应用中 AI 分析结果的不平衡。错误的输入将导致错误的输出。考虑到输入的数据缺乏多样性，分析结果可能会存在偏差，对某些群体的代表性不足。例如，用于分析面部形态的 AI 系统 Deep Gestalt 在识别非洲与欧洲血统患者的唐氏综合征方面表现出较差的准确性（分别为 36.8% 和 80%）[25]。为了解决这种情况，美国国立卫生研究院和美国卫生与公众服务部建立了"All of us"研究项目，旨在建立一个有各种背景、种族和民族参与者的多元化健康数据库[26]。

由于缺乏确切的研究方法、代码或不完整的训练数据，可重复性的缺失成为一个挑战。这些缺失的数据使得整合数据进行有效的分析变得困难。

此外，充足的计算、数据挖掘和存储基础设施也是一些组织难以实现的要求。云计算服务可能是解决这一问题的方法，但需要专家介入，为云服务和研究机构管理接口并配置 AI 模型。此外，还需要建立涵盖医疗生态系统、基因组学和多组学领域知识的合作，以及必要的技术技能。

在转基因和人类健康方面，AI 的应用需要经过保障措施、监督、验证、伦理鉴定和公众参与等环节。必须通过促进 XAI 和算法可解释性的发展来证明该技术的有效性和临床效果。如果要在遗传学领域有效地利用这项技术，并安全地部署医疗保健解决方案，则需要迅速解决这些问题。

推进和采用 AI 的政策 ① 美国政府公布了 AI 应用的监管指南草案，其中包括十项核心原则。随后发布了一项行政命令，启动了一项协调的政府战略，即"美国 AI 倡议"。还推出了一个新的网站，AI.gov，使公众更容易获取有关 AI 的信息。② OECD[27] 于 2019 年起草了"AI 原则"，由 40 多个参与国签署，以促进道德的 AI 倡议。G20[28] 在该年晚些时候发布了基于经合组织规定的 AI 原则。③ 欧盟委员会于 2018 年通过了其 AI 战略，创建了欧洲 AI 联盟并制订了 AI 道德准则，提倡值得信赖的 AI 的口号。英国和德国等欧盟成员国也发布了他们的国家战略，以促进 AI 的道德应用。

这些指导方针遵循以下原则[29]：① 投资于 AI 的研究和开发，以成本和效益分析的方式释放 AI 资源。② 建立 AI 治理标准，由人类代理和监督，确保透明度和问责制。③ 建立风险评估和技术稳定性的标准。④ 通过广泛的培训来建立 AI 的劳动力。⑤ 促进机构间协调和国际参与。⑥ 建立公众对 AI 的信任，从而鼓励公众参与。⑦ 保持科学的完整性和信息质量，并制订披露和透明度的准则。⑧ 鼓励数据收集的公平性和非歧视性。⑨ 通过有效的数据治理，确保健康数据的安全和保障。

积极的一面：想象各种可能性 为了应对在收集和共享基因组数据方面的挑战，如劣质数据、信息孤立、被篡改或扭曲的数据、不完整的记录及灰色数据交易，人们一直在努力应用新的区块链技术来保护敏感的个人基因组数据。区块链具有分散信息的能力，并提供加密算法、防篡改功能和可追溯性，因此被认为是一个有潜力的解决方案。

其中，基于区块链技术的大数据平台 LifeCODE.ai[30] 管理着数据的所有权、共享和安全。区块链是公开分布的账本，用时间戳和加密的 Hash 值封存信息或数据块。用户可以使用个性化密钥对数据进行加密，并有开源的共享协议，让所有参与者同时记录和存储数据。这确保了记录的交易细节在网络未经批准的情况下无法被篡改，从而增加了数据的安全性。由于区块链的去中心化架构和治理，它是相当安全的，不容易受到攻击或串通。

总结

AI 在基因组学领域的应用具有深远的意义，令人鼓舞的成果为未来的发展提供了巨大的可能性。人们已经采取了规范该行业并实施政策的措施，以充分利用这项技术的优势，并对未来的医疗服务产生积极的影响。

24. 人工智能与精准医疗

精准医疗是医学领域的一个分支，它利用个体的基因信息、环境变异和生活方式等因素，以找到最合适、最经济和最有效的预防疾病发展的措施，综合患者个人的特征、环境暴露、基因型细节、免疫历史以及临床和生物数据[1]等多种因素，为特定患者亚群提供最佳方案，避免采用一刀切的方式。

精准医疗和个性化医疗这两个词有时可以互换使用。个性化医疗有时被误解为针对个人的医疗服务；然而，根据美国国家研究委员会的说法，个性化医疗是精准医疗的旧称[2]，两者的含义明显重叠，可被视作同义词。瑞士个性化健康网络（SPHN）是瑞士政府的一项倡议，专注于个性化医疗项目。该倡议的主要目标是通过建立一个广泛的全国性生物医学信息网络，将瑞士带到个性化健康研究的前沿。该网络促进了多个学科之间，包括临床医学、工程和保健等，与个性化医疗相关的研究，试图深入探索精准医疗的复杂性并探索其无限的可能性[3]。

AI 的使用

为了实现医疗保健的个性化，需要储存和分析大量数据，以建立各种健康和疾病参数之间的关联。这正是 AI 所擅长的领域。AI 拥有巨大的计算能力、高性能能力、特定决策技能和机器学习能力，正在彻底改变医疗和保健的各个分支，尤其是精准医疗[4]。在医学领域，机器学习算法被广泛应用，如支持向量机、逻辑斯谛回归、随机森林、朴素贝叶斯、K 近邻算法、隐马尔可夫模型等[5]。精准医疗需要利用个体的各种表型和基因型细节，以获得巨大的数据处理能力。

AI 系统可以存储和分析与遗传变异及其表型表达有关的大量数据，从而有助于建立以前未知的基因–蛋白质和蛋白质–药物相互作用[6]。因此，AI 能够精确识别各种疾病的风险模式，并为特定患者提供诊断、治疗、预防和预后方案，从而极大地推动了医学领域的发展。

AI 在精准医疗中的应用

乳腺癌 乳腺癌虽然处于早期发展阶段，但 AI 在多个医学领域的应用已被证明具有革命性的意义，从神经学、重症医学到肿瘤学。在国际医学影像大会组织的 AI 竞赛中，AI 可通过现有的淋巴结活检图像诊断出恶性乳腺癌，准确率高达 92.5%，有经验的肿瘤学家还将准确率提高至约 96.6%。这表明，AI 与人类诊断能力的结合，可显著提高诊断成功率，达到 99.5%[7]。

心血管疾病 在心血管疾病方面，传统上，基于流行率和相关性研究的统计数据被用来检测某些疾病风险的个人。而 AI 系统可以存储相当数量的基因组数据，并比传统的统计方法更好地预测疾病风险。英特尔开发的 AI 系统已经能够预测 23 个个体的心血管疾病风险，准确率高达 85%[8]，这些个体用传统统计方法被认为是低风险。

放射科和心脏病学 在放射科和心脏病学方面，IBM 推出的 Medical Sieve 程序可以通过快速且更可靠地分析放射科图像[9]，协助放射科和心脏病学领域做出临床决策。未来可能出现具有临床知识、推理能力和分析能力的智能型、认知型和分析型临床助理。在中国，运行在英特尔至强处理器上的 AI 系统已被部署在多个医疗机构，用于检测异常的甲状腺结节。这减轻了卫生工作者的工作负担，提高了异常病例的诊断率。临床医生的平均诊断准确率约为 75%，而人工智能系统的诊断准确率约为 95%[8]。卫生工作者现在可以将精力集中于需要人类知识的更具挑战性的病例，这也提高了工作满意度。

荷兰佐格帕里斯马派布利克公司（Zorgprisma Publiek）分析了来自各家医院和保险公司的数据，并生成了关于临床医生和医院在诊断某种疾病时所犯错误的信息。这有助于改善特定疾病状况下的治疗，并避免患者不必要的住院。

儿科 在儿科领域，精准医疗已经得到广泛应用。人工智能被用于选择参与临床试验的患者，以确定特定的亚群，从而测试感兴趣的疗法。在过去的两年中，已经报道了多项关于儿科肿瘤学的临床测序研究，这些研究显示了一些可操作的基因变异，以及在临床上进行测序的可行性[10]。一些医疗中心最近开始使用精准医学工具来治疗小儿败血症。生物信息学工具基于多种生物标志物，被用来识别有不良后果风险的患者，以便对他们进行适当的治疗[11]。

神经发育障碍（NDD） 此外，人工智能也被用于神经发育障碍（NDD）领域，如孤独症谱系障碍、癫痫性脑病、智力障碍和其他罕见病。机器学习算法可以帮助确定受影响基因的确切位点和疾病过程中的突变。基于人工智能的解决方案在先天性疾病和神经发育障碍的诊断方面取得了一定的成功。

总结

精准医学尚处于起步阶段，但其未来应用场景却是无限的。精准医学和人工智能的结合可能会彻底改变医疗保健模式，使人们能够更长寿、更健康。然而，精准医学的应用也存在一些不利因素。尽管需要大量的人力资源来处理 AI 机器和技术，但 AI 取代人类从事特定工作被视为一种挑战。这涉及无数专业知识的正确操作，同时也会使许多人无法承担医疗费用。此外，还需要关注伦理和安全问题。当没有足够的数据可供统计时，可能会出现错误，特别是在从未见过的病例及新的药物和干预措施中。这些因素可能会对精准医疗的实施形成障碍，因此必须巧妙地加以处理。AI 不应该被视为取代人类的东西，而是作为一种工具与人类的专长和知识相辅相成。制订适当的安全协议和道德准则，并有义务将其付诸实施。如果处理得当，精准医学可以成为现代医学的圣杯。

25. 人工智能与虚拟健康、医疗助理及虚拟医院

目前 AI 如何帮助改善医疗行业已成为热议话题之一。其中一种可能性是在医疗领域引入虚拟助理系统。通过虚拟助理和虚拟医院的使用，AI 能够在大规模范围内稳定地改变医疗系统的运作方式[1]。

虽然这个领域还有很多工作需要完善，但是这种可能性已经变得相当大。此外，在许多医疗环境中，AI 的有效性已经得到了证实。随着虚拟助手和虚拟医院的发展，人们可以获得更加个性化的建议和措施，以便更好地照顾自己的健康。

AI 如何影响医疗部门的各个部分

通过使用 AI，医疗保健行业的各个方面都可以得到发展。它不仅可以通过创建虚拟助手使个人受益，而且如果实施得当，还可以改变整个医疗保健部门。让我们来看看 AI 如何影响并大规模改变医疗保健行业的不同部门。

使用语音控制设备的虚拟医疗助理　在医疗保健领域，使用语音控制设备的虚拟医疗助理是人工智能最有价值的应用之一。目前，世界各地都有许多语音识别应用 [2]，但它们的使用率却很低。全球范围内最主要的语音识别应用是 Alexa[3]，但是它存在各种挑战和限制。

语音控制设备正在接受大量评估，以确定它们是否可以在医疗保健领域得到应用。这是因为它们可能被证明是向患者提供服务的最有效方式。虚拟医疗助手具有便捷、廉价和快速的特点，这极大地增加了其日常使用的便利性。一旦它们被适当地设置，肯定会有许多虚拟健康和医疗助理的用户。然而，目前似乎还有许多问题必须解决，才能引入这种可能性。

为了确定语音控制设备在医疗卫生领域的实用性，进行了一些研究。随着深入调查，一个突出的问题是这些声控设备和 AI 应用程序在评估各种疾病的能力方面可能过于狭窄 [4]。需要大量的工作和创建许多原型，以提出可能更有益的 AI 设备。在这个阶段，没有任何发明可以解决能力有限的问题。

另一个重要的结果是，一些研究发现 AI 应用程序是有用的。这些研究规模相对较小，受试者基于观察而不是随机试验。这意味着没有明确的证据表明这可能在更大范围内发挥作用。因为大多数测试和试验是在较小规模的研究中进行的，因此还需要在更大、更随机的机构中进行一些未经成功测试和试验。即使是那些在更大规模和随机化情况下进行的试验，也没有显示任何突出的结果。从本质上讲，这意味着必须做很多工作，以确保虚拟助理与语音控制应用程序或设备的有效性。这使我们相信，实现虚拟医疗和健康助理仍有很长的路要走。

劳动力和工作流程　为了改善医疗卫生行业，我们必须考虑人力资源的问题。当前，医疗工作者必须完成许多重复性和烦琐的任务[5]，AI 可以帮助减轻这些问题并简化流程。应用 AI 可以大大减轻每个医疗工作者的负担，从而使医疗工作更便利、高效，以及降低成本。

实施 AI 后，医疗保健系统中许多重复和简单的工作将通过机器自动处理，这将大大减轻医生和护士的负担。医疗系统中的人力资源和工作流程也将变得更加有效。因此，AI 的实施是可行的，并且成功的可能性非常大。

AI 还可以确保患者的安全[6]。在诊断和治疗过程中，医生的测试和辐射暴露可能会对患者造成伤害。通过 AI 的实施，可以更加有效地评估患者的需求，并减少这种暴露的可能性。AI 将接管更多的工作，使医生能够更准确地评估患者的状况，从而提高治疗的效率和安全性。

医院房间将变得过时　近年来，越来越多的人开始讨论利用人工智能技术打造虚拟医院，这种医院能够为患者提供比以往任何时候都更多的服务。虽然传统医院拥有大量的床位，但通过正确的 AI 机制，许多患者将能够在家中得到适当的护理。尽管这可能听起来有些荒谬，但未来这可能成为一种常态。AI 将会改变医院的工作方式，其中一种方式是淘汰医院的住宿部分。

AI 设备有许多不同的形式和外形，将这些设备纳入虚拟医院的使用，是许多人所期望的。通过在家中接受医生的治疗，越来越少的人需要前往医院进行治疗[6]。利用强大的传感器和人工智能技术，行业专业人士可以以最有效的方式为患者提供帮助。此外，AI 机制很可能提供更好的患者诊断服务，因此即使患者没有表现出任何症状，AI 机制也能够评估他们是否有患病的风险。

未来，虚拟医院有很大的可能成为常态。通过正确的研究和应用，医院的工作方式必然会有越来越多的变化。与其他事物相比，利用虚拟医院将会变得更加重要。

实施 AI 用于虚拟医疗助理和医院的好处

削减成本和改善维护　从另一个角度看，AI 的实施为医疗行业的运营创造了许多可能性。例如，随着该行业工作人员数量的减少和 AI 对许多操作活动的覆盖，成本自然会下降[7]。这是每个企业主都追求的目标，包括医院、诊所和类似医疗平台的经营者，他们需要将成本控制到最低。使用有效的 AI 系统可以确保这些成本得到大幅降低。

此外，AI 的应用可以帮助人们更好地维护自己的健康，如可更好地获取有关患者的信息，这将确保患者知道如何照顾好自己。借助虚拟医疗助手，患者将能够获得各种提示，以确保他们以最佳方式保持健康，而不是选择其他方式。

在更大范围内运行医疗 AI　随着 AI 被引入个人和整个行业的应用，采取这种可能性必然会有全国性的好处[8]。例如，在 AI 的帮助下，从长远来看，医患比将会更好。此外，医生将能够以最佳方式为患者提供更好的医疗服务。随着 AI 被引入医疗保健领域，很有可能获得更多关于患者的信息，学习更有效的预防和治疗途径。

建立虚拟医疗助理

我们已经讨论了 AI 和语音控制设备在医疗保健领域的应用，并观察到了许多有意义的结果。在遥远的未来，这些观察结果可能会被推翻，这意味着如果使用正确的技术来创建一个有效的系统，那么这个未来是有可能实现的。但是，要实现这个未来，需要进行更彻底和令人信服的研究，以解决在这种情况下存在的挑战。目前，我们需要做很多工作，以确保这个未来的实现是可行的。

建立虚拟医疗助理的挑战

许多挑战使得创建虚拟医疗助理具有挑战性[9]。让我们来看看在建立虚拟医疗助理或医院时出现的一些突出问题。

低质量的输入 一个比较突出的问题是，虽然获取信息的方式很多，但是获得高质量的输入的可能性较低。目前，各种 AI 设备、AI 算法和智能手机等都有很高的普及率，可通过这些设备来获取数据，但是这些信息质量良莠不齐。虽然收集数据的可能性增加了，但是仍然存在许多问题，如大量数据的流入并不意味着这些数据都能提供有价值的信息。因此，必须努力确保低质量的输入受到限制。

难以确定正确的数据 另一个挑战是，在大量的信息中找到合适的数据来使用，这是一个重要的问题。虽然数据来源众多，但是评估哪些数据是正确的，哪些是无关的，并不完全清楚 [10]。例如，当聚焦单一患者时，什么样的信息应该被包含，以及这种信息应该保留多长时间，都没有明确的标识。

当涉及对单一患者的整体看法时，存在很多难点。虽然有大量的数据，但将其切割成正确的信息对于开发虚拟医疗助理或整个医院来说至关重要。还有一个很大的可能性是遇到偶然因素会改变整个过程。现在，对于如何处理适合个人的信息，会有更多的困难。

无效的电子病历数据 我们已经讨论过，通过电子病历收集的数据是不完全正确的。依赖这些记录中的信息，不能使系统更有效，反而可能会使整个系统的规划偏离轨道。电子病历是一种无效的数据收集和储存方法。它的使用被证明是适得其反的，因为深度学习需要更全面、更详细的信息 [11]。随着电子病历的广泛使用，不可否认的是，这将使虚拟医疗助理的工作更加复杂。

所以必须确保有不同的数据收集方式，因为电子病历是不完整的，充满了错误。它也不能充分代表一个人的健康状况，从而限制了完全了解人的健康的可能性。此外，深度学习需要干净的数据，而电子病历并没有以任何形式提供这些数据。

隐私和保护 随着虚拟助理的出现，个人数据所有权问题成为医疗保健领域的核心挑战。如果患者无权拥有自己的数据，那么这个系统将如何运作？虚拟医疗助理是否能够拥有患者的所有健康和福祉信息？如果是这样，整个过程将是怎样的？但由于个人无法获得自己的数据，人们无法有效地使用这些虚拟医疗助理。另一个问题是关于个人信息缺乏隐私和保护的事实。在医疗保健领域，数据盗窃是一个常见的问题。因此，虚拟医疗助理的出现是否会导致同样的问题？此外，由于患者无法掌控自己的数据，他们无法做出最有效的健康决策。在谈论虚拟医疗助理时，信息隐私是一个重要的政治问题。

信息封锁　在医疗保健领域存在着信息封锁的普遍问题。患者支付了费用，但无法访问自己的医疗数据。医生们担心患者访问所有数据后，会失去对患者的控制[12]。对于正在开发虚拟医疗助手的人来说，如何解决这个问题呢？目前还没有一个标准的解决方案，因为不同地区和国家对于信息封锁的标准也不同。那么，虚拟医疗助手将如何应用呢？

随着时间的推移，医生是否会开始向患者提供完整的信息？或者这将是一个长期存在的问题？如果是后者，虚拟医疗助手的使用可能会受到挑战，因为患者获得数据的机会有限。在数据获取受限的情况下，患者应该如何最大限度地利用虚拟助手的功能呢？

虚拟助理的形式　虚拟医疗助手的形式是一个具有挑战性的问题。有许多问题需要考虑，例如如何向个人展示虚拟助手，什么样的形式是最方便使用的等。虚拟助手的形式还没有明确的标准，因为需要制作许多原型才能找到最佳选择。但是，唯一明确的是，虚拟助手必须易于使用，不能过于笨重。

在创建虚拟医疗助手时，还需要考虑许多其他问题，包括普适性，必须是任何人都可以使用的形式，以使人们能够充分利用其提供的最大利益。此外，还需要考虑如何确保使用虚拟助手时的友好性。例如，自动驾驶汽车是目前最出色的 AI 形式之一。因此，虚拟助手需要提供方便易用的界面，以为整个用户群体带来最大的好处。

总结

卫生系统可以随着 AI 而改变吗　当涉及卫生系统是否可以利用 AI 来改变时，有一个明确的迹象表明，这是有可能发生重大变化的。然而，这需要大量的工作。随着 AI 在医疗保健领域的实施，对系统中的许多人来说，工作可以更加轻松。AI 承诺的最大变革之一是改变以个人经验为主的方式[13]。然而，它在这里提供的不仅仅是这些。如果有足够的时间和资源，AI 可以改变整个医疗系统。一旦先进的 AI 机制被应用于医疗流程中，必然会带来一系列巨变。

AI 和其他技术能够成功地创建虚拟医疗助理和医院吗　谈到这个问题，显然，AI 可以改变整个医疗系统的工作方式。无论是涉及实施虚拟医疗和健康助理的可能性，还是大规模转换为虚拟医院，不可否认的是，AI 及其他相关技术可以使之成为可能。许多研究和开发正在进行中，以使其大规模应用成为可能。肯定会很快在医疗行业看到这些功能的应用。

第 8 部分

人工智能在主要医学专业的应用现状和未来

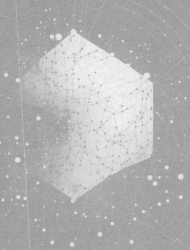

As more and more artificial intelligence is entering into the world, more and more emotional intelligence must enter into leadership.

——Amit Ray

随着越来越多的人工智能进入这个世界，领导力需要越来越多的情商。

——阿米特·雷

26. 预防保健

在 21 世纪初，谷歌（Google）的联合创始人拉里·佩奇[1] 曾做了一项有趣的预测：AI 将成为谷歌（Google）的终极版本。他认为，最终的搜索引擎将能够全面理解互联网上的一切，并为用户提供精准的信息。如今，二十年后，大数据和 AI 已成为医疗保健领域的新潮流[2]。研究表明，到 2024 年，该领域的年复合增长率可能达到 40%，市场规模将达到 100 亿美元。这个市场专注于利用 AI 影响医疗保健服务的多个方面，包括医学成像、放射学、实验室医学、诊断学、基因组学、个性化药物输送，甚至机器人 AI 助手，通过先进的机器学习、深度学习和认知计算等技术。

当拉里·佩奇提到 AI 是"终极搜索引擎"时，他指的是 AI 算法可以处理大量的数据，并从中提取出智能可操作的解决方案。在医疗保健领域，这一点已被证明非常有效。在 2020 年全球大流行病期间，全球缺乏合格和熟练的医疗保健人员的问题被暴露出来。基于 AI 的工具可以减轻医护人员处理重复性简单工作的负担，使他们能够专注于患者护理和运用其专业技能。然而，研究人员很快发现了 AI 未开发的潜力，其解决方案可以将医疗保健从反应性服务转变为预防性服务。

许多患者因错过症状或推迟诊断，导致被诊断为内分泌问题或慢性疾病，如肿瘤等。这可能由于各种原因，但大多数研究已经深入探讨如何让患者尽早发现健康问题，采取治疗和预防措施，从而降低病死率和发病率。此外，患者身体虚弱和昂贵的后期治疗也可能导致此类情况。研究表明，如果患者可以获取自己的健康数据，并获得对自身健康状况的洞察和反馈，他们更愿意积极跟踪自己的状况，并做出对自身健康状况更好的生活方式选择。这个概念包括常规的健康参数监测，以及积极的诊断和治疗后评估。

考虑到 2020 年的疫情和社会隔离措施，远程患者监测的想法似乎特别有吸引力。患者无法亲自拜访医生，只能依靠远程医疗咨询，并通过远程和用户友好的"可穿戴"设备收集自己的健康数据。这个庞大的数据集可以通过综合智能手机应用程序传输到治疗医生那里，使实时诊断和干预成为可能。通过远程监控设备产生的大量数据是应用和训练基于 AI 的算法的最佳选择。这可能导致机器产生的预测性推论，反过来，这将帮助对患者进行个性化和预防性护理，更早和更准确地捕捉到疾病症状。

如果我们扮演魔鬼的代言人，自然会问：机器真的能够像医生和外科医生那样思考吗？大量基于研究的实验已经用一个响亮的"是"来回答这个问题。基于 AI 的工具已经优化了许多医疗保健部门，帮助医生做出有效的决策、提供咨询和干预。

AI 如何彻底改变预防保健领域

近年来，随着越来越多的人呼吁结束治疗性保健，预防保健开始引起人们的关注。及早预防疾病和病痛的发展，对于维护社区的健康和福祉至关重要。随着医疗保健在世界各地的改革，人工智能正成为实现这一目标的模式。成千上万的创业公司正在研究医疗保健领域的 AI 应用，这些应用范围从提高办公室生产力到改善 MRI 扫描的视觉效果等多个方面。最重要的是，AI 使用的数据对于医疗保健专业人员和患者都是可用的，因为数据是预防保健最不可或缺的资源。一些医疗 IT 应用由 AI 驱动，试图通过减少治疗的延误和突出患者体内的风险因素来加强患者护理。

IBM Watson　在医疗保健领域，IBM Watson 因与人类的一些互动而广受关注，但其应用在医疗保健领域同样是革命性的。IBM 为肿瘤学家创建了一个特殊版本的 AI[3]，用于分析和诊断癌症状态。该系统在 90% 的乳腺癌病例中与肿瘤委员会的建议相符。与印度的多学科肿瘤委员会合作，Watson 对肺癌的诊断一致性为 96%，结肠癌和直肠癌分别为 81% 和 93%。如今，Watson 已成为全世界肿瘤学家的可靠工具。

IBM Watson 还为美敦力的 IQ cast 软件提供支持[4]，该软件利用 AI 训练 Sugar.IQ 虚拟机器人助手，以预测患者的血糖水平，对预期或突然的血糖水平波动发出警告，为患者和医生提供采取干预措施的时间。

Healint Healint 技术的主要重点是其"偏头痛伴侣"功能[5]，该功能可跟踪偏头痛并记录日记。这些数据会通过深度分析和机器学习进行分析，以提醒患者他们的症状和用药结果。用户可以记录用药后的症状，这些症状会被发送给他们的主治医生，以帮助他们主动调整治疗偏头痛的方案。

我们在未来可以期待什么

每天都会有有助于未来医疗保健的新发现。除了上述案例中已经很明显的益处，将 AI 引入预防性医疗也有许多优势。以下是 AI 为现在和未来提升医疗界效率的几种方式。

更有效的研究工具 谷歌及其母公司安佛百特（Alphabet）正在大力投资于基于 AI 的技术，并特别关注医疗保健领域，这为更有效的研究工具带来了可能性。其子公司瓦瑞丽（Verily）正以数据收集研究和分析工具为基础进行尝试。Verily 公司的工作重点是与世界各地的医疗研究机构合作，寻找可以应用基于 AI 的解决方案来采集生物识别或健康感觉数据的领域。其研发的可穿戴患者监测设备 Study Watch[6] 目前正被用于临床研究项目，作为一种有处方权的设备远程监测患者状况，作为一种积累数据的简便方法，用于大规模人群健康试验。此外，Verily Patch[7] 是一种新颖的基于传感器的胶贴，可以长期测量体温，并可以舒适地连续佩戴在身上长达 3 个月。Alphabet 的另一个子公司卡利科（Calico）则专注于研究与年龄有关的疾病，它应用其算法来分析大型数据集，并使实验室流程自动化，以加快诊断。

更好的数据管理 AI 可以完成一些人类无法做到的任务，如在不分心的情况下快速筛选数据。换句话说，AI可以访问数十亿的电子医疗记录、科学数据和其他数据库，并能够发现人类可能忽略的模式和联系。百奥曲斯提（Biotricity）的创始人兼首席执行官瓦卡斯·西迪奇表示，AI的学习算法可以"被部署到海量数据中，并在数十万个数据点中检测出特定于某些条件和疾病的少数变量"。此外，AI与区块链技术的融合可以加强数据管理。深度思维健康公司（DeepMind Health）是谷歌和Alphabet旗下的另一家企业，正在利用AI来获得更好的健康结果。他们的算法从医疗记录中挖掘数据，加快治疗过程。最近，借助Alpha Fold系统，对属于COVID-19病毒的蛋白质结构进行了基于计算的预测，这将有助于药物发现研究[8]。

另一个名为Doc.ai的系统[9]，使用区块链在全球范围内收集大量的医疗数据，为患者提供个性化的医疗援助，并生成个性化的见解。

更快的在线咨询 AI为预防保健带来的最大优势之一是能够随时随地为人们提供医疗援助，这能够更快速地进行在线咨询。例如，Babylon[10]是一款基于患者个人医疗记录和医疗数据库提供在线咨询的应用程序，用户可以输入自己的数据、报告自己的疾病并接受算法的反馈，该应用还提供药物提醒和随访等功能。您对此有何看法？

此外，Engagely.ai[11]可以让医生在知情的情况下进行诊断，提供个性化和准确的患者参与。它还为患者提供正确的工具，使他们可以基于知识和证据做出对自己健康的决定。未来，我们可以期待AI在扫描患者和收集信息方面提供更多帮助。例如，美国国家卫生研究院正在开发一个名为AiCure[12]的系统，使用智能手机摄像头检查患者，确保他们正确服用处方，并监测患者的整体状况，从而帮助医生与那些处于生命危险中的患者保持联系。

总结

总的来说，AI已经广泛应用于许多我们不知道的领域，包括医疗保健。

随着某些正在开发中的算法学习如何像医生一样思考，以及工作流程的自动化、新药物的创造、直接医疗咨询和更好的治疗方法的出现，AI 每天都在微调医疗保健领域。现在，AI 和医疗专业人员可以协同工作，共同创造一个更加高效的系统，能够在疾病出现之前就预防疾病，并以比以前更快、更有效的方式治疗患者。令人兴奋的是，一个充满希望的 AI 未来正在等待我们。

27. 营养学

在现代社会，饮食对人们的健康至关重要。人们越来越注重自身健康，希望通过摄取营养丰富的食物来维持身体健康。然而问题在于：什么样的饮食才是健康的呢？有些时候，帕里欧饮食被宣称对身体最有益，而在其他情况下，生酮饮食已经成为一种趋势。

尽管某些饮食在某一天被宣称为有益，但最终它们可能被证明是有害的。这种变化不仅存在于特定的饮食之间，也存在于我们日常摄取的基本食物中。例如，鸡蛋和咖啡被认为是健康的，但明天你可能会看到一篇标题告诉你要不惜一切代价远离它们。

在这个阶段，消费者感到十分困惑。人们发现自己处于两难境地，不知道该遵循哪种饮食习惯或听谁的建议。但每个人的身体都是独一无二的，一种指定的饮食对每个人都是健康的，这种想法在生物学上是不可能的[1]，主要是因为食物对我们的影响方式在个人层面上是不同的。

为了解决这个难题，我们开始寻求技术的帮助，更具体地说，我们将目光投向了 AI。

技术已经成为人类生活中不可或缺的一部分。随着时间的推移，我们越来越依赖技术进步来帮助我们改善生活，因此社会也在不断发展。

AI 是最新一类融入人类生活的现代技术。随着智能手机应用程序如 Siri 或 Cortana 的广泛推广，人们接触 AI 的机会越来越多 [2]。

那么，这对我们有什么影响或好处呢？通过在家中和手机周围使用 AI 语音助手，可以实现很多功能，最重要的是你可以向它们提出简单的问题，如"我应该吃什么？"

AI 和食品行业

食物对人类的生存至关重要，而现代技术也成为同样重要的条件。AI 在食品行业中的重要性可以追溯到几年前，当时 IBM 等跨国公司投资于使用 AI 创造解决食品相关问题的实际方案 [3]。

例如，IBM 正在积极研究，包括使用 AI 来搭配各种成分，为人们开发新的口味和食谱。这项研究可能被证明是食品行业的重大突破，因为创造全新的味道可以被认为是科学与艺术的结合。由于这个过程对人类来说过于漫长和复杂，IBM 决定把所有的工作交给 AI[3]。事实证明，AI 在食品行业的应用是相当有效的，它可以根据收集的数据进行快速计算和分析，并立即做出相应的调整。

通过使用 AI 识别模式和考虑替代方案来开发新的口味，现在有许多新的途径可供探索，包括个性化的饮食计划或 AI 辅助的饮食。我们很幸运地看到，AI 在食品行业的应用正变得越来越广泛。

AI 饮食

AI 可以帮助我们创建完美的算法，并告诉我们应该吃什么 [4]。由于 AI 的建议都基于研究和计算，毫无疑问，相信 AI 饮食可以帮助人们变得更加健康，并大大降低他们的患病风险。但是，为什么我们需要 AI 饮食呢？我们难道不是已经了解了健康和不健康的饮食习惯之间的区别吗？

事实上，我们并不完全了解。著名心脏病专家埃里克·托波尔博士参加了一项为期 14 天的实验，跟踪了他的饮食、消费和睡眠习惯及体育锻炼。他携带了一个跟踪血糖水平的传感器，并采集了粪便样本以评估他的肠道微生物组。将他的数据与其他 1 000 多名参与者的数据进行比较后，AI 为他创建了一个个性化的健康 / 不健康的分级表 [5]。

研究结果令人惊讶。芝士蛋糕在甜食部分被评为 A 级，但全麦无花果棒却被评为 C 级。在水果方面，草莓被评为 A+，而柚子则是不健康的 C 级。各种坚果被评为 A+，但蔬菜汉堡则是 C 级 [5]。尽管他是一名健康工作者，但结果与他现有的健康饮食信念相矛盾。据他所说，虽然他目前的饮食结构比较健康，包括蔬菜汉堡和全麦无花果棒，但实际上他的营养摄入量一点也不健康 [5]。

这项研究的主要发现是，人类对什么是健康或不健康的饮食仍存在很大的不确定性。然而，AI 可以帮助你确定一个个性化的、适合你自己的生物学的饮食计划——这与关于健康饮食的流行信念有很大不同。作为这项研究的结果，埃里克博士意识到，他的大部分饮食都是不健康的。为了避免摄入过多葡萄糖，他被要求对自己的饮食做出重大改变，包括减少芝士蛋糕和草莓。

这项研究的主要收获是，人类对什么是健康或不健康的饮食仍存在很大的不确定性。然而，AI 可以帮助你确定一个个性化的、适合自己的生物学的饮食计划——这一点与流行的健康饮食观念有很大的不同。

AI 和饮食习惯：最初的发展

为了成功地对人工智能进行编程，以确定我们的个性化饮食计划，我们必须首先知道为什么存在这种差异。更简单地说，为什么有些食物对我来说是健康的，而对你来说却是不健康的呢？

几年前，魏茨曼科学研究所在这一领域取得了第一个重大进展。他们发表了一篇题为"通过预测血糖反应实现个性化营养"的文章，其中包括了这样的研究：食用某些食物会导致血糖水平的飙升，这只是营养个性化反应的一个方面 [6]。在这项研究中，科学家们利用了机器学习，这是一种专注于模式的 AI 分支，旨在确定推动每个人对食物的血糖反应的关键因素。在分析了数十亿个可能的因素后，研究结论是约 100 个因素积极参与了人类这种血糖反应。与其说关键因素是食物本身，不如说是肠道细菌或微生物组。这项研究的结果得出了两个结论。其一，微生物组对血糖水平飙升负有主要责任；其二，这一突破性的发现是通过AI才得以实现[6]。

为了继续发展，更多的研究正在进行，以确定人体对相同种类和数量的食物的不同生物反应[7,8]。然而，有趣的是，所有这些研究现在都纳入AI，以分析正在收集的大量数据，并得出基于证据的结果。

生物技术的重要性

为了成功生成我们一直提到的所有个性化AI饮食，需要一种处理大数据的方法。这个过程需要将许多不同的技术结合到主要的发展中，这超出了营养学家或食品行业的专业知识。

因此，我们需要应用生物技术或现代技术来创建个性化饮食方案。AI饮食需要大量关于生活和饮食习惯的数据，这些数据涉及生命科学[9]，因此被归类为生物技术的范畴。

简而言之，AI饮食的未来可以建立在现代生物技术的基础上。由于生成个性化饮食计划的有效AI机制需要过滤虚假数据并同时处理不同的信息，因此生物技术是唯一能够帮助这一过程的科学分支。

虚假数据的问题

了解营养学目前的局限性对于理解生物技术如何帮助发展AI饮食非常关键。尽管许多人认为我们的饮食和健康存在着密切的关系，但这种关系是非常复杂的。

如果不使用现代生物技术或AI，几乎不可能进行大规模的随机试验。观察特定饮食对健康的影响可能需要数年，而且在这个过程中，对饮食的坚持和行为的跟踪也很难持续。因为这些不完善的研究，关于饮食习惯和营养方面的数据中存在着很多误解[10]。例如，如果比较不同食物中草酸盐含量，会发现不同来源的数值差异很大[11]。

饮食存在缺陷的证据

在考虑利用AI定制饮食方案之前，我们需要关注一些研究结果。

这些结果表明我们的饮食存在严重缺陷，但这些缺陷的主要原因在于我们获取的关于"健康"和"不健康"饮食习惯的数据并不可靠。由于选择不同来源，对某些食物的观点可能截然相反，导致在摄入某些食物时缺乏明确的健康影响证据。

2017 年美国一项研究调查了 50 多万心脏病患者摄入 10 种特定食物的情况 [12]，该研究发现由咸味食品和加工肉类组成的饮食对健康不利。类似的策略也被应用于其他类型的食品研究中。这些研究提供了令人信服的证据，表明 45% 的死亡是由研究中涉及的 10 种饮食因素引起的 [12]。换言之，所有死于心脏病的人中约 50% 因不良或不平衡的饮食引起。

类似研究还发现，以植物为基础的饮食可以降低患 2 型糖尿病的风险 [13]，经常食用全麦食品可以降低患心脏病或癌症的风险 [14]。

然而，这些研究都有一个严重的缺陷：依赖自我报告。参与者可能无法准确报告他们的饮食和其他习惯，这可能导致虚假信息。此外，这些研究也没有采取任何控制措施，未能消除社会经济环境或识字率等混杂因素。

因此，这些可靠性较低的研究仍然以媒体头条或期刊文章的形式出现在公众面前，每一种类型的食物最终都会被贴上有用和有害的标签，影响着我们的饮食习惯。

固定饮食的问题

由于基于有缺陷的研究流传的假新闻，我们固定的典型饮食出现了许多问题。在生物学和生理学上，集体遵循特定的营养准则的想法都有缺陷，特别是因为它没有考虑到个体差异性。

每个人都拥有不同的新陈代谢、微生物组和外部环境 [15]，即使在同一时间食用相同数量的相同食物，每个人可能会出现不同的生理反应。这可能归因于许多因素，包括个体独特的 DNA 对食物的反应方式不同。

用现代生物技术解决这个问题

了解人体 DNA 差异及如何利用 AI 的生物技术找到解决方案，可以帮助我们更好地理解身体对食物的反应。以下是一些有用的技术。

- **全基因组序列分析**：现代生物技术可以分析一个人的全部基因组，进一步了解特定基因与某些疾病之间的关系[16]。通过分析基因组成分，可以为其创建符合其身体功能的定制营养计划，避免疾病的风险。

- **营养基因学**：除了食物中含有的营养物质外，现代生物技术还证明了食物对个体健康 DNA 表达的重大影响[17]。利用这些技术，可以了解某些食物对基因表达的不同影响，从而为 AI 提供数据，创建定制的饮食计划。

- **蛋白质组学**：我们体内的 tRNA 信号转导系统受所摄入食物的影响很大[18]，这可能会影响一些蛋白质组的合成。由于这些蛋白质组对身体功能（如生长和平衡）至关重要，通过 DNA 表达收集的数据可用于确定更健康的食物选择。

- **营养基因组学**：由于每个人的基因结构都不同，食物不仅会影响我们的基因表达，而且会导致身体内不同的代谢反应。因此，营养基因组学数据对创建智能的 AI 饮食至关重要[19]。

- **代谢组学**：尽管代谢组学数据与食物消费无直接关系，但它仍然对创建 AI 饮食非常重要，因为它可以深入了解整体生活方式（如睡眠、运动），如何影响个人健康[19]。

- **微生物组**：研究表明，食物不仅影响人体基因表达，而且影响肠道微生物[20]。尽管食物不会改变肠道微生物的 DNA，但它确实会引起微生物组的重大变化。这种微生物组与健康和免疫力有关，这是开发健康饮食的关键决定因素。

AI 与我们所吃的东西的融合

在当今世界，一家备受欢迎的食品公司将 AI 与客户所食用的食物结合起来，推出了名为 LIFEdata 解决方案的服务[21]，旨在与客户全天候互动，培养针对特定用户定制的健康饮食习惯。该平台通过了解用户的生活习惯、外部环境、动机因素，以及与饮食习惯相伴的行为变化来发挥作用。虽然该平台并不完美，但目前拥有一个移动应用程序，包含完整的营养数据库、不同的食谱及一个集成的人工智能来提供智能建议。

向每个用户提出的建议是基于多个自我报告数据输入，包括常见的调查和详细的病史。通过将所有这些数据与饮食习惯和生理反应相结合，为每个用户提供个性化的建议。该应用程序的重要特点包括一种简单选择正确食物消费的方法，向儿童和整个家庭教授智能饮食习惯，这些习惯基于他们当前的医疗和食物消费数据。通过遵循 AI 提供的智能建议，人们可以轻松地预防慢性病，并选择食用对身体特别健康的食物。此外，该应用程序还包括一个语音助手，可以帮助人们根据现有的食材找到食谱，并为食谱的准备一步步地提供指导。

AI 指导下的饮食计划的机制

与引用的基于 AI 的解决方案相似，基于 AI 的饮食计划机制也将依赖于机器学习和数据分析。随着对用户代谢和消化系统的深入了解，基于 AI 的饮食计划将能够提供理想的膳食建议，帮助身体恢复活力。这种个性化的饮食计划很可能拥有拯救数百万人生命的能力，包含针对身体功能的饮食，使得预防糖尿病、癌症或心脏病等慢性病将变得更加简单。

此外，由于许多人采用严格的饮食来减肥，基于 AI 的解决方案在这方面也将更加有效。通过利用大数据和生物技术，基于 AI 的饮食计划将有 72% 的概率帮助用户减肥[22]。

然而，使用基于 AI 的饮食计划有一个关键的缺点必须考虑。如果基于 AI 的饮食计划系统证明比健康从业者更有效率，全球数以千计的营养师可能会失去工作。在基于 AI 的饮食计划中，效率可能非常高，特别是这些机器学习系统将能够在几秒钟内处理数百万比特的数据[22]，这是人类思维无法独立实现的。

尽管如此，现有的营养学家仍有机会优化他们的技能，熟悉 AI 在营养领域的应用，这将使他们能够帮助人们了解基于 AI 的饮食计划的运作方式，并使用户能够最有效地利用这种技术。

总结：AI 和营养的未来

虽然 AI 在食品行业已经有所发展，但它们肯定还远远没有达到完美。在利用现代生物技术和 AI 的不同分支为定制饮食做出任何重大发展之前，还有许多研究领域需要探索。

然而，不可否认的是，将 AI 与营养学相结合非常有用。事实上，个性化的定制饮食将能够促进健康的生活方式，并让虚拟助手在我们的生活中扮演更重要的角色。

虽然大多数与 AI 相关的饮食计划仍处于开发阶段，但技术进步的速度将很快实现测试个性化的饮食计划。

我们无法确定未来会给食品行业带来什么，尤其是现在生物技术和 AI 的发展。然而，我们肯定正走在创造更多获取有关饮食习惯的合法信息和实施重大生活方式改变的道路上。希望通过基于 AI 的饮食，我们都能够过上更健康、更快乐、更长寿的生活。

28· 放射学

作为医疗健康领域的重要专业之一，放射学参与并推动了医疗进步，特别是在与 AI 整合方面有显著优势。多年来，计算机一直是放射学的一个重要组成部分。因此，AI 现在能够像影像科医生一样分析 X 线、CT、MRI 等异常数值。

然而，这也引发了一些关于放射学未来及 AI 在医疗健康发展中的重要性问题。AI 能在哪些方面提高放射学领域的诊断效率？ AI 是否会自动化影像科医生的任务？准确度和精度是否能够得到保证？但有一件事是肯定的，AI 可以极大地改善医疗检查和诊断的潜力。

医学影像中机器学习的现状

虽然很多初创公司或成熟的研究中心正在开发基于 AI 的放射成像综合工具，但是要了解这些应用最终在该领域的应用情况，以及它们是否真正提供了承诺的解决方案，进行试验设置之外的研究可能会有所帮助。

最近，雷扎扎德等在《欧洲放射学杂志》中发表一项荟萃分析，评估了 2017—2019 年在北美放射学会（RSNA）、欧洲放射学大会（ECR）和美国医学影像信息学会年会（SIIM）上提出的所有 AI 应用、试验研究和市场研究报告，分析了各种来源的数据，以确定功能、局部模式、工作流程中的目标步骤、解剖学区域、开发及监管批准阶段。

尽管北美和欧洲仍然占据了大部分的市场份额（分别为 41% 和 22%），但亚洲公司也表现出了优势（占据了 19%）。大多数申请都是由 FDA 或欧盟批准的，而一些国家（如加拿大和韩国），则有自己的医疗设备审批条例。54% 的产品是为改造现有的 PACS/RIS 系统而制造的，而 25% 则是独立的。在分析的基于 AI 的软件中，74% 应用于 CT、MRI 和 X 线图像，而只有 17% 是为了应用于超声或乳腺摄影图像。乳房筛查数据和三大疾病（肺癌、慢性阻塞性肺病和心血管疾病）及大脑成像，通常是大规模研究的重点，用于诊断这些疾病的应用也有巨大的增长。

87% 的基于 AI 的算法旨在提高医学影像工作流程中的推理和感知能力，以此提高报告图像或扫描的效率和速度。因此，在管理、机器获取、高质量图像处理及报告等领域，开发系统仍然有很大的发展空间。

这些算法可用于开发临床决策支持工具，以确定哪些医学影像检查或辐射对比剂剂量适用于具有共同临床特征的患者。其他算法可用于监测机器的停机时间，以及维护或修理时间，并安排任务以平衡影像科医生的工作量。自动化和 AI 增强的图像处理使图像变得清晰、明亮、分辨率高，无须熟练技术人员，也无须重复拍摄，从而减少了患者的辐射量，节省了医务人员的时间，并提高了整体操作效率。这些创新将真正使 AI 和机器学习系统在医学影像领域得到更全面的应用[1]。

基于 AI 的医学影像系统的应用

2015 年，旧金山的初创公司 Enlitic 将软件工程师派遣到中亚、东南亚和澳大利亚的 80 个临床成像中心，这些工程师带去了被设计为与图片存档和通信系统（PACS）集成的深度学习算法。Enlitic 的目标是利用该算法在临床成像过程中早期识别疾病，包括核医学、超声波、X 线、CT 和 MRI。2016 年，英利蒂克（Enlitic）进行了一项研究，证明其 AI 软件可以提高放射科医生检测四肢骨折的准确性，仅使用 Enlitic 的机器学习软件就可以提高 20% 的效率 [2]。

不仅仅是 Enlitic，另外一家名为阿特里斯（Arterys）的旧金山公司也在医疗保健领域取得了成功。Arterys 的机器学习软件 4D Flow 于 2016 年 11 月获得了 FDA 许可，目前用于心脏 MRI 研究，以改善血流的整体可视化和量化 [3]。另外，2017 年 1 月，名为 Cardio DL 的项目也获得了同样的许可级别。类似于 4D Flow，Cardio DL 是一种基于云的图像处理技术，使用机器学习来识别和分割心室 [4]。为了构建 4D Flow，Arterys 与通用电气医疗集团（GE Healthcare）的 ViosWorks 建立了合作关系，将其云处理技术与通用电气的核磁共振机器软件相融合。尽管该产品尚未发布，但已有 40 多家医院在使用 4D Flow 系统进行研究，并已成功应用于 1 万多个病例 [5]。

另一家硅谷公司 RAD 逻辑（RADLogics）因其 Alpha Point 软件在初步研究中利用机器学习获得了关注，该软件可以帮助医生分析放射学报告中的图像和医疗记录信息。该软件已经获得了 FDA 对胸部 CT 扫描图像的许可，并且已经对胸部 X 射线图像进行了验证。RADLogics 公司目前也在争取 MRI 扫描图像的许可。

在 2020 年 COVID-19 大流行期间，RADLogics 部署了其 AI 驱动的成像软件，分析来自美国、俄罗斯、欧洲、中国和印度的医院和诊所的 CT 扫描和 X 射线图像，这大大有助于患者分流和快速管理。该应用允许对图像进行定量分析，并可以与现有软件无缝整合，具有可扩展性，并提供全球范围的服务。它的准确性已在多项临床研究中得到验证，而且由于涌入大量与患者有关的数据，机器学习算法也在不断改进和发展[6]。

硅谷公司 RADLogics 备受关注，因其 Alpha Point 软件利用机器学习技术，为放射科医生提供医疗记录信息和放射学报告图像分析方面的支持。该公司联合创始人摩西·贝克尔表示，该软件的目标是帮助放射科医生更准确地完成工作，节省时间，并提高工作效率[7]。

除 RADLogics 外，其他非医疗行业的公司也开始进入医疗保健领域。例如，IBM 与其 Watson 系统合作创建了 Watson Health，帮助医生进行诊断。从美国到中国，再到欧洲、印度和更远的地方，许多团体都在尝试使用 AI 来改进医学成像技术[8]。

CARAI 工作组

加拿大放射医师协会（CAR）和 AI 工作组是最新和最广泛的研究小组之一，成立于 2017 年 5 月。该工作组的成员包括儿科学和成人医学影像学，以及信息学、生物物理学和其他研究领域的专业人士。该工作组的目标是讨论和审议与影像学中引入和实施 AI 有关的实践、政策和患者护理问题。主要目标是让影像科医生可以与 AI 开发者一起工作，影响这种技术在医疗保健领域的作用。其他目标包括：① 考虑 AI 对加拿大医学影像的潜在影响。② 制定使用和部署 AI 系统的 CAR 政策。③ 促进和推动一些领域的研究，如改进计算机辅助设计（CAD）系统、影像组学、计算机辅助报告、自然语言处理等。④ 提供指导和支持，以帮助成员将 AI 系统纳入他们的实践，使患者和员工受益，如优化工作流程。⑤ 通过对深度 / 机器学习和 AI 神经通路等元素的广泛研究，研究 AI 如何学习，这些元素是通过向算法转达稍微不同的信息来发展的，创造了一种机器版的神经可塑性。⑥ 研究医学领域中，日益增长的深度 / 机器学习的使用可能及必须面对的社会和伦理问题。

在研究 AI 的多种途径及机器学习软件在某些条件下的发展时，AI 工作组提出了一个重要问题：AI 对医学影像的影响是什么？目前，AI

正在严重影响医学图像处理与通信系统（PACS），特别是对于那些容易出现人为错误的任务，如在 X 线或 CT 图像上检测肺结节（肺癌）或骨转移。工作组的结论是，虽然 AI 可以提高临床医生的表现，但它不能取代医疗专业人士。另一个观察结果是，临床医生与 AI 之间的配合比任何一个单独工作实体都要好[9]。

基于这个思路，其他国家或许应该成立官方放射学协会的工作小组，让他们拥有对于 AI 如何融入该领域的发言权。当医学取得奇迹般的进步，使得医生和患者都受益时，当影像科医生逐渐意识到 AI 不会危及他们的地位时，就能够为全世界的患者提供更好的护理。

AI 将如何改变医学影像

目前，医疗保健领域面临大量数据积累的挑战，这些数据已经超出了临床医生（包括影像科医生）的工作量极限。虽然电子病历可以帮助医院和医生，使其免于被文件和档案淹没，但仍有检查、程序报告、实验室读数、心电图扫描、病理报告等需要进一步分析和处理的数据。通过分析这些原始数据，医务人员有望为患者提供准确的诊断。

这正是 AI 将改变整个医疗保健行业的方面，包括医学影像。虽然 AI 不能在医疗保健的许多方面取代人类，但它可以提高人类的理解力，加快发现患者疾病或疼痛的根源。例如，患者可能出现胸痛，AI 可以查看 CT 图像，并找出最相关的原因，或缩小一些患病的可能性。因此，AI 系统将通过以下方式改善医学成像：① 从以前的医疗检查中搜索相关数据，重点是心脏病史。② 查阅与心力衰竭、冠心病、慢性阻塞性肺病和抗凝血剂有关的药物信息。③ 查看以前的胸部 CT 扫描以帮助分析，包括以前的患者记录、程序、实验室检查结果和类似病例的病理报告。

AI 系统可以帮助医生权衡各种因素并做出正确的决策，这对于患者的健康状况至关重要。如果没有 AI 系统在几秒钟内快速分析大量数据，患者的病情可能会因等待而恶化。相比于人类，计算机可以更快地识别模式和潜在原因，从而提高诊断的速度和准确性。

最近的一项研究发表在《公共科学图书馆》杂志上，报道了影像科医生集体智慧的应用，可以显著降低阅读乳房 X 线片时的假阳性率和假阴性率。这表明，蜂群 AI 的应用可以克服单个影像科医生所面临的决策准确性限制。换句话说，集体智能可以提高专家群体的决策能力。在医疗行业中，时间就是生命，减少诊断的等待时间可以挽救更多的生命[10]。

除此之外，AI 还能在其他方面提高医疗诊断的有效性。例如，Arterys 和 Enlitic 技术已经证明，AI 可以准确分类正常和异常的 MRI 扫描和 X 线图像，而且其准确度与人类医生相当。无论是椎间盘问题、撕裂的韧带还是癌症结节，AI 都能快速检测和报告给影像科医生。这不仅提高了报告的质量，也提高了整体护理的水平。

为什么影像科医生需要 AI

在研究期间，Enlitic 的工程师发现影像科医生对采用 AI 系统感到犹豫。例如，在肺癌筛查产品试验期间，影像科医生经常忽略 AI 的分析，而是通过查阅教科书来寻找罕见的病例，这会花费很多时间。然而，当使用 AI 系统时，机器学习软件会寻找与图像上发现的肺结节特征相似的病例，并以更快的速度做出适当的检测。

将 AI 与医学成像合并还有更多好处。美国布列根和妇女医院临床数据科学中心和马萨诸塞州总医院（MGH）的执行主任马克·米哈尔斯基博士认为，AI 可以成为影像科医生一直需要的伴侣，并且应该尽早投入使用[11]。

2016 年，MGH 与国际知名的技术公司英伟达（Nvidia）合作，采用了专门为 AI 应用制作的服务器，称为 DGX-1。MGH 的数据科学家和 Nvidia 的工程师能够实现深度学习算法，从 MGH 的记录中获取 100 亿张图像进行训练。尽管该 AI 系统的大部分内容仍处于起步阶段，但在帮助影像科医生评估骨龄方面表现良好。它是如何做到的？在将深度学习算法暴露在大量与骨龄有关的图像中后，它能够学习如何进行令人满意的评估。现在，影像科医生很乐意使用该 AI 系统来帮助他们阅片[12]。

除了需要拥有能够准确评估和增强图像的辅助工具，我们还需要考虑自动化这一流行概念。很多人可能一看到或听到这个词就会感到畏惧，但实际上，自动化和人工智能是相辅相成的。西门子医疗集团的 AI 和决策支持解决方案部门负责人乔格·阿穆勒表示："影像科医生需要快速解读图像，这可能会降低诊断的准确性，当压力过大时，错误率就会上升。AI 能将人类和机器结合起来，比单独的人类更强大。"[13]

虽然以上声明认可蜂群 AI 和 RADLogics 等软件，但也不能忽视其主要优势：更流畅的工作流程。例如，AI 可以审查胸部 X 线片和器官的异常情况，并提前突出这些异常区域，这将使影像科医生有更多的时间来全面研究图像。印度班加罗尔的普里迪伯健康公司（Predible Health）开发的算法是很好的应用案例，可以检测肝脏肿瘤。如果没有 AI，分割出肝脏血管、实质和肿瘤的相关时间为 45～60 分钟，而使用 AI 可降至 5～10 分钟，从而提高诊断效率。该公司与印度的医院合作，获得了丰富的患者数据，以训练 AI 算法，并开发了两个实时应用程序。第一个是 Predible Liver，它有助于外科医生在肝脏移植或肿瘤切除前进行精确规划。第二个是 Predible Lung，加速了对肺结节的 CT 扫描图像的解释。目前，该公司正在研究推出一个快速检测卒中的平台 [14]。

AI 与影像科医生

最近，AI 取得的进展引发了大众对于 AI 是否会完全自动化医疗行业的担忧，导致影像科医生失去工作。尽管看起来 AI 可能在医疗保健领域中占据主导地位，但它并不会取代影像科医生。相反，AI 将提高 X 射线和 MRI 图像的诊断效能，使得影像科医生能够做出更精确的阅读和分析。然而，在讨论影像科医生为何应该欢迎 AI 的进步而不是害怕它之前，我们需要先回顾一下几个 AI 会让医学影像变得更好的原因。

人类医生将永远负责　尽管自动化在这些年来不断发展，但它是人类对安全和沟通的渴望。换句话说，当法律责任被附加到对患者的护理上时，没有任何情况下 AI 装置将为错误负责。必须有人承担责任并以某种方式提供补偿。这意味着，检查 AI 系统所做的分析并最终做出决策的责任总是落在人类身上。尽管 AI 将帮助影像科医生开发更清晰、更精确的成像，但 AI 系统本身将无法 100% 地回答医学诊断问题。

影像科医生看的不仅仅是图像 医学影像包含许多 AI 系统无法完成的任务，因为这些任务是专门为人类设计的。例如，影像科医生需要在与患者面对面沟通病史细节并提供指导，校准机器并正确设置测量值，以及选择正确的图像类型。此外，影像科医生还需要能够识别某些类型的读数（如结节检测或出血）、向其他医生咨询诊断和治疗方案、提供患者护理（如局部消融治疗）、执行介入医学影像程序并根据患者情况进行设置等。这些任务都需要具备情商和行动能力的人类来执行，而这正是 AI 所不具备的。因此，影像科医生能够借助 AI 的帮助，专注于这些任务，提供更好的医疗服务。

机器学习需要时间 正如我们之前在解释 CARAI 工作组的目标时提到的，AI 并非在面对被赋予的任务时自动全知全能，它是由深度学习算法构成的大脑，必须通过数据流来学习。因此，必须有人辅助 AI，为它指明方向。如果没有可供 AI 学习的 X 线图像数据库，每个新系统都将从零开始。然而，经常被忽视的是，必须雇用更多的影像科医生来处理输入机器的图像和数据，特别是当未来几年对 AI 增强的 X 线和 MRI 的需求成倍增加时。AI 可能能够安排预约和解释图像，但这甚至不能涵盖影像科医生日常工作的一半。

介入放射学中的 AI

什么是介入放射学 介入放射学（IR）是医学影像的一个子领域，主要负责执行许多微创手术。这些手术在医学成像指导下进行，包括 X 线透视、超声波、MRI 和 CT。

IR 的主要目标是使用医疗领域现有的最小侵入性程序来治疗患者，最大限度地减少患者的风险，提高治疗效果。与传统的外科手术相比，IR 手术的痛苦更少、风险更小、恢复时间更短[15]。

通过将机器学习纳入诊断和治疗，AI 可以改变 IR 的游戏规则，使医疗保健专业人员能够有效提供最高质量的护理。通过 AI，可以快速分析大数据，发现有助于影像科医生的新见解。

AI 在 IR 中的应用

• **预测结果**：作为医学影像的一个亚专业，IR 面临一项最大的挑战：在治疗之前无法预测治疗的结果。为了减少不必要的干预和程序，IR 专业人员必须设计出一种成功率高、准确可靠的治疗方法。这不仅可以降低医疗费用，还可以减少患者的风险和痛苦，提高治疗效果。

然而，借助深度学习的帮助，这种挑战可以被克服。通过使用患者的临床数据、基线诊断图像及计划中的干预结果，可以让 AI 学习这些变量和手术结果之间的关系，以预测新患者的手术结果。但需要注意的是，必须明确指定干预措施的特点，以获得准确的预测结果[16]。

通过基于深度学习的 AI 决策辅助，介入放射科医生可以更好地制订治疗方案，提供最高质量的护理。这将有效地降低患者的风险和痛苦，提高治疗效果，并为医疗保健行业带来更多的好处。

• **改善诊断**：在 IR 领域，AI 还有另一个重要应用，即改善临床影像诊断。这涉及基于深度学习的图像分类，有助于放射科医生对肝脏肿块的 MRI、CT 和超声扫描等影像进行分类[17,18]。随着卷积神经网络在 IR 领域的应用越来越广泛，医疗保健专家对其认识也越来越深入，并利用它提高 IR 患者的护理质量。

需要注意的是，卷积神经网络主要作为一个黑盒，因此采用包含结果可解释性的方法将有助于临床转化，使医疗保健专家了解决策背后的原因，并预测决策可能失败的原因。

在 IR 领域创建这样的模型非常重要。这将加强工作流程，帮助 IR 专业人员确定新的成像生物标志物以进行准确和有效的诊断。改进诊断方法可以大大改变 IR 对患者和医护人员的影响。

• **加强 IR 程序**：医疗保健领域总是有改进的空间，特别是在 IR 领域。放射科医生必须克服高成本、决策缓慢等挑战，这些程序增加了患者的等待时间和治疗费用。一旦 AI 广泛应用于 IR，这些程序将得到明显改善。AI 在医疗保健行业的主要目标是降低成本，这个目标也可以在 IR 中实现，如通过自动化成像和决策过程来大幅削减成本。

此外，AI 可以增强 IR 的各个方面。例如，已经开发出远程导管导航辅助系统来改善介入放射科医生的经验。科林杜斯（Corindus）公司的 CorPath GRX 血管机器人系统在介入手术中提供精确的设备定位（亚毫米精度）[19-21]。该系统配有机器人辅助控制导管、导丝和快速交换导管，可为 IR 医生提供辐射保护，并可能减少工作人员和患者的辐射暴露。同样，还可以开发许多新技术来增强各种 IR 程序。

机器学习模型可以在几毫秒内运行并提供结果，从而缩短 IR 领域的决策过程时间。从长远来看，患者和放射科医生都将从 IR 领域的改进的周转时间和程序中受益。

- **加强患者选择**：AI 在 IR 领域的另一个重要应用是改善患者选择。机器学习可以帮助专业人员预测治疗效果[22]，从而保证更多接受 IR 手术的患者能够获得高质量的护理。使用机器学习模型的最大优势是减少患者接受对他们没有任何好处的 IR 治疗的可能性[16]。当然，这只是 AI 在患者选择方面改善 IR 的一种方式。该模型可以扩展到许多其他群体，以优化从诊断到治疗的整个过程。

例如，在任何治疗开始之前，AI 可以识别出无反应的患者，患者将被免受不必要的治疗和疗法之苦。然而，为了使结果更准确，必须提供适当的数据给 AI。一旦数据齐备，AI 将做出更准确的预测，并提供患者所需的治疗建议。这些数据也必须定期验证和更新。重新训练模型是必不可少的，以获得最大的效益，因为这将影响患者在治疗期间的体验。

介入放射学与 AI

在 IR 领域，AI 有许多其他潜在的应用。通常情况下，诊断性放射科医生很少，这是一个可以在未来几年大幅改善的领域。此外，AI 有能力提供更高质量的护理和更准确的诊断结果。

当然，目前 AI 仍处于发展阶段。设计 AI 所涉及的伦理问题必须由参与这一过程的每个人进行讨论并达成共识。此外，还需要更多的研究来开发出医疗行业所需的最佳 AI 算法。

一旦所有适当的步骤得到遵循，AI 可改善患者护理质量和提升影像科医生的工作成果。一旦 AI 开始高效运作，IR 领域将发生重大变革。

总结

总的来说，医学和研究的未来方向在于深度／机器学习，也被称为 AI。这场革命正在我们身边发生。算法已经融入了我们日常生活的方方面面，如脸书（Facebook）的自动人脸识别功能和亚马逊（Amazon）Alexa。然而，AI 面临的最大问题是，许多医疗专业人士包括影像科医生，对实施这一技术持犹豫态度。因为许多人认为 AI 是劳动力的竞争对手。让影像科医生积极采用能够帮助他们的技术是目前的挑战。

需要强调的不是自动化或技术已经变得多么先进，而是 AI 更像是一个助手。它可以发现不正常的情况并减少人为差错，同时结合个人的智慧来加速诊断。AI 将帮助优化影像科医生工作模式，他们将有更多时间来检查图像的细节，结合 AI 和医生的综合结果，并在诊断和治疗患者方面发挥更积极的作用。

也许，在未来，医学影像和其他医学领域将需要重新定义，但医疗保健的人性因素永远不会改变。医学影像的未来在于 AI，因此，让 AI 蓬勃发展，为每个人带来更好的未来。

29· 病理学

为了推动医学诊断和研究的发展，必须关注最新的技术进展，如 AI 和机器学习。可以预见的是，AI 的重点应用领域在病理学等临床诊断领域。这个想法很简单：将重复和耗时的任务交给机器，以便人类专家能够专注于更具挑战性和复杂的病例。

相关研究数据显示，低收入和中等收入国家在全球疾病负担中占有相当高的份额，但训练有素的实验室医学专业人员数量却很少[1]。

病理学家是医疗行业中数量相对较少的医疗专业人员。他们可以从AI的支持中获益，以应对日益增长的更强大、更多变的疾病、病原体和非感染性疾病的威胁。虽然其他医疗领域早已采用AI来承担调节工作流程或扫描数据等任务，但AI在病理学领域的应用相对较晚。然而，这种新兴的合作关系已经带来了好处，并带来了该领域的快速发展。

数字病理学的发展

气候变化、工业化和其他因素长期以来一直对人类的疾病和病原体产生影响。由于癌症发病率上升及导致非传染性疾病慢性化趋势，临床领域迫切需要采用数字病理学来改善现有的诊断措施，并减少与传统方法相关的成本。

据报道，2019年全球数字病理学市场规模为7.676亿美元，预计2020—2027年将以11.8%的复合年增长率快速发展，提高工作流程效率，促进快速诊断工具的出现。其中，亚太地区将呈现更快的扩张速度，预计为12.9%，这得益于数字成像在不断增长的经济体中越来越受欢迎[2]。

全玻片成像（WSI）捕捉组织显微镜的图像，并利用专门的扫描仪将其上传到数据库。这些数据库在研究和分析后可得出诊断结果。WSI允许病理学家在电脑屏幕或虚拟显微镜上将数据可视化，从而在教育、培训、诊断、咨询、会议、归档等方面得到改善。与传统的外科病理实验室工作流程相比，WSI省去了手工切片、特殊染色或免疫组化测试等烦琐步骤。病理学家通过WSI制作的整张幻灯片图像与教科书、医疗记录和其他先前收集的分子或实验室数据一起使用。然而，每张图像的数据量达到2～3 GB，必须使用最新的数字工作流程来处理。这样形成的数据集非常庞大，因此 AI 帮助分析的用武之地得以实现。

数字病理学采用 AI，可以将组织切片导入软件程序，该程序使用机器学习发现微妙的模式并向病理学家提供详细信息。AI 不仅可以从不同角度分析标本，而且可以简化工作流程，提高报告和诊断的效率和准确性。

目前数字病理学的进展包括全玻片成像和机器人光镜技术的应用，借助环境计算和光纤通信的支持，共同推动数字化在病理学中的应用。同时，预测和混合模型及基因微阵列的应用，也为高效的计算机辅助诊断提供了支持，能够对疾病进展进行估计和风险评估，从而改善研究和治疗措施。

为什么病理学需要 AI 和机器学习

目前全球每三个人中就有一个人受到癌症的影响，这意味着到 2030 年，超过一半的全球人口将会患上某种形式的癌症。然而，病理学家数量无法满足对身体组织样本研究的需求。例如，中国约有 2 万名病理学家，但考虑到总人口规模，需要超过 10 万名病理学家才能处理对应的工作量。

更重要的是，病理学家受限于人眼在显微镜镜头下所能检测到的组织样本，无法识别模式并将其与临床结果联系起来。即使有数字整张幻灯片成像和其他收集视觉数据的方法，病理学家也只能在有限时间内自行获取信息。然而，AI 可以从众多不同的角度审视细节，从各种医疗和研究数据库中获取新的信息，无论是在人体内部还是外部，因此可以对更大的数据集进行分析，揭示以前未获得的有用结论，帮助更快地解决病例，使病理学家能够迅速处理下一个病例，从而缩短周转时间。

先进的成像技术、自动化技术、自然语言处理、机器学习及 AI 等强大的分析技术在该领域的融合，正在为患者带来加速诊断和早期治疗方案所需的工具。

2018 年，英国成立了帕斯湖财团（The PathLAKE Consortium），

作为英国研究与创新（UKRI）资助的 5 个人工智能卓越中心之一，它汇集了大学和英国国家医疗服务体系（NHS）的合作伙伴，致力于创建完全数字化的细胞病理学实验室，以及经过伦理批准的匿名扫描切片图像的数据湖，用于训练和开发人工智能算法[3]。另一个大规模的数字图像库是癌症基因组图谱（The Cancer Genome Atlas），它允许研究人员访问带有注释的病理图像的大型数据库，这些图像与临床和基因组相关，可作为基于 AI 的病理诊断软件的培训材料[4]。

AI 在病理学中的未来

虽然病理学实验室已经整合了更快、更强大的技术，但 AI 和病理学之间最令人兴奋的时刻在不久的将来。许多进步超越了 WSI 的用途，将深度学习的最新算法融入其中，增强了 AI 系统的诊断能力。这些深度学习系统创造了机器辅助病理学或计算机辅助诊断（CAD）的可能性。这意味着 AI 将能够帮助病理学家完成以下工作。

形成假说　目前，病理学家通过一个系统的过程来得出假设，根据他们所了解的情况来询问自己什么是相关的，并可能忽略其他的可能性。在 AI 的支持下，来自电子病历、心电图、脑电图、MRI、CT 等成千上万的数据将被扫描，以寻找最合适的方案。由于 AI 能够对某些图像中常见和不常见的模式进行分类，因此它在识别疾病和其他异常情况方面将变得越来越好。

检测和分类已知的特征　不同来源的累积所形成的大型数据集可能是压倒性的，难以分析。对已知特征的组织和分类有助于更好地诊断。联合病理中心（JPC）是美国联邦政府的病理参考中心，也是美国国防部卫生局的一部分。该中心选择了休伦（Huron）的 AI Lagotto™ 图像搜索引擎来索引和搜索 JPC 不断增长的数字图像档案，以解锁存储在资料库中的丰富知识，加强研究，并使研究人员、诊断人员和教育工作者更容易分享数据。通过连接这些丰富的数据集，如病理报告、治疗计划、患者结果，甚至是来自基因组学的数据，Lagotto 为新的应用奠定了基础，如用于个性化治疗计划或改进药物发现的预测算法[5]。

识别未知模式　通过 AI 辅助的病理学家，能够识别以前可能不存在的新模式或意外关系，这有助于 AI 算法搜索数据库、生物库或电子医疗记录时得出新的结论。2019 年，赫格德等研究描述了谷歌（Google）的 AI 方法，该方法有助于改善数字图像中类似特征的搜索结果，无论这些图像是否由受过训练的病理学家或科学家注释。审阅数字切片的专家在将其输入数据库之前，对其进行解释，这样 AI 算法就可以分析并学习如何区分细胞和组织的形态学。组织病理学的相似图像搜索（SMILY）算法使用未标记的图像数据集来寻找形态相似的图像，以识别更新的模式，进而做出更准确的预测[6]。

减少错误　AI 算法能够快速准确地检查各种不同的诊断，并缩小特定疾病的最适当的致病或预后因素，从而减少错误。强大的算法甚至可以进行迁移学习，即用于诊断一个器官或组织样本的疾病表现的原则可以转移或应用到另一种类型的组织样本。在 AI 的帮助下，应用程序不仅可以自动分析 WSI，还可以与全球专家共享或由专家验证，从而最终减少出错的机会，提高报告的准确性。

学术或专业培训　Lagotto™ 是一款获得专利的、基于内容的图像检索软件，能够在一个机构或全球数据集中即时搜索类似的数字切片，并获取相应的诊断报告、患者结果和元数据中的知识。通过这个软件，用户可以找到类似的病例，并实时阅读来自亚专业专家的多份病理报告，为病理学家、研究人员和教育工作者提供虚拟同行评审的学术或专业培训[7]。

节省时间　一份由 AI 系统撰写的病理学家报告指出，使用 AI 可以帮助病理学家节省诊断时间，并确保他们有更多的工作日用于处理具有挑战性的病例，而将常规病例的劳动密集型工作交由 AI 处理。2018 年，谷歌开发了一种名为淋巴结助手（LYNA）的 AI 算法，以便在图像上报告转移性乳腺癌。斯坦纳等进行了一项研究，其中认证学会的病理学家进行了一次诊断模拟，分两个阶段审查淋巴结是否有乳腺癌细胞的微转移，一次有 LYNA 的帮助，一次没有。这项繁重的工作在有 LYNA 的帮助下比没有 LYNA 的情况下更容易，因为它将平均图像审查时间减少了一半，这也证明了辅助技术在减轻病理学家审阅负担方面的潜力。病理学家可以利用节省下来的时间和精力，专注于挑战性的诊断或临床任务。

研究还表明，使用 LYNA 的病理学家比那些没有使用辅助程序的病理学家或仅单独使用 LYNA 程序的病理学家更准确。这说明，理想的结果取决于人类思维和 AI 的最佳结合 [8]。

AI 在病理学中成功应用的证据

显微镜中的应用　虽然 AI 研究有所增长，但由于使用切片和扫描仪实现切片数字化的成本很高，在实际操作中利用这些工具具有挑战性。为了规避这一问题，有人建议将 AI 直接整合到显微镜中，即增强现实显微镜（ARM）。ARM 将基于 AI 的数据点叠加到样品的显微镜视图上，并通过光路实时转发，使算法无缝应用到显微镜工作流程中。此外，ARM 还可以使用现成的组件加装到现有的光学显微镜中，而不需要投资于整个玻片成像技术。

目前，该计划已在乳腺癌和前列腺癌方面进行了尝试，但潜在的应用是无限的。ARM 可以提供视觉反馈，如文字、箭头、热图或轮廓，帮助病理学家缩小受肿瘤影响的区域，以快速、高效地检测、量化和分类肿瘤 [9]。这不仅有助于将 AI 直接带给终端用户，让他们在最舒适的地方接触深度学习技术（即在他们的显微镜下），也为深度学习技术在医学实验室的应用提供了新的可能性。

肿瘤病理学中的应用　近年来，精准肿瘤学取得了重大进展，朝着预测性检测的方向不断发展，以选择适当的治疗方案对患者进行分层。由于转录或信号网络的分歧，导致肿瘤形成和发展的过程十分复杂，同时也破坏了基于基因表达或蛋白质形成的生物标志物的功能。因此，在染色组织标本中产生了独特的形态特征。因此，人们开始对 AI 系统产生了浓厚的兴趣，希望通过数字全玻片成像的方式，让神经网络识别组织样本中的肿瘤区域和正常区域。这样，在提供新数据的同时，有意识地完善分析，并协助进行诊断[10]。

现在，深度学习和机器学习应用被训练成能够通过分析全玻片成像和扫描获得的数字图片，寻找特定的形态学特征。随着强大的处理器、基于云计算和强大的 IT 基础设施的发展，可以开发基于像素的管线工作流程，以创建基于机器学习的预后或诊断算法[11]。

在 2019 年，纳格帕尔等进行了一项研究。他们使用深度学习 AI 系统，在处理根治性前列腺切除术组织的整个切片图像后，自动分配格里森评分，并与普通病理学家所做的评分进行比较。两组结果都由一位泌尿生殖病理学专家检查，观察到深度学习方法在预测格里森评分方面的准确性为 70%，而病理学家的平均准确性为 60%。这种使用 AI 算法的方法提高了诊断的准确性，特别是缺乏专家时尤其适用。这种方法有望让精准肿瘤学技术更容易普及，从而使更多的患者受益[12]。

虽然现代乳腺癌治疗需要将患者和疾病情况进行分类，以提供有针对性的治疗和预测生存率，但这种分类是基于对组织切片的解读、细胞有丝分裂计数及带有生物标志物状态的组织学分级。这些任务已经被委托给基于 WSI 的 AI 软件，以减轻病理学家费时费力的工作。由于病理学家主观性固有的特点，其判断结果可能存在差异[13]。

2019 年，沙迈阿等进行了一项研究，使用了 AI 算法和深度学习系统，从乳腺癌患者的组织微阵列中评估激素或生物标志物状态，预测准确率达到 92%。这表明，深度学习模型可以协助病理学家进行肿瘤病例的分子图谱分析[14]。

炎症病理学中的应用　在炎症病理学中的应用方面，通常肿瘤病理学更为主流，而炎症条件下的应用潜力往往被忽略。然而，2019 年马丁等开展了一项研究，评估了印迪卡实验室（Indica Labs）[15] 开发的深度学习算法在非肿瘤性胃活检中的应用，并与独立的病理学家的金标准诊断进行了比较。结果表明，该算法在识别幽门螺杆菌方面的准确率为95.7%～100%。这意味着卷积神经网络有可能成为幽门螺杆菌胃炎的良好筛查和诊断工具。Indica 实验室提供了对 WSI 的评估，并使用 HALO AI 分析数字图像和 HALO Link 进行数据管理和无缝协作[16]。

在 COVID-19 中的应用　由于 2020 年的全球大流行，新型冠状病毒的出现意味着医疗保健系统必须找到一种简单的方法，及时获取关于病毒对不同器官和身体功能的影响的知识，以帮助治疗和研究有效的疫苗。2020 年 5 月，美国联邦政府在 Indica 实验室的计算病理学软件和 OCTO 的 IT 系统的支持下[17]，旨在建立一个关于 COVID-19 的充足信息数据集。

该数据集包括从被诊断为该病毒或因该病毒而死亡的患者处收集的血液和组织样本，从不同器官，包括肾脏、肝脏和心肺组织样本准备了全玻片图像。数字图像由专业病理学家进行注释，元数据编入基于云的存储库，可作为教育资源和研究及临床试验使用，以便发现 COVID-19 的预防或治疗方法。该资源库现由美国国立卫生研究院（NIH）托管，并由 Indica 实验室的 HALO Link™ 软件增强，实现了以协作和安全的方法来分析和分享图像。

总结

为了充分利用 AI 带来的众多优势，必须改变我们的思维方式。病理学家和其他医疗专业人员需要明确，他们的经验和伙伴关系对于整合更好的技术至关重要。此外，大规模实施 AI 仍面临许多真实且重要的障碍，如过时的 IT 基础设施、软件和硬件的存储空间限制、网络延迟，以及由于过时的电子病历接口而缺乏互操作性。为了促进医疗界的交流，需要对所开发的工具进行规范和循证验证。

与此同时，虽然存在一些障碍，但是 AI 在改善数字和外科病理工作流程和结果方面已经取得了进展，包括有助于快速、自动诊断和获得及时的治疗干预。AI有可能颠覆传统的分子和基于基因组的测试，这些测试是预测疾病再发和治疗结果的标准。

从患者的角度来看，AI工具可以通过应用程序和移动设备提升患者的体验度。AI工具能够让患者在已知的基因组学（即精确可获得的基因测试）和其他基于人口的健康数据的背景下，访问电子健康记录、放射学和病理学报告及图像。

(30)· 外科学

未来几十年，人工智能在外科学中的应用将推动人类实现手术领域的重大变革，为疾病治疗带来更快速和更优质的效果。AI驱动的技术不是要取代外科医生的技能，而是旨在减轻医生的负担，并拓宽治疗的可能性。

在医学领域，外科手术本身就是一个高度专业化的领域。多年前，机器人手术被引入以减轻执业外科医生在手术中的身体负担。然而，人工智能使这一进展更进一步。将AI应用于外科机器人技术，旨在通过简化诊断和工作流程，实现手术操作的准确性和精确性，并及时预测术后并发症或病情变化，从而减轻医生的认知负担。

手术中的机器人技术：奠定基础

外科医生的技能在于手指的灵巧和精确的切口。经过多年的培训和经验积累，在手术室里，他们的价值不可估量。然而，漫长复杂的手术常常需要高强度的体力支撑。

手术机器人的发明和应用，使得它们能够在不同级别的监督下，精确地执行多个重复性手术程序，并且在不疲劳的情况下完成。此外，它们还能够为外科医生提供机器人臂，从而改善外科手术的操作和视觉效果。随着运动学的引入，人机工程学也得到了改善，人类的大规模运动被转化为机器人手中有限而复杂的技术动作。机器人还能够避免人类在手术中可能出现的意外动作、手部颤抖或事故，这些都可能导致严重后果。

第一个机器人手术是在 1985 年进行的，它是一个简单的神经外科手术，由一个名为 PUMA 560 的改良工业机器人进行的立体定向脑活检。1994 年，射波刀被发明，利用实时图像引导和机器人臂瞄准聚焦辐射束，用于治疗无法手术或手术复杂的肿瘤患者，采用立体定向放射外科和立体定向身体放射治疗技术。

自那时以来，手术机器人领域迅速发展，包括内镜（1989 年的宙斯系统和 2000 年的达·芬奇系统）、生物启发式（I-SNAKE 和 CardioArm）及微型机器人模型（如胶囊内镜 PillCam）。触觉反馈技术的发展，即机器人的用户界面可以对触摸作出反应，也带来了新的实际应用[1]。

然而，将 AI 应用于机器人手术，提高了专业水平，真正推动了该领域的发展，并开创了大量的可能性。AI 的不同领域，如机器学习、自然语言处理、人工神经网络和计算机视觉的加入，展示了显著的发展空间。

AI 在外科工作流程和机器人技术中的应用：未来构建

虽然机器人技术可以大大提高手术的准确性，但要让患者真正受益于手术治疗，应该考虑在手术前和手术后过程中应用 AI。

现已开发出应用于电子病历的机器学习模型，该模型可以预测患者可能发生手术部位感染的时间，并基于数据进行评估，包括对程序、实验室和放射学检查及患者症状的分析。与传统的诊断方法相比，该模型的预测结果非常准确[2]。

此外，一种自然语言处理算法——词袋模型，被应用于从电子病历中提取的自由文本，以预测结直肠手术后吻合口渗漏的风险。该算法的敏感性为 100%，特异性为 72%。研究人员利用人工神经网络和深度学习为外科医生开发了一个临床决策支持系统，用于对需要进行主动脉血管扩张手术的患者进行术前评估[3]。该系统的准确率达到 95.4%。由于该手术的风险较高，预测哪些患者可能会出现并发症或无法在手术中存活，有助于降低手术成本及降低因预期并发症而产生的术后费用。该系统为患者提供了替代治疗的选择，提前预知手术后的风险，并有助于减少不理想的术后结果 [4]。

计算机视觉算法可以对接受手术或诊断的患者进行基于图像的分析。通过观察外科医生执行手术时记录的数据以及来自电子病历的患者数据，可以训练机器学习系统，产生有用的信息，并实时识别和预测外科干预期间或之后可能发生的不良事件。

完全自主的系统：想象中的未来

2001 年进行的 Lindbergh 行动是第一个由机器人辅助的跨大西洋远程手术，在美国的外科医生，通过在机器人控制台上操作机器人，为远在法国的斯特拉斯堡患者，完成了微创内镜手术切除胆囊的手术 [5]。

目前，远程指导下的机器人手术是一个不断发展的原型。虽然大多数正在构思中的系统并没有将决策权交给机器人，但它们是在综合手术室控制台由外科医生进行操作。远程指导手术是一种更传统的选择。在当地的控制台上，手术室里的外科医生可以进行操作，而另一个中心的专家不仅可以看到，甚至可以接管对某些关键手术步骤的控制。这项技术在当今世界有着多方面的影响。医生与患者的比例正在急剧下降，极度缺乏外科医生等专业和超级专业医疗保健提供者。因此，它为具有临床能力的机器或机器人提供了可能性，可以在人类难以干预的地区，如受自然灾害、地方性感染或战区影响的地区，独立对患者进行手术，从而保障医生和患者的安全，并获得良好的治疗效果。

2016 年，研究人员启动了 STAR 试验（智能组织自主机器人），使用自主肠道吻合手术，只采用 AI 算法，几乎没有人类干预控制。这些试验使得 AI 在外科领域出现，并为未来真正的智能机器应用于医疗保健这一基于技能的传统手工领域提供了机会 [6,7]。

在手术中，AI 主要用于引导，以改善可视化和解剖定位。其中，包括以下方面：① 基于感知的工具，这种应用程序或软件可以追踪手术工具和环境之间的相互作用，并显示动态器官功能的三维重建，而不是静态图像或仪器跟踪下的导航。② 解剖部位的定位和绘图，这包括使用同步定位和绘图（SLAM）工具[8]、视觉测距和摄像机定位、内镜导航和增强现实。③ 系统建模和控制工具，这种工具使用运动学，并通过强化学习从演示中进行机器学习。④ 人与机器人的互动工具，这种工具使用无触摸操纵技术，甚至未来可能实现意图理解和预测。

2019 年，荷兰开发了 MicroSure 机器人用于机器人显微手术，并使用 AI 来缝合淋巴水肿患者的小血管，以减少肿胀[9]。早期的试验已经证明，在手术中辅助或控制机器人手术、术前和术后 AI 干预、基于研究的指导或工具，有助于减少临床实践和程序的差异，从而改善临床结果。突触医疗（Synaptive Medical）最近测试了其 Modus V 工具，这是一个全自动的机器人数字显微镜，可以在手术室内使用，对解剖区域进行可视化[10]。

Proximie 是一个总部位于伦敦的网络平台，允许医生特别是外科医生，通过音频、视频和增强现实技术进行交流和合作。其 AI 支持的计算机视觉软件使外科医生能够调用与手术有关的数据和图像，并以非常清晰的方式实现可视化。目前，Proximie 已经被 1/3 的 NHS 医院使用，并计划在 2020 年底达到 40% 的渗透率。这些技术的应用有望为医生和患者带来更好的手术体验和治疗效果[11]。

总结

基于技术的手术实践能够提高外科医生的护理服务水平。AI 可以收集和整合大量手术经验数据库，类似于基因组和生物库，从而使临床决策和复杂手术技术更加容易。利用大数据创建一个集体外科意识可以提供技术增强和实时决策支持，甚至形成类似于手术中的导航 GPS。先进的增强现实和虚拟现实系统也可以加强外科培训和教学。如果技术得到适当的发展和应用，AI 将彻底改变外科教学和实践的方法，为患者提供最佳护理服务。

31. 麻醉学

在医学领域中，麻醉学是独一无二的，因为参与其实践的医生必须与患者、其他医护人员（如医生和护士）共同协作。麻醉医生需要熟悉药物的代谢、相互作用和使用时间，并根据不断变化的患者变量和来自生命体征和药物监测数据的信息做出关键决策。

AI 在医疗领域的引入，旨在使医生和患者更加安全和高效，而麻醉也不例外。AI 和机器学习可以提供大量高度准确的数据，这些数据可以被有效地处理，以满足患者的具体要求。

AI 在麻醉学领域的实践

麻醉深度监测　在手术中，区分清醒状态和麻醉状态是一个非常重要的问题。基于脑电图（EEG）的生命体征参数，如美国美敦力公司开发的双频指数（BIS 指数）已被广泛使用。由于 EEG 反映大脑的活动，揭示不同麻醉状态下影响大脑的信息，因此成为监测和预测不同麻醉深度的理想选择。

通过使用记录的患者信息作为局部线性嵌入或人工神经网络等机器学习算法的数据集，可以将 EEG 信号划分为患者的有意识和无意识状态。因此，研究人员能够开发出一种脑电图监测系统的方法，帮助麻醉师在手术过程中准确估计麻醉深度。谷等[1] 研究使用人工神经网络分析多个基于 EEG 的参数，如排列熵、β 比率、同步快速流，以准确区分丙泊酚麻醉期间的不同患者状态。同样，沙尔巴夫等使用 EEG 特征数据对七氟醚麻醉期间清醒和麻醉的患者进行分类，准确率达到 92.91%[2]。

控制麻醉的实施　随着脑电图 BIS 数据成为衡量麻醉深度的关键指标，研究人员开始采用基于 AI 的工具，以 BIS 作为目标措施实现麻醉控制。他们还应用机器学习来调节麻醉药物或机械通气的输送。谢等[3] 利用基于规则的分层监控和模糊逻辑控制的架构框架，开发了自动提供神经肌肉阻断药物的 AI 依赖控制系统。通过前馈、反馈或闭环系统[4]，基于机器的监测和停止机械通气也已成为可能，甚至可以同时照顾相邻手术室的多个患者，节省人力资源。

事件和风险预测　美国麻醉师协会（ASA）建立了一个分类系统，用于评估术前手术患者在手术中的风险。由于手术类型、肥胖、以前的医疗状况和年龄等多种可变因素需要考虑，因此 ASA 的统一应用变得困难，可能导致医疗差错的发生。因此，开发了 AI 和深度学习算法来指导医生和外科医生在使用这个分类系统时准确分配和解释风险。

- **收集患者数据**：Anesthesia Touch^{TM}是麻醉信息管理和药物管理系统，可以自动制图生理数据。它的友好用户界面使其成为全面的麻醉文件及患者的电子病历记录工具。由于基于 AI 的监测设备可以自动捕捉患者数据，因此麻醉师在照顾患者时不需要手写笔记。

Pharmacy Touch^{TM}是一个补充模块，可以自动记录，从而减少药物使用错误，以支持床边护理的紧急情况下的关键决策。它与 Synopsis Healthcare 整合在一起，后者专门为英国国家卫生服务（NHS）提供电子术前评估和麻醉制图自动化。Synopsis iQ[5] 彻底改变了数字用药和监测的作用，使之变得清晰和高效。该平台通过提高解释的一致性来减少可避免的有害事件。作为一个副产品，机构还可以通过有效改善人员分配、减少手术取消，以及随着患者周转率的提高减少手术前不必要的测试，从而减少医疗差错的风险。

- **估算困难插管的风险**：使用基于面部识别软件和经过训练的 AI 算法的自动化、计算机化评估，在术前识别有困难插管迹象的患者，有助于减少因麻醉影响而导致的不良呼吸事件的发生。阿卜杜拉齐兹等进行的一项研究使用了名为 Alex 困难喉镜软件（ADLS）的机器学习算法，并同时使用了微软视觉 2008（Microsoft Visual Studio 2008）和怀卡托知识分析环境（Waikato Environment for Knowledge Analysis，WEKA）来识别将要发生困难插管的情况，准确率达到了 76%[6]。

超声引导　AI 已被用于协助麻醉师进行基于超声的手术，其中最常见的是进行药物治疗。赫瑟林顿等进行了一项基于深度卷积神经网络的研究，以正确识别椎体水平来输送硬膜外药物。该算法对腰椎空间和骨骼的超声图像进行判别，准确率达到了 80%。软件显示增强现实的投影，向麻醉师展示拟穿刺的椎体水平[7]。

疼痛管理　基于 AI 的神经网络可以估计患者对疼痛和缓解疼痛药物的反应，以减少所需药物和剂量，同时调整剂量以防止不良反应。这在很大程度上减少了错误，并通过预测性循证算法，特别有助于术后疼痛和患者控制的慢性疼痛管理。

乔斯等开发了一项研究，使用镇痛监测器（即镇痛痛觉指数信号），利用机器学习技术，分析痛觉指数和麻醉师所做的药物滴定之间的关系。这些结果通过交叉验证后，可作为疼痛管理药物准确剂量的有效预测器[8]。

通过虚拟现实进行麻醉过程训练

基于模拟的虚拟现实培训正迅速进入主流医学本科和研究生课程。传统的培训方法需要经验丰富和训练有素的观察者提供大量时间和资源，学习者练习和磨炼麻醉过程的机会有限。虚拟现实技术可以通过模拟复杂的侵入性手术，提供反复演练的机会。而且，虚拟现实培训所需的硬件尺寸也变小了，Oculus 提供了成本低廉、占用空间小的设备。麻醉 SimSTAT 是由美国麻醉师协会和 CAE 健康（CAE Healthcare）开发的基于屏幕的培训项目，它可以让学习者接触药理学和真实的麻醉相关波形，以帮助管理创伤、阑尾切除术、机器人手术和分娩等麻醉过程。该软件托管在微软 Azure 平台上，而该平台还发布了 HoloLens 2（一种可穿戴的全息计算机），可以与全息图进行互动。使用 AI 算法可以追踪手部动作和眼睛注视，这可用于在创伤或重症监护室等紧急场景中对重症监护人员进行心脏骤停、卒中、头部受伤和血流感染等情况的培训[9]。

AI 将减少错误，提高效率和完善性

AI 能够帮助减少错误、提高效率和完善性。基于 AI 的支持系统的

目标是有效地减轻医生的认知负荷，同时接管人工、耗时和重复的任务，这样麻醉师就可以将注意力集中在患者身上，以及处理真正复杂的、需要技能干预的病例。受益于更可靠和更警觉的护理服务的是患者。

通过基于 AI 的麻醉决策支持系统，人为错误和解释的差异将减少，效率将提高。基于 AI 的麻醉信息管理系统拥有智能监测系统，将确保在手术期间和手术后进行持续监测和报警，以限制人为错误或手术后并发症的影响。

AI 不会取代专业人士，但会协助他们

尽管麻醉学将从基于 AI 的设备中受益，但机器学习不能替代知识和判断，也不能取代受过训练的麻醉师。手工技能和基于工作经验的判断对于执行紧急救命的决定至关重要。在这个领域进行的大多数研究都是关于增强麻醉医生的工作流程、决策和临床护理，而不是取代医生的角色。医生的角色是结合临床知识和身体的灵活性来进行常规的活动，如气管插管、静脉插管和神经阻断等。

贝勒大学医学中心的亚历山大和乔希认为[10]："麻醉师是享有认知和灵巧劳动的良好组合，鉴于 AI 将主要带来认知工作的自动化，可能是我们阻止了该专业的完全自动化。"在过去十年中，应用于麻醉学的机器学习和深度学习系统在范围和数量上都在不断进步，有许多令人兴奋的潜在机会，使该领域在未来更具潜力。

32. 疼痛医学

大多数人都不太能够承受疼痛，特别是在接受医疗治疗之后。我们尝试寻找各种方法来缓解疼痛，包括使用处方药。这是因为没有得到缓解的严重疼痛会导致精神压力、抑郁和焦虑。

目前，AI 正在广泛应用于医疗保健的各个领域，包括疼痛管理。这

有助于患者更好地应对自身的疼痛[1]。

疼痛管理的历史

长期以来，疼痛管理一直是医疗保健中最为关键的方面之一。一般情况下，止痛药被称为麻醉药，可分为4个主要类别：麻醉药、重症监护医学、重症急救医学、疼痛医学。

这四类疼痛治疗的主要目的是降低敏感度，以便在手术时没有疼痛[1]。在现代医学发展之前，各种物品被用作麻醉剂，包括颠茄、酒精、鸦片、氯仿、氧化亚氮等。

这些早期麻醉剂的问题是它们有一些副作用[2]，导致许多并发症，使患者的康复过程变得更加困难。当然，现代医学已经遏制了许多问题，但为了更好地管理疼痛，仍需要AI的干预[3]。

AI 在疼痛医学中的应用

随着技术和AI的不断发展，许多公司正在为疼痛管理研发更好的解决方案。AI在疼痛医学和管理方面取得了许多进展。

PainChek　你知道全世界大约有5 000万人患有痴呆吗？在英国，有85万人及护理院中70%的人受其影响。其中一个主要问题是，至少50%的患者经历持续的疼痛[4]，而痴呆性疼痛是最大的挑战之一，因为其管理可能变得复杂。这是因为在大多数情况下，疼痛并没有被及时发现。当疼痛未得到治疗时，患者可能出现心理和行为问题，导致生活质量下降。

为了帮助痴呆患者管理疼痛，PainChek采用自动面部分析技术和自动化技术，帮助医护人员识别患者的疼痛，尤其是在不容易发现的情况下。PainChek可以了解疼痛的严重程度，监测治疗效果，并优化患者护理质量。该工具使用面部分析技术，分析个人存在疼痛的微表情、检测脸部、映射所有面部特征，并应用不同的算法来检测疼痛。在所有这些分析之后，提供了一个疼痛评分和强度等级。

医护人员可以在iOS和安卓设备上使用这个工具，即使没有互联网连接。一旦有了互联网连接，数据就可以同步。因此，PainChek 是许多临床环境中检测患者疼痛的理想工具。

NeuroMetrix NeuroMetrix 推出了一款更先进的治疗设备 Quell 2.0，它在之前的 AI 设备 Quell 的基础上进行了升级。虽然 Quell 2.0 比之前的版本体积更小，但其功能更为强大 [5]。用户将其佩戴在腿部，不论身体哪个部位出现疼痛，Quell 2.0 均可通过向大脑发送神经脉冲来触发中枢神经系统的自然止痛反应。用户可以轻松在药店柜台购买该设备，并使用其追踪身体的疼痛。

Quell 2.0 的推出旨在为疼痛患者提供更好的解决方案。该设备基于超过 7 万名用户的数据来确定感觉阈值，并施用正确剂量的电刺激。NeuroMetrix 采用大数据技术确保施用的剂量完全平衡。患有慢性疼痛的患者将从该设备中获益最多，因为他们无须依赖药物就能体验疼痛缓解。该设备可以评估疼痛强度，并施以适当剂量的治疗来帮助患者在短时间内缓解疼痛。

Kaia Health 凯亚健康（Kaia Health）是一家初创公司，旨在为慢性疼痛管理提供应用程序，以提供非药物的疼痛治疗方案。这种新型治疗方法主要是通过技术手段来提供心身疗法，以治疗肌肉骨骼疾病。移动技术将为用户提供心理技巧、身体锻炼指导及医疗 / 健康教育。目前，心身治疗的费用非常昂贵，这使得很多患者无法获得治疗 [6]。

Kaia Health 的目标是改善这种状况，希望患有多种骨科疾病的患者都能够获得这种非药物治疗方案。该公司已经创建了许多工具，帮助人们获得各种疼痛管理技术，以减少对基于阿片类的止痛药物的依赖，因为这些药物有很大的副作用。我们期待新的 AI 技术如何帮助患有肌肉骨骼疾病的患者。

DNA 公司 DNA 公司位于多伦多，以 3 000 万美元收购了疼痛管理应用程序 My Pain Sensei（MPS）。该公司利用新的 AI 技术结合基因组学洞察力、大数据和对话式 AI 跟踪工具 [7]，开发出可以访问超过

6 000 万份电子医疗记录的平台。这些记录将帮助医护人员了解症状、诊断、慢性疼痛的治疗效果、慢性病症及其他相关信息。该公司旨在利用这个平台开发各种健康应用程序，让人们能够掌握自己的健康管理[7]。一系列的应用程序将被设计用来帮助人们快速管理疼痛。该公司还将创建许多其他的保健工具，我们期待不久之后能够看到它们的问世。

阿片类药物危机和处方止痛药的问题

每天都有人滥用阿片类止痛药，因此了解疼痛管理和医学非常必要。据美国卫生与公众服务部（HHS）的数据，超过 1.15 亿人滥用处方止痛药，导致超过 4.2 万人死亡[8]。因此，我们需要 AI 干预，提供其他的疼痛管理手段。20 世纪末，医学界认为这些处方药不会成瘾，是慢性疼痛管理的绝佳解决方案。然而，阿片类药物的使用已经导致成瘾和药物滥用的增加。通过使用 AI 和大数据，我们可以提供对成瘾行为、疾病复发、药物滥用的早期检测等方面的洞察力。这些工具将为康复、恢复和疼痛管理的替代来源提供支持[8]。

处方药滥用的一个问题是医生可能会过度开药，但他们并非故意这样做。这是因为疼痛是一种主观体验。除了患者所报告的情况外，没有有效的手段或指标来衡量疼痛。此外，每个人的疼痛阈值都不同。为了开出处方，医生需要依靠患者的疼痛感知和自身医学专业知识。另一个常见的问题是，患有慢性疼痛的人对药物易产生耐受性，需要更大的剂量来控制疼痛。所有这些问题导致患者对止痛药上瘾。医护人员面临的最主要困境是满足患者需求的同时减少成瘾风险。

AI 如何帮助解决处方药滥用问题

通过 AI 的帮助，可以有效解决处方药滥用问题，更好地管理疼痛。将患者的数据与机器学习结合使用，可以创建更好的疼痛管理解决方案，AI 的目标是通过强化学习为患者提供个性化的疼痛管理方案。

强化学习是机器学习的一种形式，使用患者的反馈来创造更好的解决方案。这种技术可以根据患者不断变化的需求，帮助管理疼痛，其中包括患者的疼痛强度反馈。通过结合疼痛强度反馈和人口健康数据集，可以创建更好的疼痛治疗和管理方案，以最佳方式满足患者的需求。AI的工具可以克服疼痛主观性问题。

此外，需要关注的是，各地区的阿片剂处方率不同。有些地区医生开出的处方数量是其他地区的 3 倍以上，这使得一些滥用止痛药的患者能够利用这个系统获得更多药物。机器学习可以用来跟踪与患者处方相关的异常情况，如可以追踪处方何时被填补、地点，以及已知与正在服用的其他药物相互作用。机器学习可以跟踪这些信息，并提醒患者的医疗保健提供者。

AI 可以为滥用这些处方药的用户提供支持和持续干预。例如，移动设备或可穿戴设备可以帮助个人追踪其行为，并在出现突发事件时提醒他们的医疗保健专业人士。此外，这些设备可以为患者提供提醒和提示，以便他们能够有效地管理自身的护理。

与这些设备互动和使用这些设备的患者数量越多，医疗保健专业人员将有更多的数据来分析和创造更好的疼痛管理解决方案。机器学习将变得更加完善，患者将不必一直依赖止痛药来管理疼痛。当然，患者的合作对于 AI 的有效工作和避免阿片类药物成瘾是必要的。

AI 和慢性疼痛管理

除了处方药滥用，另一个重要的问题是慢性疼痛，数以百万计的人深受其害。AI 具备很强的能力，可以帮助慢性疼痛患者找到对其长期健康有积极影响的治疗方法。它可以利用患者的数据，提供可负担、替代的治疗方法，从而缓解慢性疼痛。

AI 可以帮助慢性疼痛患者寻找医疗援助和医生，这些医生已被证明可以在没有处方药的情况下改善患者的症状。此外，AI 还可以跟踪疼痛的强度和持续时间，帮助患者更好地管理自己的疼痛。当然，要创建一个能够有效帮助每个患者的 AI 工具，还需要大量的数据和训练。

如果这样的技术被准确地创造出来，它将有能力帮助超过 5 000 万患有慢性疼痛的美国人，也将帮助全世界数百万人。疼痛管理和医学是我们这个时代的重要挑战之一，在 AI 的帮助下，这些困难可以被克服。

总结

　　本章探讨了 AI 在疼痛医学和管理方面的应用。尽管我们在解决阿片类药物危机和帮助人们不滥用止痛药来管理疼痛方面仍有很长的路要走，但 AI 在疼痛医学方面已经取得了进展。许多工具和应用程序已被开发出来，帮助全球各地的患者更有效地管理疼痛，从而摆脱对止痛药的依赖。如果 AI 的研发人员以这样的速度继续下去，很快就会有一系列技术帮助患者更好地管理背痛、慢性疼痛、术后疼痛和其他类型的疼痛[9]。许多人忘记了疼痛只是一种症状而不是一种疾病，这就是为什么不需要依赖药物来克服它。正确的疼痛管理需要采取正确的措施，时间将证明 AI 是否能帮助医护人员和患者应对疼痛问题。

(33) · 精神病学

　　精神病学通常被认为是一个依赖于人际交往的领域。精神病学家会和患者或一组患者坐在一起，倾听他们的烦恼，并通过对精神障碍或类似心理健康问题的诊断来帮助患者，以及使用处方药进行治疗。这一切都是在人类精神病学家的掌舵下完成的，或者说看似如此。与其他医疗领域一样，精神病学正在悄悄地被机器渗透。AI 和机器学习的进步所产生的创新技术正在改变心理治疗的提供方式，这对一些患者来说可能是救命的[1]。

世界各地的心理健康

　　全球范围内心理健康问题普遍存在。据统计，全球有约 7.92 亿人患有心理健康问题，这意味着每 10 人中就有至少 1 人受到影响。美国国家心理健康研究所指出，美国 20% 的成年人（即 5 150 万人），至少患有一种不同程度的精神疾病[2]。在欧洲，约 8 300 万人的心理健康状况不佳，这令人担忧。亚洲地区精神疾病患者数量也在急剧增加，除了日本和韩国是高自杀率国家之外，香港的 1/6 人口也受到心理健康问题的困扰。不幸的是，由于 2020 年 COVID-19 的大流行，这一数字预计将在数量和严重程度上进一步增加。

杜克大学精神病学和行为科学教授、神经认知障碍项目主任穆拉利·多莱斯瓦米博士表示："精神病学是一个需求巨大却未得到满足的领域，在美国几乎每个县都严重缺乏精神病学家和治疗师，而在较贫穷的国家，这种短缺甚至更为严重。"

与此同时，全球医疗行业缺乏心理健康专业人员，这种短缺可能导致许多人在需要时无法获得精神病学援助[3]。那么，是否有可能通过 AI 在这个领域提供帮助呢？虽然包括精神病学家在内的许多医护人员对此持不同看法，但最近的发展表明，AI 可能会改变医生和患者的精神病治疗方式。

AI 在精神病学中的应用

在精神病学领域，AI 的应用可能比其他领域更具挑战性，如病理学或医学影像学，这些领域可以通过图像、模式或生物标志物的识别和关联来得出诊断或制订治疗计划。但是精神病症状无法明确地与遗传密码、神经影像学结果或大脑活动模式联系起来。大脑功能的时间和情境变化使得这些数据很难被技术捕捉。

人类行为的新科学　目前，AI 作为一种评估工具在精神病学领域得到应用，并开启了一个名为计算精神病学的新分支。该领域使用机器学习来增加数据分析，发现超越教科书精神障碍和疾病的未知因素，甚至更不寻常和极端的案例。换句话说，AI 使得挖掘精神病学数据和创造计算机辅助实验成为可能。在这些实验中，可以检验各种人格特征和精神障碍，也有可能评估被诊断为精神疾病的患者对药物治疗的反应。

AI 在心理健康工具中的应用

• MindLAMP：在心理健康工具中，目前有一项名为 MindLAMP（学习、评估、管理和预防）的开源项目在精神病学领域得到广泛应用，由美国哈佛医学院贝斯以色列女执事医疗中心的计算精神病学部门开发。该项目使用一种名为数字表型的新技术，通过智能手机应用程序和传感器，让临床医生和患者能够获得不断更新的实时信息。这些信息涉及患者的精神疾病生活经历、真实基线、日常波动和对生活经历的反应，以及对药物或治疗模块的反应。该团队已经成功地确保了其试验数据，并在其诊所中使用该应用程序。他们还设法通过该软件进行调查和认知测试。随着机器学习算法在这些数据中的应用，研究人员希望预测患者患严重精神疾病或精神健康状况下降的风险，以及复发的风险，以便采取充分和及时的干预措施。这个可定制的应用程序目前在苹果和谷歌的应用商店都有售 [4]。

• Bi Affect：另外一个名为 Bi Affect 的应用程序是由美国伊利诺伊大学医学院的精神病学系和生物工程系创建的。该应用程序通过巧妙地分析智能手机的日常键盘使用情况，帮助研究人员了解双相情感障碍患者在情绪变化时的打字模式变化。他们开发了一种名为深度情绪架构的深度学习算法，用于从患者的智能手机上收集的键盘元数据 [5]。该算法可以捕捉和分析打字速度、错误、停顿、退格键使用等方面的变化，而不收集正在输入的内容，以保护患者的隐私。这些分析结果帮助研究人员了解情绪波动和神经认知功能之间的相关性 [6]。

• Cyberball 游戏模块：Cyberball 是一款测试社交排斥的电脑游戏。受试者控制屏幕上的 3 个玩家之一，并认为其他两个玩家由基于 AI 的算法控制。研究人员可以改变球传递给由人类控制的玩家的时间比例，以唤起人们的排斥感。这种基于算法的研究已经证明，在对比有或没有边缘性人格障碍的患者时，排斥、社交排斥或拒绝的感觉可能存在差异 [7]。

• Instagram 学习：俗话说，"一图胜千言"。哈佛大学和佛蒙特大学的研究人员相信这是真理，因此他们使用机器学习在 Instagram 上寻找改善抑郁症筛查方法。AI 通过使用照片元数据、颜色分析和基于算法的人脸检测，准确地诊断试验参与者的抑郁症，并且成功率超过了保健医生的无辅助诊断成功率[8]。

聊天机器人

- **X2AI 的 Tess**：由 X2AI 创建的 Tess 是一款 AI 软件，可以通过文本信息询问人们需要听到的所有问题。该软件甚至可以对受抑郁症和情绪不稳定困扰的人进行心理治疗。据 X2AI 的首席执行官和联合创始人米歇尔·劳斯称，Tess 是一种心理学 AI，使用自然语言处理来理解用户实际谈论的内容，并捕捉人类的表达方式，如"我早上不想再醒来了"，并为这种情况提供应对策略或即时援助[9]。

- **Woebot**：是一款数字认知行为治疗师，可以通过智能手机的移动应用程序访问。内置的 AI 算法能够与用户进行对话，通过视频和文字游戏跟踪他们的情绪。经过分析，根据分数和对话，设计出推荐的治疗方法。例如，Woebot 会问："你感觉如何？"然后模仿与实际的人类精神病医生进行面对面的讨论[10]。

- **IBM 通过 Watson 进行研究**：IBM 正在利用 Watson 进行研究，探究患有各种精神疾病和问题的人与其他人在言语表达方面的差异，其中一些最新研究是由 AI 协助进行的。IBM 一直在收集精神病学访谈的记录和音频片段，并将这些数据与它的算法（如 Watson）相结合，以找到对话模式。希望通过让 AI 学习这些模式，帮助预测和监测精神分裂症、狂躁症、抑郁症和精神病。目前，IBM 的 AI 只需要听取患者大约 300 个字，就能检测出精神病的可能性，从而有助于更快地诊断和治疗。

预测能力　斯坦福大学精准心理健康中心的研究人员利用基于 AI 的算法，解释被诊断为抑郁症的人的脑电波模式，分析其在接受药物治疗之前和之后的变化，以预测哪些症状会随着治疗而改变。在一个庞大的任务中，研究人员将个别患者的症状与治疗期间不同时间点的脑电图结果相结合。研究得出结论，该算法可以成功地识别出预后不良风险较高的患者（如自杀倾向），这些风险可能会因传统检查的主观性而被漏诊。然而，这些模型的验证及在资源匮乏的国家的大规模实施可能会推迟该技术的采用[11]。

AI 在精神病学中的好处

使用 AI 进行精神病学评估有很多优势。现在医疗领域正在整合 AI，使得工作流程更加简化，更早地发现和治疗癌症等疾病，并加强了对影像学数据（如 MRI、CT 等）中异常情况的检测。AI 在精神病学中的优势如下。

易于获取　医疗领域最大的障碍之一是缺乏可及性。研究表明，56.4% 的成年人和超过 60% 的青少年患有精神疾病，但没有得到治疗。全球范围内的精神病学支持系统仍较为匮乏[12]。然而，AI 可以将精神病护理带给最需要它的人。像 Tess 和 Woebot 这样的聊天机器人可以提供基本的咨询，而像 Ginger.io[13,14] 这样的在线平台，则是机器学习和临床网络的合作，可以向用户提供建议或实时支持，以及通过基于视频的治疗和精神病学课程提供一系列的治疗。

更快的检测　传统的精神病治疗依靠对患者的观察（或没有观察）来对问题进行推断，并做出专业的观察和报告。然而，随着 IBM 的计算精神病学和神经影像学小组创建的 AI，以及大学和其他技术初创公司的研究，AI 现在能够使用自然语言处理等方法，利用患者的讲话来预测精神疾病或精神病的发病情况[15]。

研究中应用 AI 工具以识别弱势人群　麻省理工学院和哈佛大学的一个研究小组使用自然语言处理算法识别社交媒体帖子中的相似性，以确定过去 1 年中提到焦虑、孤立、药物滥用等话题的群体。相比 2018 年和 2019 年的类似研究，这些人的数量显著增加。这种分析可以帮助辨识出最易受到重大事件（如 COVID-19 大流行病、政治影响或自然灾害）影响而出现不良心理健康的人群。

若这些算法实时应用于社交媒体帖子，可以提供在线资源，如引导人们进入在线支持小组，强调如何寻找心理健康治疗信息，甚至提供联系预防自杀热线[16]。

总结

在与精神疾病和人格障碍的斗争中，AI 和精神病学可以形成一种强大的伙伴关系。随着数字化和自动化任务的不断增加，如使用问卷、检测各种语言模式和思维过程，AI 可以帮助那些最需要帮助的人，同时也可以帮助精神病学家更快地发现问题。因此，需要建立多学科的方法，并制订严格的框架来评估涉及 AI 算法应用的新研究，以便快速和透明地验证。尽管 AI 仍有其局限性，但该技术在改善诊断和提供心理健康护理方面的潜力是不可否认的。

34. 心脏病学

心脏病学与技术一直密不可分。若没有心电图、超声心动图、心导管手术等技术，今天的心脏病学就不会存在。然而，为了应对不断增加的心脏问题和患者数量，心脏病学专家发现计算机技术的帮助可以使他们的工作更高效、更有效。随着 AI 作为可能的解决方案而出现，越来越多的 AI 方法的快速发展已经导致这些技术得到广泛应用，许多技术已经获得了 FDA 的市场许可。随着机器学习、深度学习和其他 AI 系统被纳入医疗保健领域，人们或许已经不知不觉地使用和体验到 AI 系统或算法。

那么，在心脏病学方面，AI 和机器学习到底取得了多少进展？我们期望在未来看到哪些发展？在心脏病学领域，AI 的未来已经来临！

AI 在心脏病学中的地位

尽管技术和医学正逐渐变得相互依赖，但将 AI 作为工具在心血管医学中进行创新的想法还没有真正流行起来。然而，在以下主要领域正在取得进展，包括预测风险和结局、成像和诊断、彻底验证后的临床决策支持。以下是由于 AI 与心脏病学的整合而产生的最新创新。

风险和结果的预测　AI 与机器学习是一个强大的创新工具，可以通过纳入非传统的或未知的风险因素来帮助心血管风险分层，从而帮助采取预防措施而避免治疗。

- **微软（Microsoft）的"医疗保健下一步"计划：** 2017 年左右，微软推出了微软眼科医疗智能网络（MINE），在澳大利亚、巴西、印度和美国等地实施。不久之后，微软与印度最大的医疗保健供应商之一阿波罗医院合作，将 MINE 重新命名为"医疗保健 AI 网络"，成为微软医疗保健下一步计划的一部分。该计划旨在利用 AI 制定治疗指南和经过验证的心脏病学临床算法。（印度）国家临床协调委员会（NCCC）也很快成立，旨在构建一个印度特有的心脏风险评分，以预测印度人群的心血管疾病，而不是使用基于西方研究的工具。

微软 AI 和研发部门的企业副总裁皮特·李表示："我们与医疗行业最先进的参与者合作，利用微软在突破性研究和产品开发方面的能力，帮助医疗机构、生物技术公司和世界各地的组织，创新地利用 AI 和云计算 [1]。"

该团队在分析大规模心脏病患者数据库时，能够缩小预测心血管事件风险因素的范围（仅有 21 个），这可能会改变预防性健康检查的方式，并为医生提供早期诊断和有效治疗计划的洞察力。

此外，该团队正在开发一个由 AI 驱动的 Cardio API 平台，只需提供详细病史，即可预测患者的心脏风险分数，从而简化操作。随着像微软这样的 IT 巨头进入生物医学技术领域，我们可以期待更多惊人的发明 [2]。

- **Verily 软件：** 谷歌（Google）的健康技术子公司瓦瑞丽（Verily）已经确认他们的 AI 算法可以通过检查患者的眼底扫描（即视网膜扫描）来评估一个人患心脏病的风险。该算法可以从图像中确定患者的年龄、吸烟习惯和血压，从而预测个人患心血管疾病的风险，准确率接近 70% [3]。

- **可穿戴传感器**：可穿戴传感器可以远程监测患者的健康状况，提高他们对自身健康的掌控能力。智能手环或手表已经升级为心电图监测器，可以捕捉到电波异常并将数据实时传输给治疗医生。经过对患者数据的分析，可以建立一个数据库，用于未来的风险预测，并纳入更多不同的人群。蒂森等进行的一项研究试图利用市售智能手表产生的心电图报告，结合深度神经网络，被动地检测心房颤动[4]。

在英国的诺丁汉大学，研究人员利用机器学习让 AI 自行寻找数据中的模式，并预测哪些患者会在未来十年内发生心脏病。该 AI 系统扫描了 30 多万份患者记录以进行这些预测。研究结束时，研究人员发现，该 AI 算法对心脏病发作的预测比美国心脏病学院 / 美国心脏协会的评估更准确[5]。

影像和诊断

- **心脏 MRI**：目前最为熟知的一个名字是 Arterys MICA，它是一个由 AI 驱动的在线医学成像分析程序，也是放射科医生和心脏科医生最为熟悉的工具之一。该系统将云计算和加速工作流程相结合，以提供快速准确的结果。心脏的 AI 系统具备二维和四维流动血液成像及三维心室容积的 Cine 等功能。该算法能够快速应用于心脏磁共振软件的灌注数据集和信号强度图，提供准确的半定量分段分析，使得患者的检查速度提高了 30%，而且每次左心室 / 右心室功能分段至少节省 25 分钟。

目前，阿特瑞斯公司（Arterys）已经与西门子医疗保健公司（Siemens Healthineers）和通用医疗（GE ViosWorks）建立了伙伴关系。值得注意的是，西门子医疗保健公司正在与通用医疗和 IBM Watson 合作，以加强医学成像技术[6]。

- **超声心动图**：Caption Health（原名 Bay Labs Inc.）是一家总部位于美国的 AI 公司，致力于利用深度学习技术帮助发展中国家的医疗专业人士。该公司将深度学习技术引入肯尼亚，帮助医生识别风湿性心脏病和先天性心脏病。此前，该公司已在明尼阿波利斯心脏研究所、阿利纳健康医疗中心（Allina Health）、西北大学、杜克大学医学院和斯坦福大学的心脏病专家处测试了其算法，以帮助心脏病专家准确地解释二维超声研究[7]。该算法可以在床边进行诊断，从 3 个心脏视图扫描自动计算射血分数，提供快速评估[8]。

- **卷积神经网络**：卷积神经网络在医疗诊断中的应用日益普及。例如，2020 年，科苏诺斯等[9]利用卷积神经网络从超声心动图图像中识别出心脏肌肉组织的区域壁运动异常。这表明深度学习算法能够像心脏病专家或超声技师一样准确地诊断异常情况，这为使用卷积神经网络进行超声心动图的自动诊断提供了可能。加州大学旧金山分校的心脏病专家和助理教授里马·阿纳奥特[10]创建了一个深度学习神经网络。该网络应用算法对心脏超声进行分类，并根据视图类型从胎儿超声中检测出先天性心脏病。其准确率达到92％，而人类专家的准确率仅为79％。

- **Analytics 4 Life**：分析 4 生命公司（Analytics 4 Life）位于多伦多，创建了一个名为 Corvista 的新型心脏诊断平台。这个床旁系统可以在患者休息时通过导联传输的信号收集心脏数据。通常记录 3 分钟，收集 1 000 万个数据点。这些数据被上传到系统的安全云数据库以创建心脏的三维图像。基于 AI 的机器学习算法在患者数据上运行，并帮助确定心血管疾病的存在通过相位断层扫描。测试结果可在手术后立即发送给临床医生，以便对冠状动脉疾病、肺动脉高压或心力衰竭等情况进行快速干预。这种非侵入性的诊断应用正在加拿大的医院中推广使用[11]。

　　临床决策支持　随着各种调查和治疗方案的引入，患者的管理变得越来越复杂。因此，需要点对点的临床决策工具来支持临床医生进行治疗决策。基于证据的指南能够为医生带来良好的治疗结果，尤其是在现有的电子数据范围内。

　　然而，对于心脏病专家来说，分析这些数据以得出可操作的结论和建议一直是一个挑战。机器学习算法通过使用结构化的数据集，如实验室检查报告、患者信息、心电图和生理学报告，已经能够加速诊断并预测风险和疾病结果。随着患者电子病历的增加，临床叙述的充实和完整，这些数据集也变得更加充足，导致更好的分析。

然而，从电子病历中推断这些信息仍然是一个挑战。为了克服这个问题，应用自然语言处理算法能够为临床决策支持系统提供更加强大和准确的输入。

例如，韦斯勒等[12]将训练的自然语言处理算法应用于患者的电子病历，以准确诊断外周动脉疾病，并为患者提供更好的护理干预措施，同时自动预测预后。梅奥诊所使用了数据赋能的自然语言处理软件（如 MEd Tagger），这是一个开放的健康自然语言处理联盟，用于信息提取[13]。

总结

AI 和机器学习已经在心脏病学领域取得了许多技术进步，最近的研究也证实了 AI 系统的有效性。然而，未来仍需进一步研究。

目前，许多基于成像的 AI 系统可以减轻医疗专业人员的工作负担，提高生产力和效率，同时增强心脏和其他医学图像的诊断准确性。AI 正在帮助专业人员做出更明智的决策，提高患者的预后，并降低病死率和发病率。然而，挑战在于如何在广泛的临床环境中采用和实施这种软件。医疗专业人员应该认识到 AI 的真正力量在于加强临床医生与患者之间的交流，而不是取代它，以提高临床疗效。AI 将成为医疗保健领域不可或缺的合作伙伴，特别是当我们意识到它在优化医患沟通方面的核心作用。

35· 药学

2022 年，制药业正以其一贯的方式蓬勃发展。科学的发现影响了某些药物的创造或重建，也催生了消灭流行病、疾病和其他影响社会健康的新方法。然而，随着超越药理学的新技术被引入，关于制药业的定义及如何更好地服务未来的问题受到了质疑。那么像 AI 和机器学习这样的技术进步将如何改变药学和制药公司的实践过程呢？事实证明，AI 已经对医疗系统的许多领域产生了影响，包括药学 [1]。

实际上，在 2020 年，AI 比以往任何时候都更多地与药学交织在一起。据报道，AI 已经引起了强生（Johnson & Johnson）、默克（Merck）和葛兰素史克（GlaxoSmithkline）等制药巨头的关注。每家公司都在机器学习方面进行了大量投资，希望 AI 能够建立潜在的有前途的化合物预测模型。现在，研发一种新药需要长达 15 年的时间，从发现的那一刻开始到正确执行，这意味着在单一药物类型的生产和测试上需要的投入超过 10 亿美元。

我们期待 AI 能够以更快的速度和更低的生产成本来制造新的、更有效的药物。

AI 在药学领域的应用现状

虽然大企业的投资是向 AI 未来迈出的第一步，但目前 AI 在制药领域的应用还有待观察。

AI 的用处不仅仅局限于近似值和寻找模式。目前正在开发的程序允许 AI 检测特定的症状或异常情况，包括增加诊断过程、制订治疗方案、协助药品生产，以及监测和照顾患者。所有这些程序和深度学习算法的主要目的是减轻人类专业人士的负担，简化工作流程。

我们看到 AI 已经被纳入医疗保健的各个方面：① 计算机——更快的数据收集，更好的数据处理。② 医疗保健设备中的数据记录。③ 创建基因数据库和药物基因组学。④ 更快地采用电子健康记录和数据库。⑤ 具有自然语言处理能力的系统，使医疗保健领域的某些过程自动化。

对于药学而言，这意味着 AI 已开始支持研究人员对现有药物和药品及各种治疗方法进行决策。AI 还将被用于预测可能发生流行病的地方，通过记录和其他媒体来源学习流行病暴发的历史。然而，可以说，AI 和深度机器学习的发展仍然有巨大的潜力等待挖掘。

AI 和药学的未来希望

尽管许多在未来将变得更加普遍的技术已经在逐步发展中，但预计到 2030 年，AI 与药学和医疗保健的其他领域的整合将迅速扩大。

AI 和机器学习　AI 和机器学习在未来将发挥不可或缺的作用，特别是在药物开发中。由于 AI 可从世界各地收集信息，研究人员将有机会获得大量收集的科学数据来进行工作。因此，研究可以更快地进行，有助于形成新的知识。

伯纳欧兰生物公司（Benevolent Bio）及其定制的 AI 是这方面的完美案例。该公司的杰基·亨特说："我们开发的 AI，体现在公司的判断关联系统（JACS）中，能够审查数百万份科学研究论文和摘要中的数十亿句话和段落。"

换句话说，这个名为 JACS 的系统在数据中找到联系，并将其命名为关于某一特定条件或疾病的已知事实；然后对这些已知事实进行汇编，并做出进一步的模式或联系。最终的结果是，JACS 根据科学家输入的标准产生了数百个假设。一旦假设产生，研究人员就会讨论最合理的假设，并开始在实验室中测试前 5 个最合理的假设。

这种简化的工作流程和以更大视角审视疾病开始传播的方式和原因，是 AI 的几个主要优势之一。未来，AI 将只会变得更有帮助。

个性化的药学　现如今，去药店购买药品需要排长队、支付高昂的费用且无法在柜台咨询专业人士。然而，未来，AI 可以为患者提供主动的护理服务。例如，在美国偏远地区广受欢迎的远程医疗网络系统 Intouch Health，能够为使用该系统的用户提供各种情况的咨询服务。

此外，AI 和机器学习将提高个性化疗法的可用性。随着基于云技术和数字化医疗系统的普及，药店将能够接收来自初级保健提供者和医院的信息，并按需定制药品、Spritam 利用 3D 打印机制造的癫痫药物就是很好的应用案例。这种药物是分层的，使得它比普通的癫痫药物溶解得更快。现在，想象一下，如果每个药店都有 3D 打印机，只需按下一个按钮就能将必要的药物分发给需要的人。

AI 程序将被整合到电子医疗记录中，如果医生试图开出患者过敏或与患者已经服用的药物不相容的药物，将立即发出警报。AI 程序将考虑患者所有的个体化因素，如体重、生化结果、其他健康状况等，然后快速计算出可能的最小但最有效的药物剂量。这就是预防保健的未来，也是药学的未来。

总结

谈到 AI 和药学的融合，已经有了一些实际应用。在药房管理系统内，如药物利用数据和临床决策意见筛选等，AI 也在工作流程中发挥作用。因此，我们可以展望未来：AI 正在将重点从药学的技术方面（如数据收集和新药制造），融入更多人文元素，如与其他国家合作、优化健康和保健，以及预防未来流行病的蔓延。AI 已经成为药学的重要组成部分，因此现在需要做的是接受其优势并实践新的使用方法。

36· 皮肤病学

虽然 AI 在医疗领域的应用还处于早期发展阶段，但它已经在改善医疗总体状况方面具有非常广泛的能力。

美国的一些研究中心已经开发了一些系统，当一种特定的药物或药品基于一些具体原因（如遗传特征）可能对患者不起作用时，会弹出通知提醒医生，并告知原因。AI 在皮肤病学的主要应用领域是皮肤图像分析和个性化的护肤治疗[1]。

在皮肤图像分析方面，基于 AI 的皮肤病学公司正在创建应用程序和设备，使用计算机学习和机器学习来分析照片，以预测和预防皮肤疾病。

基于内容的图像检索器

除了预测性分析和数据管理，AI 在皮肤病学领域还可以使用基于内容的图像检索器（CBIR）。CBIR 功能可以从皮肤图像分析中筛选出相关的病变。DermEngine 是一款视觉搜索和皮肤视觉的智能皮肤病学软件，专注于识别皮肤癌图像，并提供医疗专业人员视觉上相似的图片，以及过去案例的诊断和恶性肿瘤的风险。这是这类皮肤病学应用程序的完美案例。

• DermEngine 的视觉搜索：使用深度学习和图像处理技术来帮助医疗专家做出临床决定，也有利于培训想专门研究皮肤癌的新医生。

• SkinVision：SkinVision 完全建立在机器视觉之上，通过综合图像来检测皮肤病变的癌症风险。该应用程序成立于 2011 年，经过对超过一百万张皮损图像的精密训练，其算法学会了识别特定的特征，如形状、颜色，以及哪些特征可能表明黑色素瘤的风险较高。

• Skin10：Skin10 是另一个旨在帮助皮肤科医生诊断皮肤病的应用程序，其算法建立在广泛的皮肤病数据库上。虽然数据库图像的来源尚不清楚，患者需要下载 Skin10 应用程序并注册，然后用户对希望分析的身体区域进行拍照。该系统也可以处理整个身体部位，这可以通过使用应用程序相机中的叠加功能进行整合。Skin10 可以检测皮肤状况，如日光性皮炎、脂肪瘤和恶性黑色素瘤等。

为了人类的利益

AI 正在帮助皮肤科医生的工作变得更加轻松。除了在皮肤图像分析方面表现出色，AI 在个性化护肤治疗领域也有价值。一些公司正在开发推荐引擎，根据用户的皮肤类型提供个性化的护肤建议[1]。

然而，高质量的数据和不同电子医疗记录数据库之间的不兼容性仍然是当前的挑战之一。埃里克·施密特（谷歌母公司安佛百特的主席）引用了一个基于 AI 的皮肤病初创公司的案例，该公司利用来自皮肤科医生的众包输入，并通过智能手机技术进行部署的机器学习来创建一个高度准确的 AI 诊断工具 [1]。

然而，一个明显的担忧是，AI 可能会干扰医生的实践。在皮肤病学 AI 的发展阶段，我们仍然不能完全依赖计算机来指导我们该如何做，医生仍然需要参与决策过程。特别是与患者进行交流的医疗决策最好由人类医生来主导。

37· 口腔医学

在历史的长河中，我们已经认识到社会总是采用正确和必要的技术。可以确定的是，AI 正在积极地改变医疗行业，包括牙科，并且速度比其他任何事物都要快。医疗保健领域对于实施其中一些新技术并不感到害怕或怀疑。从管理软件到 3D 打印再到数字 X 线片，牙医是这些革命性发明的早期践行者。此外，基于 AI 的产品将是牙科技术的下一个发展方向，也将得到快速采用。

基于 AI 的技术在口腔医学的崛起

现在，基于 AI 的应用可以帮助我们处理诊断、治疗和结果的大型数据集，并考虑解剖条件、症状以检测各种治疗方法的功效。考虑到每年都有各种各样的新的牙科技术、材料和技术问世，这一点至关重要。

AI 在口腔医学不同领域的应用

过去十年被认为是 AI 领域取得重要成就的十年。基于 AI 的系统在口腔医学中有各种实际应用。

AI 在患者管理中的应用　基于 AI 的虚拟牙科助理可以在牙科诊所中执行不同的患者管理任务，并且准确率更高、错误率更低。在口腔病理学、口腔医学和放射学等部门，它可以被用来管理患者的预约、协助诊断或计划后续治疗。它还能帮牙医获取患者的完整牙科史和医疗史，包括关于饮酒、吸烟、口腔卫生习惯、食物和其他饮食习惯的细节。因此，每个患者的虚拟数据库旨在帮助牙医及时诊断和治疗复杂的牙科疾病 [1,2]。

AI 在不同牙科问题的诊断和治疗中的应用 基于 AI 训练的神经网络可用于诊断多因素病因的复杂牙科疾病，这是 AI 在临床牙科的最佳应用之一，因为正确的诊断是正确治疗的坚实基础。例如，对于没有特定病因或病因多元的复发性阿弗他溃疡，经过训练的神经网络可以根据病变的复发及排除其他因素进行诊断 [3]。AI 还能通过使用口腔病变的遗传算法及未萌发的犬齿或前臼齿的遗传算法，精确预测大群体的口腔癌基因和牙齿表面脱落的倾向性 [4]。

AI 在牙科修复中的应用 为了给患者提供完美的假体，基于 AI 的系统已经将各种影响因素（如美学、人类学计算、面部测量和患者的喜好）整合在一起，成功地用于修复牙齿 [5]。这些基于 AI 的系统整合了计算机辅助制造（CAD）、基于知识的系统和计算机辅助设计（CAM）[6]，作为一个统一的媒介，以非常准确的方式成功修复牙齿。它已经取代了耗时的常规铸造方法，从而减少了所需的时间和误差。

AI 在口腔和颌面外科的应用 AI 软件程序可以帮助规划口腔和颌面外科手术，并提供有关颅面周围重要结构的最小细节，以便在手术过程中保护它们 [7]。AI 在这一领域的特殊应用是引入机器人手术，其中人类智能和人体运动被模拟。肿瘤和异物的切除、口腔植入手术、活检和颞下颌关节手术是 AI 指导下的口腔和颌面手术的一些常见的成功应用 [8]。

AI 在正畸领域的应用 AI 在正畸领域的应用已经彻底改变了口腔正畸领域，AI 算法和统计分析可用于多个正畸过程，从精确诊断到治疗计划，甚至到后续预后监测。基于 AI 的口内三维扫描仪和照相机可以分析相关颅面和牙齿区域的不同放射线和照片，并帮助诊断和治疗计划 [9]。从这些照片和放射线中，可以开发出一种数据驱动的算法。通过应用这些算法和统计分析，可以预测最终的治疗结果、牙齿移动及这些特定牙齿的压力点。因此，AI 驱动的定制化正畸治疗不仅能提供准确的治疗，还能在减少治疗时间的同时最大限度地减少失误 [10]。

AI 在放射学中的应用　在放射学中，AI 集成的成像扫描，如 MRI 和锥形束 CT，可以评估微小的变化，这些变化对人眼来说仍然是难以察觉的。例如，人工神经网络可以放大射线照片并定位微小的根尖孔，从而协助诊断近端龋齿。在过去的 5～10 年中，基于 AI 的系统在放射学实践中的图像识别应用已经从科幻小说转变为现实。由于深度学习可以识别微小偏差，AI 在颅面成像方面提供了额外的优势。AI 算法可以在全景 X 线片上发现上颌窦炎，在 CT 扫描上发现干燥综合征的早期阶段，以防止将来出现严重的并发症[11]。

牙周病学中的 AI　使用各种 X 线片和照片，深度学习分析工具可以帮助复杂牙周病的诊断和治疗计划。AI 可用于早期检测牙周变异、骨质流失和骨密度的变化，这有助于早期干预牙科植入系统[12]。卷积神经网络可以成功检测出前臼齿和臼齿的牙周炎。AI 还可以分析患者的免疫反应情况，并有效地将这些患者归类为侵袭性和慢性牙周炎。因此，AI 可以指导牙科专家制订最佳的治疗方案[13]。

使用遗传算法来优化牙科植入系统　基于 AI 的遗传算法遵循"适者生存"的原则进行优化。这种算法可以用于优化牙科植入系统，选择恰当的修复材料并确定其使用寿命，以便做出明智的选择。此外，这种算法还可用于改进修复学中的牙齿颜色匹配。通过基于遗传算法的统计分析，可以在早期阶段预测龋齿的发生，以避免未来的牙齿腐烂[14]。此外，CAM/CAD 的 AI 驱动的遗传算法也可以用于重建牙齿缺失部分，以保持重建后牙齿表面的整体光滑度。

牙科的临床决策支持系统　临床决策支持系统（CDSS）是一种基于内置临床知识的系统，能够支持牙科专业人员对各种牙科问题进行诊断、治疗、预后和预防。例如，当患者因牙痛就诊时，CDSS 可以通过分析患者填写的简短问卷来自动提出治疗方案，为牙医提供决策支持[15]。

AI 在牙髓病学中的应用　在牙髓病学领域，人工神经网络可以用于检测垂直根部断裂并定位小根尖孔（位于某些牙根尖端或顶点的小附属管）。这种算法可以提高根管治疗的成功率，将工作长度测定的精确度提高到 96%，这一精确度比专业的牙髓病医生更高 [16]。

AI 在法医牙科学中的应用　基于人工神经网络的自动化技术可以有效地用于法医牙科学 [16]。该技术可用于识别虐待儿童、性侵犯、犯罪、大规模灾难及其他法律问题中的受害者。通过不同的牙科参数，人工神经网络可确定受害者的性别或年龄。

AI 在儿童牙科中的应用　AI 驱动的 CAD 修复设计和制造可用于儿童牙科修复，可在所需时间和美学方面达到很好的效果。通过使用人工神经网络可以预测混合牙期中断的前牙齿和犬齿的尺寸 [17]。

利用人工神经网络预测牙齿问题　通过基于牙痛与日常刷牙频率、刷牙时间、牙刷更换模式，以及其他因素（如饮食和运动）之间关联的人工神经网络预测模型，可以有效地预测牙痛。人工神经网络模型也可用于预测正畸牙科中拔牙的预期时间。数据挖掘分析可确定修复材料的寿命，以便为合适的病例智能地选择修复材料。

AI 在社区牙科的应用　AI 驱动的模型可用于社区牙科，包括对各种牙科问题的诊断建议、标准牙科治疗方案、个性化医疗，甚至从全球角度预测流行病的传播等。基于 AI 的口腔健康移动应用程序可以通过应用程序中基于 AI 的扫描仪来跟踪和教育个人监测用户的牙齿健康，并定期提醒用户注意口腔卫生 [17]。

AI 在颅面癌症预测中的应用　利用 CT 扫描图像，卷积神经网络可以预测头部和颈部的癌症高风险区域。遗传编程可以通过对不同遗传因素的统计分析用于口腔癌的预后 [18]。人工神经网络可用于识别和分级高危颅面癌症患者，以制订相应的治疗方案。

认识一些新技术

Orthy　是一项基于 AI 的隐形矫治器，由李·帕特里克于 2016 年创建，声称将成为未来美容牙科领域的发展趋势。Orthy 通过使矫正器治疗更加方便和实惠，改善了牙科治疗。该应用程序的建立是为了预测患者在治疗后的未来笑容。用户可以点击请求快照，预约当地的牙医进行30分钟的预约。然后，他们会被扫描并拍下X线片。如果患者适合，则在24小时内可以看到未来笑容的结果。

Dentistry. AI　是牙科领域中基于AI的又一项进展。这是一种基于云的数字健康应用程序，医生可以用它来检测X线片（咬合片）上的龋齿。美国FDA已经批准该程序的龋齿检测软件用于临床，但作为一种研究性设备。此外，Dentistry.AI和其他顶级牙医正在加强基于AI的龋齿检测软件。AI使Dentistry.AI能够迅速发现牙科X线片上的龋齿。此外，基于AI的技术能够无缝整合不同的X线传感器，并在几秒钟内检测出龋齿[19]。

Evidentiae　是一种创新的基于云的牙科软件，具有简化的虚拟工作流程。其算法旨在从牙科史、医疗史及图表上的检查结果中提取信息，以生成患者牙齿健康的全面概述。它为功能决策、生化参数、齿面改变及周期性问题建立了一个深入的诊断意见。此外，Evidentiae的创建是为了给牙医提供目前最全面的文件，并能在演讲时使用提供的信息。

AI在牙科的优势与局限性

优势　① 与传统方法相比，AI算法可以在更短的时间内完成各种牙科任务。② 通过减少人类的错误，有助于实现更高的准确性和精确度。③ AI可以存储和保存有关牙科问题的患者数据，使牙医能够做出更准确的诊断。④ 通过使用包含数以百万计的特定牙科疾病的症状和诊断的数据库，可以对各种牙科问题进行预测。

局限性　① 由于使用新的和复杂的机器，其设置需要巨额费用。② 需要经过适当培训的专业人员。③ 大多数情况下，AI的结果并不适用于现实世界的牙科。

总结

基于AI的技术将几乎消除所有重复性的手工和数字任务，促进医疗保健行业的发展。AI 模型可以用于快速诊断和治疗复杂的牙科问题，未来在颌面放射学和普通牙科中都有广阔的应用前景。相信不久的将来，AI 将在根管治疗、正畸和修复性牙科等领域中承担更多任务。

38· 骨科学

机器学习旨在利用更大规模的数字数据库进行诊疗模式和诊断信息的推断。在英国，机器学习已经应用于药物效果和相互作用的数据库，能够发现孤独症的合并症群和识别 2 型糖尿病亚群。美国也在不断努力，IBM Watson Health 认知计算系统利用机器学习方法为治疗癌症患者的医生开发了一个决策支持系统，利用大量的患者病例和超过一百万篇学术文章，以提高诊断的准确性并降低成本。此外，在肌肉骨骼医学领域，主动形状建模和机器学习已经对于骨科、生物力学、机器人手术、骨肿瘤切除及基于解剖评估的骨关节炎进展预测等方面产生了影响。

多年来，我们逐渐认识到，机器学习和深度学习正在改变医学的格局，特别是在肌肉骨骼系统领域。此外，搜索引擎、语音识别、垃圾邮件过滤器和自动驾驶车辆都依赖于机器学习技术，已经成为我们生活的一部分，无论我们属于哪个行业。医学似乎特别容易接受机器学习的解决方案，这使得机器学习成为像硅谷一样成为技术经济体的兴趣中心之一。

AI 在骨科学的应用

根据《骨与关节研究》杂志所述，在医学成像途径的所有阶段，从分析、解释到获取和重建，都出现了重大改进。

分割 分割是将数字化图像划分为有关感兴趣区域特定边界的同质分区，经常被用于评估软骨病变。

传统上是手工进行的 传统上，对于腕关节软骨、髋关节和膝关节的 MRI 图像分析分割都是手工完成，这项任务耗时困难，标准化程度也有限。但是，全自动的机器学习分析分割已经改变了这个过程，有望将自动分割技术带入研究和临床实践的主流中。

依赖用户的复杂图像分析技术 有些图像分析技术需要依赖用户的判断，如超声检查用于评估髋关节发育不良，但是该技术非常适合于深度学习技术。该技术可为缺乏超声检查经验的偏远地区的医生提供支持，确保这些患者可以被准确诊断并在疾病的早期阶段得到专业治疗，这可能会改变治疗结果。

肯尼斯·乌里什正在开发一种 AI 技术，可以通过评估 MRI 图像来确定骨关节炎中软骨损失的进展[1]。有证据表明，AI 可提高腰椎间盘病变的分级过程，准确率达 95.6%。同时，结合经过专业培训的放射科医生的工作，AI 也可以估计人体骨骼的年龄、发现关节和其他骨骼病变，具有很高的精确性[2]。

MyRecovery 是由阿克塞尔·西尔万和汤姆·哈特创建的优秀 AI 应用程序，专为骨科患者设计。这款位于伦敦的应用程序包含外科医生开发和批准的信息，旨在帮助骨科手术患者了解其手术前或手术后的护理和治疗计划。MyRecovery 通过加强外科医生与患者之间的信息交流，改善患者的体验。该应用程序为患者提供提示和建议，允许患者跟踪康复过程。此外，所有内容都由患者的外科医生批准，这使得信息更加个性化，而不是泛化的模式。

对临床结果的预测 AI 可以利用患者数据库、基因组图谱和放射影像学来预测疾病结果的风险和预后。AI 的学习能力可以预测各种骨科手术中可能出现的并发症，如腰椎融合手术[3]和膝关节外翻手术[4]等，从而提供个性化的患者护理。加州大学旧金山分校的克里斯托弗·艾姆斯指出，通过分析患者的医疗和人口统计学细节，AI 可以预测术后并发症、再入院、获益以及特定手术干预的风险[5,6]。

用于治疗创伤性损伤 巴迪拉克等正在开发一种 AI 应用，用于治疗创伤性损伤，可将肌肉骨骼组织的伤口愈合时间缩短近一半[5,6]。该过程涉及使用智能绷带，通过测量生物标志物来分析伤口的愈合速度，并建议采取适当的干预措施以加速愈合过程。

AI 辅助的机器人使用

机器人在骨科手术中的应用始于 1992 年，当时 ROBODOC 被用于全髋关节置换手术中 [7]。随着 Mako 系统的出现，机器人技术在骨科领域的应用也有了一些进展。现在，我们已经能够通过机器人技术进行复杂的手术，如髋关节和膝关节置换手术 [8]。在脊柱手术中，达·芬奇和罗莎机器人被广泛应用，它们的精度远胜于人工操作 [9]。AI 在脊柱手术中的应用有助于减少对神经血管束的损伤，特别是在放置螺钉等手术过程中。2019 年，田伟教授进行了支持 5G 的远程手术，这种基于 AI 的手术方式具有较高的安全性和有效性 [6]。这些案例清楚地表明了 AI 在骨科领域中的广泛应用和发展前景。

计算机辅助导航中的 AI　在骨科手术中，机器人技术已经被广泛应用于准确定位螺钉和假体或内植物，计算机辅助导航中的 AI 则起到了至关重要的作用。一种名为 Optotrack 3020 的 AI 操作设备可以利用红外线精确定位骨骼，在任何骨骼手术或移植中都有帮助 [10]。

另一种名为 Robodoc 的 AI 由库雷克索（Curexo）技术开发，它可以利用 CT 扫描图像为假体形成管道。相较于传统的方法，使用计算机技术进行全髋关节置换术可以显示出更好的结果。据报道，使用 AI 后，假体置入过程中的杯口位置更加准确。基于 AI 的现代技术也极大地改善了全膝关节置换术过程中的假体对位过程。有证据表明，与传统的手术方法相比，使用 AI 后误置螺钉的风险降低了 32%[11]。AI 还被用于整合先进的导航系统来手术治疗肩关节骨折和发育不良 [12]，并减少交叉韧带重建的并发症。

AI 辅助的 X 线图像分析　AI 辅助的 X 线图像分析也在骨科领域中得到了广泛应用。AI X 线图像分析器是由瑞典皇家理工学院的研究人员开发的。事实证明，使用机器学习对放射图像进行分析以诊断细微异常方面具有优势，这在紧急情况下可能非常有用[13]。机器学习算法已正确分析数以千计的此类 X 线片，并被用于预测病理诊断。在骨折诊断方面，准确率达83%，而人类的准确率约为82%。在另一组图像中，计算机网络在确定 X 线片中身体部位方面表现出了99%的准确性，几乎与顶尖人类专家水平媲美。可以预见，AI 在骨科领域的未来是令人兴奋的，每天都在飞速进步。

总结

AI 的应用才刚刚开始进步。虽然已经彻底改变了当今的医疗保健系统，但仍有不完美之处。AI 的繁荣伴随着哲学、金融、法律和技术上的挑战。AI 的使用给患者和国家带来了令人痛心的高额财务负担，这再次提出了可负担性和可获得性的问题。操作 AI 驱动的设备需要高度技能，并且培训的成本和时间也会大大增加。虽然同情心、沟通和情感是任何医学领域的人类核心素质，但 AI 的使用可能会阻碍医患关系。患者数据库的记录会产生违反保密性的风险，这又提出了一系列独特的伦理问题需要考虑。另一个哲学上的困境是关于 AI 取代人类工作的问题，因为人类在每个学科中都有更高的效率。此外，在使用 AI 设备导致医疗事故的情况下，制造商或医生将对过失负责，这涉及法律问题。在我们真正进入 AI 时代之前，这些问题应得到妥善解决。

39. 眼科学

眼科医生正在越来越广泛地使用现代技术，如人工晶体的计算、AI、DL 和 ML，以验证阅读图像、诊断疾病、改善手术效果。华盛顿大学医学部的亚伦·李博士表示，最近该领域的突破都是在 DL 方面，过去的 4～5 年里，计算机视觉的突破使得许多任务的性能接近人类水平[1]。他指出，

FDA 最近批准了将 ML 算法用于自动分级糖尿病视网膜病变，这是一个极好的消息，因为基于 AI 的技术可为患者提供更多的治疗帮助。李博士认为，该算法在提供医疗服务和从事眼科工作方面发挥着创新的作用。

Google 的算法

谷歌（Google）公司在改善眼科实践中的 AI 方面也在不断创新。谷歌 AI 实验室的研究团队成功训练了一种算法，使其能够像经验丰富的眼科医生一样，准确诊断一种常见的眼疾[2]。

根据威尔骑士在《一位 AI 眼科医生展示机器学习如何改变医学》一文中的报道，谷歌的研究人员已经开发出一种视网膜扫描算法，并在人类的帮助下进行了训练。这是为了诊断一种常见的失明疾病而创造的，谷歌的算法显示了 AI 在不久的将来可能积极改变医学的可能性。

此外，谷歌的新算法可以扫描视网膜图像，并像专业眼科医生一样对糖尿病视网膜病变进行诊断和分级，几乎适用于 1/3 的糖尿病患者。我们可以使用谷歌创造的 ML 技术来标记视网膜图像。

威尔骑士指出："糖尿病视网膜病变是由眼底血管受损引起的，导致视力持续退化。然而，如果能够在早期发现，就可以进行治疗，但患者可能没有任何早期症状，这使得筛查变得至关重要。糖尿病视网膜病变的诊断需要专家检查患者的视网膜图像，以检测是否存在渗漏和出血的迹象。"

基于 AI 的模型与传统模型

李博士进一步表示，AI 在眼科领域最令人兴奋的应用是个性化医疗和预后领域。与用于风险预测的传统统计模型不同，AI 深度学习模型更加灵活和强大。例如，深度学习模型可能有能力解读视野图像并预测失明的速度，或者理解光学相干断层扫描图像并预测哪些患者会发展成湿性黄斑变性。此外，AI 的出现还催生了其他的可能性，特别是在眼科医疗保健领域，如使用卷积神经网络进行简单的深度学习、自动检测器、基于疾病特征与基于图像的学习、基本机器学习以及高级机器学习。

40· 危重症医学

危重症医学涉及对威胁生命和需要紧急干预的疾病和状况的研究，需要在实践中迅速做出决定[1]。AI 被证明是帮助危重症医学整体进程的一个重要因素。

AI 在危重症医学中的重要性

目前，在重症监护病房（ICU）的环境中，很大程度上依赖于人类经验作出决策，这可能导致决策的不稳定性。每位医生或临床医生根据自己对病情的理解和经验应用不同的系统。

AI 利用算法训练大量数据，能够更好地利用医疗系统中的人力资源。以下是 AI 在重症监护医学中的应用。

病死率预测和评分 病死率预测和评分系统已经在 ICU 实施，以有效处理复杂的病例。虽然严重程度、结果预测和其他参数被记录下来，但目前的评分和预测系统在考虑人口、地理和其他系统中存在的差异时被认为不太有效[2]。

随着 AI 的出现，将更容易更有效地收集数据并提出更好的预测和严重性评分。预测和评分可以基于个体，因此证明更为有效。

败血症的预测 败血症的预测很容易被忽视，这可能导致延迟诊断或误诊。目前，用于预测败血症的方法并没有产生有效的结果。然而，在这种情况下实施 AI 可以使事情变得更加容易。例如，可以使用一系列的预测标记来收集数据，确保更早的诊断和对患者的有效治疗，而不是等待测试结果[3]。

机械通气 机械通气在确保适量的镇静药物方面非常有效，也能对移除呼吸机的时间做出明智的决策。因为目前有明确的证据表明该系统存在变异，将 AI 引入危重症医学肯定能克服目前的局限性。AI 利用算法，所以已被证明比遵循的临床实践更好。通过 AI，对氧饱和度百分比、心率和呼吸频率及体温等生命体征的测量和分析都得到了准确的改善[4]。

总结

AI 将为危重症医学带来改变，因为它提供了更好的数据处理，可以更快地得出更好的结论。由于危重症医学高度依赖数据，所以在系统中拥有准确的数据至关重要。将 AI 引入医疗保健，特别是危重症医学，可以更好地决策和处理复杂问题。

㊶ 急诊医学

AI 使急诊医学受益颇多，特别是考虑到诊断和管理急诊病例时普遍存在的时间限制。

AI 在急诊医学中的应用

在急诊科，决策过程需要非常快速且准确，因为临床医生没有太多时间来做出诊断和实施适当的治疗。急诊科的诊断、决策和治疗过程基于大量数据的使用，而任何人都很难回忆起这些数据[1]。另一方面，基于 AI 的系统可以从各种来源获取相关数据，做出准确的决策，并在短时间内提出进一步的行动计划。这可以极大地提高患者护理过程的有效性。AI 可以根据患者的紧急程度，有效地对其进行分流，最紧急的病例将优于不太紧急或不紧急的病例。此外，如果在急诊室明智地使用 AI，可以同时管理大量的患者[2]。

为了使 AI 的实施更加有效，必须有一个系统对公众进行持续监控，以获得他们的健康数据。利用这些数据，AI 可以实时更新医疗记录。这将有助于在发生医疗紧急情况时，在很短的时间内给予正确的治疗，因为医务人员不会在询问病史、身体检查和测量生命体征上浪费时间。

关于将 AI 引入急诊医学的好处，研究者已经提出了一系列的猜测。

然而，在目前的系统中，没有任何明确的迹象表明这些做法的实施效果。因此，必须做更多的工作来找出处理急救医学的更有效方法。

AI 在急诊医学中的未来可能性

由于目前存在的局限性，人们非常看好将 AI 应用于急诊医学的发展。通过将 AI 纳入急诊医学，现场的临床医生将更容易解决手头的问题，因为将有足够的数据可以使用。实时数据将使医生能够更有效地工作，并对急诊室的患者进行准确的诊断和治疗。

㊷· 内分泌学

基于目前对医疗实践的认识，可能比预期的要早迎来一场变革。随着自动化的崛起和 AI 系统在医疗保健各个领域的应用，大量的研究、科学家和工程师的合作正在共同缓解影响生活质量、高发病率和高病死率的慢性疾病。内分泌系统的紊乱可能会干扰身体功能，而这往往是导致终身疾病的原因。因此，将 AI 应用于内分泌学及其相关疾病谱并不足为奇。

AI 在糖尿病及其并发症中的应用

据报道，2019 年约有 4.63 亿（20～79 岁）患有糖尿病，糖尿病已造成全球 420 万人死亡。预计到 2045 年，患者人数将增加到 7 亿[1]。

AI 与糖尿病视网膜病变诊断 糖尿病视网膜病变是长期未得到控制的糖尿病的常见并发症。角膜共聚焦显微镜通常用于非侵入性视网膜成像，可识别周边和中央神经变性。为了快速准确地诊断，威廉等开发了一种深度学习算法，其中包含卷积神经网络。该算法通过量化神经纤维的特征，与经过验证的自动数据分析程序进行比较观察，从而诊断糖尿病视网膜病变。该软件在角膜神经生物标志物的定位和量化方面表现出准确的性能[2]。

AI 与糖尿病患者自我管理　人们对饮食、运动和生活方式等易感因素的认识已经提高。全球正朝着更健康的饮食习惯发展，因为人们更加重视预防和控制饮食引起的疾病，如 2 型糖尿病。通过手机应用程序跟踪食物摄入量是一种受欢迎的方法，但往往耗时且不方便。智能手机应用程序 Snap n Eat 利用基于图像的食品监测系统，无须用户参与即可估计热量或营养含量，可以检测出 15 类食品，准确率达 85%[3]。

对于糖尿病患者来说，锻炼和饮食限制相辅相成。研究人员借助符号推理和机器学习，利用智能手机捕获的数据识别和评估患者的生活方式，准确率达 83.4%。这是一种跟踪活动率的简单方法，不会给患者带来负担，从而提高了对饮食和运动计划的依从性[4]。

AI 控制的血糖仪　AI 控制的血糖仪正在被应用于慢性病管理的各个阶段。例如，它可以记录患者的生理状况，如体温、心率、步数、睡眠时间、水分摄入量，甚至是地理位置等。通过将智能手机应用程序与可穿戴设备或远程患者监测设备相结合，AI 控制的血糖仪成为可能。机器学习原则已被用于建立算法，以帮助预测糖尿病的发展风险。这些算法可以连续、方便地监测血糖水平、生物标志物和胰岛素泵数据，促进更好的血糖控制。同时，AI 控制的血糖仪也是数据驱动的临床决策支持和精准护理的重要工具[5]。

智能血糖仪（iGLU）是一种基于机器学习模型和基于红外传感器的光谱技术开发的医疗测试设备，可以准确但非侵入性地测试血糖水平。利用医疗物联网的力量，iGLU 已在医院环境中进行了使用和验证。患者的数据备份在安全的服务器中，内分泌医生可以远程访问和监测[6]。

AI 与人工胰腺管理 1 型糖尿病　在人工胰腺管理 1 型糖尿病方面，2019 年，法国达亚贝鲁普（Diabeloop）医疗设备初创公司为其人工胰腺投入 3 100 万欧元。该公司利用 AI 预测干预的必要性，并自动促进 1 型糖尿病患者的个性化治疗。Diabeloop 公司采用连续血糖监测、基于强化学习算法的智能控制器和闭环胰岛素控制泵，根据校准的方案为患者提供胰岛素剂量，以适应其即时需求[7,8]。

AI 在甲状腺疾病中的应用

综合生物信息学和基因组学，在深度学习方法的支持下，帮助研究人员分析了导致甲状腺癌的不同基因表达[9]。

AI 在垂体疾病中的应用

使用基于增强质谱成像的机器学习方法，可以将垂体腺瘤区分为激素分泌型和非分泌型，从分子水平上在半小时内确定正常腺体结构，从而帮助术中进行实时的肿瘤切除，提高手术效果[10]。

总结

内分泌疾病及其慢性疾病可以从丰富的 AI 中大大受益，因为这些技术可以提供精确的调查和诊断，减少医疗费用，并促进数据库的研究[11]。随着其广泛的实施，并通过充分的认识和资助，现代临床内分泌学在未来可以发展成为一个技术智能和健全的治疗方式。

43· 胃肠病学

AI 在胃肠病学领域的各种诊断中得到了广泛应用。除了胃肠道放射学，它还适用于病变的内镜分析等程序，如检测癌症、胃炎、息肉、胃溃疡等[1]。在人脑的适当指导和监督下，AI 可以诊断肝脏纤维化、区分胰腺癌和胰腺炎，并发现预后因素和预测对治疗的反应。

目前的实施效果

目前，AI 对于诊断胃肠病的异常情况非常有效。然而，这些实施仅限于卷积神经网络用于增强内镜成像[2]。虽然这本身非常有效，但当涉及胃肠病学中存在的一系列挑战或病症时还不够。此外，基于 AI 的药物管理虽然被证明非常有效，但目前还未被广泛采用。鉴于疾病表现存在差异，不同患者不一定有相同的问题，目前人类医生很难深入了解每一个病例的细节。

未来的可能性

AI 在胃肠病学中似乎非常有用。在可行的情况下，应更加重视使用 AI 工具而不是传统方法。例如，AI 的使用不应局限于仅在某些场合在内镜检查中实施卷积神经网络[2]，而应在实践中使用所有的检查。对于所有患有类似疾病的患者，应该有一个基于 AI 的标准化程序，这样诊断和治疗就会变得简单，从而大大减少人为失误。

44. 血液学

AI 和机器学习在医疗领域的快速发展为患者和医生带来了许多好处，因为它们可以提供准确和及时的治疗干预。在患者管理中，诊断扮演了一个重要的角色，而在血液学领域也不例外。通过全自动化的系统对全血进行分析，高灵敏度的细胞计数仪和凝血仪可以提供准确的读数和差异化的解释和标志，以引起病理学家对需要进一步诊断的组织切片的注意。在过去几年中，全组织切片成像在组织病理学中已经成为主流，使数字和远程病理学得以普及。其中，识别组织形态和细胞分化阶段是诊断的主要内容。同样，血细胞成像通过血涂片、骨髓涂片或流式细胞仪检测血液病，从简单的疟疾感染到白血病和淋巴瘤等肿瘤性疾病，是实验室中进行的一些主要诊断。这些自动分析仪产生大量的数据集，与病理学家的解释和临床结果相结合时，可用于训练 AI 系统。

将基于 AI 的软件应用于血液学诊断可能极大地提高诊断的准确性，减少对专家解释和报告的依赖，这可能会带来巨大的改变。在识别异常血细胞形态方面，训练有素的 AI 算法可以在常规血涂片结果中区分正常和异常结果。而对于识别肿瘤状态，则需要进行流式细胞术检查。

柯博升等研究表明，机器学习算法可以解释多色流式细胞仪结果，并在临床上得到验证，能够准确诊断急性骨髓性白血病和骨髓增生异常综合征，诊断准确率分别为 84.6% 和 92.4%[1]。骨髓增生异常综合征在组织切片成像上的解释一直是难点，这使得血液或骨髓细胞形态的表型和基因型之间的关联具有挑战性。另一项研究由 Nagata 等进行，他们通过患者记录输入细胞形态和临床特征等，并通过基因组测序提供分子和遗传信息，利用这些输入来训练机器学习算法，以识别不同类型的 MDS 特征，从而对患者进行分类，并根据其分期和预后进行分类。这项研究的第一步就是多维诊断方法[2]。

细胞群数据（CPD）可以提供血细胞参数，这些参数又可用于血液病的鉴别诊断。基于机器学习的应用在修改基于血液学的医疗诊断方面发挥了重要作用。赛义德·阿卜杜勒等进行的研究测试了一种新方法，利用机器学习算法和 CPD 来筛选血液中的恶性肿瘤。观察结果显示，该系统的准确性和精确度达 82.8%，召回率为 93.5%[3]。

拉贾拉曼利用预先训练的卷积神经网络来提取全血薄层涂片图像中的寄生虫浸润诊断，如疟疾环、裂殖体和配子细胞。该软件的广泛应用可极大地影响易发生疟疾感染的农村流行区的健康状况，因为这些地区缺乏病理研究人员进行准确熟练的筛查和诊断，这将最终带来更快和更好的治疗干预措施[4]。

这些测试表明，AI 支持的解释对血液学实践的渗透只是一个开始，在不久的将来会有更多值得期待的进展。

45· 感染病学

感染性疾病是由细菌、病毒、真菌和寄生虫等生物体引起的病症。不同的因素，如宿主的免疫状态、生物体的毒力和环境因素，会影响其对人类的致病倾向。在COVID-19流行期间，我们对感染性疾病有了更深的认识，它们对人类的生存构成威胁，特别是当失去控制并演变成大流行病时。这也许是21世纪最重要的健康危机。当然，随着技术的不断进步，医疗保健行业正在借助AI等技术的帮助来取得进展。

感染病学专家的关注方向

在预防、诊断和治疗感染性疾病方面，专家扮演着重要角色。他们通过临床特征、显微镜或培养等手段诊断感染，并采用实验室数据、培养物和组织样本的显微镜检查进行分析，最终制订治疗计划。

在治疗方面，临床医生会根据不同的感染类型制订不同的治疗方案，包括抗病毒、抗生素、抗真菌和抗寄生虫治疗。治疗方案的选择取决于感染的类型和患者的承受能力。一些温和的感染可以通过短期抗生素治疗来控制，而一些致命的感染（如疟疾、肺炎、艾滋病、腹泻和肺结核），则需要更加密集的治疗。患者可以在门诊、住院及ICU等不同场所接受治疗。专家的工作不仅仅是治疗患者，他们也会通过疫苗接种、公共卫生教育等方式来预防感染性疾病的发生和传播。

AI在感染性疾病中的作用

在感染性疾病领域，AI的应用主要集中在识别疾病，如生态和流行病学模式及疫情暴发的趋势和可能性，以采取应对流行病等暴发的措施[1]。为此，基于AI的计算机系统对有关特定感染性疾病的大量数据进行分析，预测有助于生态学家、政府官员、公共卫生专家和普通民众提前采取行动，以应对即将到来的流行病，从而将损失和干扰降到最低。

实际上，AI在感染性疾病方面的应用还有待进一步发展。虽然许多诊所和卫生机构正在使用机器学习和深度学习技术，但它们并没有在全球范围内得到有组织地应用。当然，这并不意味着其没有潜力。如果卫生机构开始使用AI来应对感染性疾病，将会有很多好处。例如，疾病可以被更早地诊断出来，感染也可以被防止传播。

目前，数据收集是应用AI在感染性疾病领域的重点。大数据集正在从电子健康数据库、电子健康记录和许多其他来源收集。在传统的设置中，数据是由公共卫生部门从实验室得出的，这既昂贵又费时。虽然有许多电子健康数据来源，但必须有一个适当的数据收集策略。一旦这些数据被组织、审查和分析，就可以帮助创造信息，用于了解更多关于感染性疾病的信息。AI可以从数据中进行智能推断，从而获得与患者护理直接相关的结论。

未来 AI 在感染性疾病中的作用

在这个领域还有很多工作要做，但以下是机器学习和深度学习将用于感染性疾病的许多方式。

早期诊断　早期诊断和预防疾病的关键在于及早识别潜在的致病因素。因此，AI 在未来将得到广泛应用。目前，AI 已可用于早期诊断，但需要更多的数据组织，以实现对更多疾病的早期诊断。未来，AI 有可能在疾病的初始阶段发出警报[1]。

蓝点（BlueDot）是在感染性疾病领域应用 AI 的典型案例[2]。这是一个加拿大健康监测平台，在其他 AI 实体之前为 COVID-19 拉响了警报。该平台是在 2003 年 SARS 暴发后创建的，旨在追踪疾病。2016年，BlueDot 推出了利用各种算法对传染病进行监测、预测传染病的出现和传播，并提供警告的系统。2019 年 12 月 3 日，BlueDot 向其客户发送了一条有关病毒信息[2]，早于 WHO 在 2020 年 1 月 9 日发出的正式警告。目前，AI 正被用于疫情监测，但只在少数地方应用。如果这种技术得到更广泛的应用，AI 将很容易发出早期预警，从而预防流行病或将其影响最小化。

追踪疾病的传播　追踪疾病的传播是十分重要的，因为感染性疾病可能导致大规模的传播，COVID-19 就是最大型的感染性疾病例子之一。AI 可以帮助检测新的疾病，并追踪它们在哪里传播。例如，一旦COVID-19 开始传播，BlueDot 就会分析机票数据，准确地预测病毒的传播趋势。

我们现在可以看到，相关的追踪应用程序被用来了解疾病模式[3]。AI 算法可以确定感染的风险，然后提醒智能手机用户注意这种风险。与 COVID-19 患者接触过的人可以得到有关该疾病的提醒。AI 和大数据具有很大的潜力，可以在疾病失控之前追踪疾病的传播。当然，最终我们还是要靠自己的努力来控制疾病，使其不会像 COVID-19 一样继续传播。

资源的分配　如果一种感染性疾病在本国蔓延，政府必须控制其传播并有效地分配资源。这意味着政府必须做出艰难的决定，以便能够以最佳方式控制该疾病。AI 可以帮助政府更好地做出这些决策，利用现有数据并帮助做出准确的预测，以指导资源分配以解决问题[4]。

例如，AI 可以准确预测感染性疾病的下一步传播地点。官员们可以在这些地点设立检查站，并确保这些地区的医院有足够的资源来应对危机。此外，研究人员可以将 AI 与模拟模型相结合，以评估政策反应的有效性。这将有助于确定某种行动在控制感染性疾病方面的有效性。

这些算法还可以帮助确定哪些人群将从公共卫生沟通和措施中受益，以减缓感染性疾病的传播甚至预防它。类似的算法已经存在。南加州大学维特比工程学院已经创建了这样的 AI 算法[5]，该学院使用实时结核病数据来创建该算法，考虑到疾病传播和人类行为模式。许多其他公共卫生官员也已经使用类似的算法来预防感染性疾病，如丙型肝炎病毒和艾滋病毒。因此，该领域具有很大的潜力，并可以在未来得到广泛应用。

疫苗开发　开发一种疫苗需要大量的数据和时间。在开发有前途的疫苗之前，必须对一种感染性疾病进行大量的研究，即使这些疫苗也需要经历一个试验期，以便在向公众推出之前测试其有效性[6]。AI 算法有助于分析病毒基因组，以便快速开发疫苗。利用 AI，科学家可以在短时间内发现细菌或病毒的突变，然后可以采取措施处理这些突变的病原体。

预测未来疫情的暴发　在过去的四五十年中，已记录的感染性疾病中有 75% 是人畜共患病，这意味着它们是由动物传播到人类的，就像 COVID-19 一样。在 AI 进步之前，研究人员通常要等到较晚的阶段才能确定动物宿主[7]，而在确定动物宿主之前，该疾病已经传播到成千上万的人类。然而，现在 AI 被用来识别导致疾病暴发的流行病学和生态学模式，这样预防和控制措施就可以及早开展。

这些数学模型基于机器学习分析大量数据而得出，以了解和预测下一个感染源。这样的预测可以帮助研究人员和生态学家监测宿主物种，从而可以防止未来的暴发。目前已经有许多这样的模型被发明出来，如 Cary 生态系统研究所[8]，他们创建了一个计算机模型，可以选择可能携带感染性疾病的不同啮齿动物，并扫描了大约 2 300 种啮齿动物，发现了近 60 种潜在的宿主。进一步的研究表明，其中有两种被确认为携带病原体。此外，该研究所还使用机器学习和 AI 来预测可以携带埃博拉等丝状病毒的蝙蝠的类型。预测的模型使用了 57 个因素，如生态学数据和生活史等。

创建 AI 用于感染性疾病防治的挑战

创建用于预防感染性疾病的 AI 伴随着许多挑战，其中最大的挑战之一是确保这些模型使用的数据有效性。AI 完全依赖于数据驱动，如果数据不完整或不准确，从中得出的结论就会不可靠。这种误差可能导致缺乏实用性、错误分类和假阴性。因此，必须对数据收集的方式进行严格的检查和平衡。数据集的设计对于学习算法至关重要。如果数据不准确，学习算法将毫无用处。这可能会导致时间、金钱和资源的浪费。

我们在数据方面面临的另一个更大的挑战是数据所有权和隐私。我们都知道，个人数据可能被用于获取政治和商业利益。剑桥分析公司就是最大的一个例子[9]。医疗数据更为敏感，其滥用可能会导致严重后果。人们不希望放弃自己的隐私，也不希望数据被以任何方式利用。因此，必须有某种类型的法规来保护人们的隐私。许多专家建议，患者应该对数据有所有权和控制权。一旦拥有这些数据，他们可以同意将与健康有关的数据用于 AI 算法的开发。当然，这也不是易事，必须有透明的讨论机制和公共官员的监管，以确保安全地开发 AI 算法并防止数据被误用或滥用。每个人都有隐私权，这必须得到医疗系统的保障。

总之，利用 AI 来遏制和预防感染性疾病的暴发并不是一件容易的事情。在能够大规模提供数据之前，该领域仍有许多需要改进的地方。除非我们能够采取有效措施来保护患者的隐私，否则 AI 在预防感染性疾病方面的作用将是有限的。

总结

这是关于 AI 在感染性疾病中的当前和未来作用及其挑战的完整指南。请记住，AI 有时会忽略一些小事情，如数据集群。因此，还远没有一个完美的模型来为我们提供所需的一切。关键是要进行实验，看看什么是有效的，然后将其用于造福人民。当然，这是一个理想的构想，在 AI 的发展方向上有许多希望。现在，重点应该放在准确收集数据上。一旦数据被收集，就可以将其放入不同的机器学习和深度学习模型中，进行准确的预测和洞察。

46. 家庭医学和初级保健

AI 的应用已被证明是初级保健行业的变革力量。许多专家认为，AI 在初级保健中的应用可以改变患者与医生的关系。

AI 在初级保健中的应用

数字化健康辅导　数字化健康辅导和 AI 在初级保健中的应用已经彻底改变了患者照护方式。许多公司正在为客户提供数字化健康辅导，用于检查高血压、肥胖症、糖尿病和许多其他慢性病[1]。这些程序被整合到卫生系统中，使得患者就诊的频率大幅减少。

设备整合 许多可穿戴设备可以记录用户的健康状况并检查其他生命体征。用户只需要佩戴它们，就能以前所未有的方式照顾自己的健康状况。最常见的例子是苹果手表，其中的健康套件整合了来自不同设备的数据[1]，有助于护理团队检测到与基线的偏差，可能暗示着潜在的疾病。

医疗建议 AI 在初级保健领域的应用不仅限于健康辅导和设备整合。许多公司甚至已经开发了 AI 医生，其工作是为患者提供健康建议[2]。这可以帮助用户获得常见症状的初级护理，而无须与真正的医生预约。这也将为那些有更严重问题并需要立即关注的患者腾出时间。

临床决策 AI 应用涉及的范围远远超出检查用户的心跳或血压，还可为初级保健医生提供咨询服务。这些咨询服务有助于做出最佳的临床决策，对患者和医生都有好处[3]。

诊断 AI 算法可以诊断一些疾病，即使是最有经验的初级保健医生也不能。无论是检测皮肤癌、先天性疾病、肺癌还是其他许多疾病，都可以通过分析皮肤/脸部照片、胸部 X 线和其他图像的 AI 应用程序来完成[4]。

47· 肾病学

虽然肾脏病学和泌尿外科疾病的诊断、疾病风险和流行率已经通过大数据训练 AI 系统进行了研究，但在治疗方面，实施 AI 解决方案仍处于初级阶段。目前有多个研究项目率先引入人工神经网络的深度学习系统，旨在彻底改变治疗方案，重点关注自动透析和慢性肾脏病引起的相关症状。

AI 已被应用于各个领域，帮助医生对这些病症进行管理。

肾脏损伤的警报系统 急性肾损伤的发生率一直在以每年 11% 的速度增长，主要发生在内科和 ICU 中。这增加了医院的平均住院时间，同时也导致了病死率和发病率的增加及患者进展至终末期肾病的恶化病变。因此，早期诊断急性肾损伤并提供及时的管理非常重要[1]。科伊纳等开发了一种梯度提升算法，通过将血清肌酐水平与患者的电子健康记录数据（包括人口统计学、位置、生命体征、影像学和实验室值及初步干预措施）相关联来预测肾脏损伤。该算法成功可预测急性肾损伤，其灵敏度为 84%，特异性为 85%[2]。齐默曼等另一项研究表明，机器学习模型可以准确预测重症入院后急性肾损伤的发生[3]。

诊断协助　计算机辅助诊断在遗传性常染色体显性多囊肾病的诊断中得到了应用，通过评估 CT 和 MRI 图像计算肾脏总体积。近期，范加斯特尔等开发了一种自动分割系统，使用深度学习神经网络自动计算肾脏总体积，与人工追踪的肾脏总体积高度相关[4]。此外，魏等开发了一种基于算法的自动量化系统，用于测量肾脏活检中的间质纤维化，而卡纳安等开发了一种深度学习框架，基于卷积神经网络分割模型识别活检中的肾小球[5,6]。

临床决策的指导

• **血液透析**：在血液透析领域，基于 AI 网络的创新透析设备已经应用自动化系统，实现了设备警报、患者参数和电子健康记录数据的实时监控。这些数据被用于训练算法，以产生透析处方的即时调整。近来，可穿戴的人工肾脏已经问世。如果结合 AI 的支持，它们将改变慢性透析治疗患者的治疗模式。这些系统基于 AI 软件对透析期间可能发生的继发性贫血、身体水分成分或低血压进行预测，从而确保患者的安全。AI 系统实现的自动、即时的生物反馈将允许不断改变透析指令，通过准确和节省时间的干预措施使患者受益[7]。

巴比里等开发了一个多端点模型，以在充分液体清除和透析内不良事件的风险之间保持微妙的平衡。该模型可以预测特定疗程的液体清除量、心电图、血压和心率读数，以及患者的特征、以前的血流动力学反应或过去促使透析处方改变的任何不良反应[8]。

• **贫血管理**：根据患者记录和实验室调查运行的计算智能软件已被用于预测红细胞刺激剂的剂量选择，这有助于更好的贫血管理，希望能减少输血次数[9]。

- **基于营养的方法**：通过设计人工神经网络，利用生物阻抗仪和血容量及监测血压值作为数据输入，计算出干体重。AI 被应用于评估透析患者干体重的准确性。在许多情况下，AI 系统的预测结果超过了肾脏病专家的预测结果，显示出良好的效果[10]。

- **腹膜透析**：应用 AI 算法和机器学习技术进行腹膜透析的决策，包括选择何种腹膜透析技术、评估感染风险，或通过患者历史和反应趋势预测心血管事件。

- **肾脏移植**：利用机器学习作为器官匹配工具的管理系统，提高移植数据库的运行效率。同时，也有助于预测移植排斥反应，如评估他克莫司的调整或饮食问题的表现。

评估效果、分析预后　长期透析可能会导致高血压、静脉功能下降和动静脉瘘管失效等后遗症。通过评估描述瘘管健康状况的数据，预测性 AI 模型有助于减少重复的多普勒检测，从而预测瘘管的寿命，从而能够主动采取干预措施[11]。

总结

未来，我们可以期待看到 AI 在手术干预中的积极应用，如分析尿石成分或评估前列腺增生的严重程度和预后。此外，在肾癌核素分级、膀胱镜引导的膀胱癌诊断及格里森评分的计算等放射学应用方面，AI 算法也将发挥作用。本章仅简要介绍了 AI 在肾脏病学和泌尿学领域中的几种应用方式[12]。

48· 神经病学和神经外科

神经病学和神经外科分别是医学和外科的重要领域，在这些领域，AI 的使用已被证明具有宝贵价值。

神经病学

AI 已被证明在处理大量数据时非常有效，尤其是在神经学等领域。使用人脑进行计算并从大量数据中得出带有解释的结果，无法消除不可避免的重大偏见和错误，因为人脑能够保留的数据量有限，这影响了神经学的整体健康结果的可靠性。

相比之下，AI/DL 使用简单的算法系统，可以存储大量数据，与人脑不同。借助 AI，同时使用多个数据集更加容易，从而得出的结论更加无偏见。此外，AI 在处理时间上也更加高效，相比于神经学家自己的工作时间要少很多。由此得出的结论与患者的诊断和治疗直接相关。

例如，在卒中的诊断中，基于 AI 的 CT 扫描评估可以帮助早期有效地检测病变并量化增加的出血量。同时，AI 还能在 CT 扫描中早期预警缺血信号，并测量早期缺血变化的程度，从而能够进行紧急干预的计划。这对于干预的结果有积极的作用。

临床判断和 AI 让我们设想一个场景：患者带着症状到诊所就诊，医生和 AI 系统一同进行观察。医生凭借丰富的经验，通过了解患者的病史、对其进行检查并进行一些调查，以缩小每个可能病因的范围。AI 系统运行一系列步骤，如接收患者的病史，通过摄像头进行检查，并输出可能原因的清单，就像医生一样，但耗时更短。一方面，AI 输出的结果比医生更快；另一方面，医生的结果比 AI 更容易出错，因为人脑无法保留过多的信息。此外，分析和解释呈现给人脑的大量数据也很困难。

然而，在患者护理过程中，神经学家必须扮演核心角色，因为他需要分析 AI 的输出结果并制订进一步的计划。因此，应将重点放在 AI 和医生的共同协作上，以便医疗保健实践能够更加系统化、轻松和高效。

神经外科

AI 已被应用于神经系统问题的外科手术中，并被发现十分有用。使用不同的技术 [2]，AI 已经超越了传统的神经外科决策方法，其中预测、诊断和预后由人脑单独完成。AI 已被证明在诊断和治疗各种需要神经外科干预的问题上非常有效，如脑肿瘤、癫痫、创伤、脑血管痉挛和椎间盘突出症等。例如，在神经外科手术过程中，可以使用 AI 辅助机器人在脊柱中放置螺钉。与神经外科医生相比，机器人放置螺丝的速度更快，而且可能更准确[3]。

AI 在神经病学和神经外科的应用

AI 已被证明是神经学家或神经外科医生的明智、有效和值得信赖的伙伴。以下是神经学和 / 或神经外科的不同亚专业，在这些专业中，AI 被有效应用。

神经肿瘤　神经肿瘤学涉及不同方面的研究，包括对大脑和脊髓肿瘤的预防、诊断和管理。AI 可以通过采用不同的调查方法，如基于 AI 的 CT 或 MRI 扫描，在早期对脑肿瘤进行诊断，这些方法具有很高的灵敏度[4]。通过对 AI 系统进行训练，使其学习和理解大脑形态的正常模式和变化，对患者的健康有积极的影响，因为在肿瘤早期被诊断出来时，完全治愈的概率更大。此外，准确的诊断还能防止患者接受错误或不必要的治疗。AI 还可用于预测患者的生存时间，并在大多数情况下被发现具有高度的准确性。

神经退行性疾病　神经退行性疾病是一种不治之症和退行性疾病，如阿尔茨海默病、帕金森病和多发性硬化症，其中神经元逐渐死亡或退化，导致运动、记忆等问题。AI 对于了解患者在早期阶段是否出现任何形式的神经变性有很大帮助。通过各种算法的使用，评估数以千计的数据样本，可以识别神经退行性疾病中的所有异常标记[5]。因此，AI 有助于对这些疾病进行及时诊断，以便进行早期和基于结果的干预，并协助预测这些疾病的过程。

神经血管疾病　在神经血管亚专业领域，AI 提供了一系列的应用。基于 AI 的 CT 扫描可以检测出血性或缺血性病变，还可以预测患者未来发生卒中的可能性。这种预测对于在发作前做出必要的安排非常有帮助。此外，已经接受过卒中治疗的患者也可以通过 AI 机制进行治疗后监测。根据纽约蒙特菲奥医疗中心和埃可尔（AiCure）的莱博维茨报道，医生可以在手机上安装算法，评估患者是否在服用所需的药物，从而更容易地监测患者的状况[6]。这也可以了解患者的行为和依从情况。

创伤性脑损伤　芬兰的研究人员发现，他们在一个 AI 系统中开发的算法可帮助医生了解和预测创伤性脑损伤患者的病死率，该系统设置了测量和记录脑灌注压、平均动脉压和颅内压的算法。这些参数的结果数据被用来预测患者康复的概率。此外，研究人员还放置了一个辅助算法，该算法可评估创伤性脑损伤患者的大脑运动功能，如眼球运动[7]。研究结果显示，使用该系统进行预测的准确率约为 80%。因此，AI 预测可以用于规划患者未来的治疗过程，并制订和遵循必要的预防措施，以防止出现更糟糕的结果。

脊髓损伤　脊髓损伤通常由道路交通事故、其他事故、凶杀性攻击等原因引起。这种损伤会导致受伤部位以下的身体瘫痪或失去感觉，或两者都有。不同的研究表明，基于 AI 的系统可以通过发送皮质内记录信号来帮助激活因不同原因而瘫痪的肌肉，从而找出潜在的病理，并克服因脊髓损伤而导致的瘫痪[8]。实际上，已有一名 24 岁男子成功地克服了因脊髓损伤而导致的瘫痪，这得益于 AI 机制的帮助，使信号被发送到他的大脑，从而触发他的大脑，让他能够使用自己的肌肉。

AI 在神经病学/神经外科的未来

正如上文所述，AI 已被证明是现代医学中神经学和神经外科的重要组成部分。在神经学和神经外科的应用中，AI 可以在许多神经元死亡之前对卒中进行出色的诊断，并诊断和切除可能危及患者生命的脑肿瘤。此外，还有许多算法正在发展中，这些算法将在神经系统疾病和状况的诊断和治疗中发挥作用。

随着基于 AI 的技术在神经科学各个方面的应用，肯定会带来一系列的好处。在神经病学和神经外科方面，基于 AI 的系统最主要的好处之一是先进的成像技术，如 CT 扫描和 MRI，对卒中（出血性或缺血性）、肿瘤和其他神经系统疾病的早期诊断非常有帮助，准确率更高。

因此，AI 在神经病学和神经外科的应用在未来必定会是非常有益和有价值的，因为它具备有效性、准确性和高效性。

49. 妇产科学

生殖医学和医疗保健领域跟其他领域一样，高度依赖于临床医生[1]。大多数问题都是由人力系统引起的。AI 可以减少出现的问题和错误治疗的数量，并解决其他问题。

在体外受精领域，AI 的发展和需求也在增加。该疗法的成功率为40%，为希望怀孕和建立家庭的女性提供了希望[2]。为确保体外受精的有效性，必须确保胚胎是健康和高质量的。然而，目前缺乏有效的方法来评估胚胎的质量。由于缺乏有关胚胎质量、精子和使用的其他生殖因素的细节，该系统存在重大空缺。通过实施基于 AI 的机制，可以轻松填补这一空缺。

不孕不育是一个重大问题，人们一直在寻找克服它的方法。事实证明，AI 可以更有效地管理这个问题，主要驱动力是需要为患有不孕症的患者找到解决方案和预后。通过利用系统中的大型复杂数据集，医生可以更容易地在妇产科开展活动。只有纳入 AI 机制、利用大量数据并正确使用这些数据，才能实现这一目标。

妇产科的 AI 应用现状

妇产科领域的 AI 正在迅速发展。在医疗保健领域的各个领域中，包括生殖医学，AI 都发挥着重要作用。目前，生殖医学中广泛使用 3 种实践的混合应用，包括机器学习、自然语言处理和机器人手术，以确保为该领域利用最有效和高效的版本。

机器学习主要利用患者的各种数据（包括成像和其他临床数据），为其健康提供有用的信息。而自然语言处理则更加详细，它将非结构化数据转换为结构化数据，从而为机器学习技术提供清晰的健康问题描述。最后，机器人手术则利用先进的技术，如远程操作的摄像机和手术器械，为患者进行手术。

AI 在妇产科的应用

在妇产科领域中，AI 的应用有 3 种常见方式：巴氏涂片、超声波和电子医疗记录。通过将 AI 应用于这些方面，诊断和治疗患者变得更加容易。

巴氏涂片检查 巴氏涂片（从宫颈黏膜刮取）被广泛用于筛查妇女的宫颈癌。AI 可以自动分析巴氏涂片，相较于人工技术员，能够快速产生更准确的结果[3]。利用显微镜、图像处理器和数据收集，能够使整个过程顺利进行，避免人为错误。

超声波 超声波在妇产科的另一个主要应用是超声检查。超声波是最常用的筛查成像技术，用于检测与女性盆腔器官相关的病症。此外，超声检查也是孕妇进行的常规检查之一，用于检查胎儿的生长情况。引入 AI 将使放射科医生和超声科医生的工作更加轻松。例如，一些测量（如胎儿的头围或股骨长度），目前需要医生或超声技师手动完成。然而，通过基于 AI 的机制的实施，将有可能实现自动化或部分自动化的胎儿测量和分析任务[4]。

此外，随着 AI 的出现，医生能够更容易地得出结论。如果没有 AI，诊断和决策将完全由医生负责。基于 AI 的机制使医生更容易得出结论，因为他们可以从基于 AI 的临床决策支持系统中获得帮助。

电子医疗记录（EMR） 在将 AI 纳入 EMR 系统并应用于所有数据需求时，可以评估哪些患者可能面临高风险，并确定哪些可以通过正常的治疗来改善预后。当临床医生输入相关数据到 EMR 时，这一过程将自动进行。一旦相关数据被添加到 EMR 中，AI 集成机制将分析数据，并自动提供可能的问题[5]。例如，它可以帮助判断一位母亲是否可能早产。通过广泛收集记录内的数据，算法变得更加容易捕捉细节并提出解决方案，帮助医生了解最佳的行动方案。

此外，随着 AI 的实施，临床医生可以提高效率。通过 AI 算法，系统可以监测案例中挑出的相关风险因素。这将帮助医生更好地识别患者的健康风险，并在治疗和护理中作出更明智的决策。

AI 在妇产科的未来

在未来，可能会使用基于 AI 的胎儿监测系统，这将有助于解决不同临床医生之间主观判断的问题，因为更加标准化和有效的措施将被实施。然而，这并不意味着临床医生的角色将被取代，相反，当 AI 和临床医生一起协同工作时，将能够提供更准确和更快速的诊断和治疗。

随着基于 AI 系统的实施，将减轻人力负担，使医生和患者之间的互动更加积极和主动[6]。此外，先进的监测技术还将扩展到家庭监测，提供高质量的监测数据，从而更有可能做出准确的决策。

在妇产科患者管理方面，AI 工具将使临床医生能够更高效和精确地开展工作。AI 工具将进一步确保监测的有效性和非侵入性，同时确保所有疾病得到有效处理。

50· 肿瘤学

AI 在肿瘤学中的应用为癌症患者的治疗方式带来了许多变化。肿瘤学是 AI 有望带来重大变革的主要领域之一。对于肿瘤学家来说，为癌症患者寻找最合适的治疗方法是一项耗时的工作。然而，自从将 AI 引入肿瘤学领域以来，医生在快速了解为特定癌症患者制订治疗方法方面得到了很大帮助[1]，这对患者和医生来说都是极具益处的。

AI 在肿瘤学领域的应用

AI 被用作一种诊断工具 在肿瘤学领域，AI 可作为诊断工具应用于癌症的早期诊断到预后。例如，在乳腺癌患者的乳腺 X 线检查中使用 AI，大大减少了假阳性和假阴性的诊断，从而避免了更多不必要的检查，降低了总体项目成本 [2]。

AI 降低了误诊率 许多研究认为，AI 在肿瘤学领域的应用大大降低了误诊率。AI 有助于在早期阶段诊断疾病，并尽快开始治疗 [3]。为此，Google 开发了一个增强现实显微镜，使用基于 AI 的软件来帮助医生检测癌症。这也可以帮助减少耗时的活动，如人工计数细胞。

AI 被应用于临床决策支持工具 随着技术的发展，许多治疗方法被引入以治愈癌症，这大大增加了癌症管理的复杂性。AI 可以帮助临床医生确定最佳的治疗策略和应遵循的步骤，主要目的是提高护理质量 [4]。

AI 有助于肿瘤的基因组特征分析 除了用于诊断癌症，AI 还可以用于识别特定的基因突变。这种识别是利用病理图像而不是基因组测序来进行的。在肿瘤学领域有很多这样的应用案例，最常见的是由美国国家癌症研究所资助的纽约大学的研究人员进行的研究，研究人员使用深度学习来观察不同肺部肿瘤的病理图像，从这些图像中获取癌症基因组图谱。根据研究结果，这种方法仅通过观察病理图像就能区分肺癌的最常见亚型 [5]。

AI 被用于精准医疗 AI 在肿瘤学领域的精准医疗方面具有巨大潜力。虽然它为患者和医生提供了巨大的帮助，但 AI 系统也有一些不足之处。我们仍然缺少能够有效治疗所有癌症的药物。因此，许多 AI 开发者正试图利用 AI 应用加快药物开发。这是一个巨大的机会，吸引了大量的 AI 开发者和制药公司 [6]。据估计，大约有 100 家初创公司正在使用 AI 进行药物开发。

AI 有助于降低试验成本 随着 AI 在肿瘤学中的应用，研究人员现在可以从真实世界的数据中获得信息，并将这些数据应用于临床试验的设计。因此，这可以在很大程度上帮助降低成本[7]。这一点极为重要，因为仅招募患者就可以占到临床试验总成本的30%。

在肿瘤学领域使用 AI 所面临的挑战

尽管在肿瘤学领域使用 AI 有很多好处，但也存在一些挑战和限制。肿瘤学家和患者必须牢记使用 AI 治疗癌症时所面临的限制和挑战，只有这样才能获得更好的治疗效果。数据科学家在肿瘤学中使用 AI 时面临一个重大挑战，即他们必须处理来自多个来源的非结构化医疗记录数据，这些数据耗费巨大，才能成为适合 AI 算法使用的数据。

肿瘤学中 AI 的未来

AI 在肿瘤学中的前景看起来相当光明和有希望。AI 有望提高肿瘤患者的护理质量、治疗效果及肿瘤学实践的运作效率。这最终也将降低癌症治疗的成本[8]。

总结

AI 在肿瘤学领域有许多潜在的应用，旨在支持肿瘤学家对癌症的筛查、诊断和管理。AI 帮助肿瘤学家处理和分析大数据，并帮助他们做出临床决策。虽然 AI 在肿瘤学领域的应用仍在不断完善，但已经有许多平台在肿瘤学的一些领域中使用，如癌症的筛查和诊断、确定治疗的趋势及评估大型数据库。因此，肿瘤学领域中 AI 的未来似乎很有希望，这一点不容忽视。

51· 儿科学

AI 在儿科中的发展

AI 在儿科的应用已有一段历史，可以追溯到 1984 年。

1984—2008 1984 年，AI 在儿科领域发表了首篇论文，介绍了 SHELP 决策系统，用于诊断先天性缺陷和与新陈代谢有关的疾病。

SHELP 在儿科疾病的诊断和治疗方面发挥了重要作用。直到 2008 年，儿科领域的 AI 研究主要集中在使用基于知识的系统、遗传算法、人工神经网络和决策树等应用程序[1]。这些应用程序在信息提取、决策、早产、癌症、神经母细胞瘤和其他病变的治疗方面都具有很大的潜力。

2009—2012 AI 在儿科领域的实施变得更加先进和复杂。采用的方法包括逻辑表示模型、支持向量机等用于疾病诊断、分析和预测的工具。此外，AI 还有助于处理儿科图像和语音，并在一些常见的儿科疾病，如感染、癫痫和早产等方面得到了应用。

2013 年至以后 AI 在儿科领域的应用取得了较大发展，其中最著名的是利用 AI 诊断和治疗神经系统疾病，如哮喘、肺炎、癫痫和孤独症等。

AI 在儿科中的应用

在儿科实施 AI 的主要重点包括发育障碍、肿瘤学、脑图、基因剖析等[2]。

减少错误警报的风险 约 75% 的临床警报是错误的，这对迫切需要护理和关注的患者产生影响。虚假警报一直是医院面临的主要问题之一，导致了许多问题，如警报疲劳、警报频率过高，这使得护理人员感到疲惫而可能导致反应延迟。护理人员的效率下降，有时甚至会错过警报。

在引入 AI 之前，医生曾尝试依赖其他方法来减少错误警报的风险，但效果有限。然而，自从使用 AI 以来，警报的使用方式彻底改变了。基于机器学习算法的 AI 能够对信号进行分类，判断其真实性或虚假性，在提高警报的准确性的同时，也提高了护理人员的工作效率。

有助于临床诊断 在基于 AI 的流程（如支持向量机和神经网络）的帮助下，准确诊断各种儿科疾病变得比以往更加容易。研究人员还引入了机器学习算法，用于预测心脏手术后的白斑病[3]。AI 在儿科放射学中也发挥了重要作用，包括自动检测疾病。此外，AI 算法甚至可以识别人眼难以察觉的图像中的异常情况。因此，AI 已经从根本上改变了儿科领域的疾病诊断方式，这一点毫不夸张[3]。

对可穿戴技术的帮助 当今，可穿戴技术越来越受欢迎。智能手表配备各种传感器，可以实时收集有用的健康和医疗数据。此外，该技术还被用于记录患者就诊情况，检测患者的心率、心律、呼吸等生理指标[4]。可穿戴技术在许多方面都能提供帮助，如睡眠研究、控制肥胖及帮助运动障碍的儿童等。因此，可穿戴技术在儿科应用中能为患者和医生带来许多好处。

有助于机器人技术 机器人技术能够帮助孤独症儿童学习新技能[5]。据一项调查显示，儿童更喜欢与机器人一起完成任务，而不是与成人一起。机器人能够在一个充满乐趣的环境中帮助儿童学习各种知识和技能。此外，机器人技术还能够极大地帮助医生，如医生可以使用机器人辅助的手臂来改善患者的肌肉活动，这对于卒中患者尤为重要。

AI 在儿科的未来

许多正在进行的研究都与儿科领域的 AI 有关[1]。虽然实施过程可能需要数年时间，但它肯定会彻底改变儿科领域，优化患者的治疗。

总结

AI 在儿科领域的应用不仅彻底改变了治疗方法，而且还改善了人们的生活方式。随着基于算法的流程的引入，医疗保健的每个方面都得到了改善。除了改善患者的生活，这些方法也能减少出错的可能性。这就是为什么 AI 的使用正在迅速增加，并且肯定会取代旧方法。

52· 肺病学

研究人员已经证明，在 AI 系统中使用的深度学习算法可对肺部纤维化等疾病进行分类，包括恶性肺结节的检测、吸烟者的慢性阻塞性肺病

（COPD）的诊断，以及对急性呼吸系统疾病事件和病死率的预测[1]。此外，AI还被应用于胸部MRI和CT扫描及支气管镜检查，这些检查已被证明在早期阶段对肺部疾病（如癌症）进行诊断具有潜力[2]。例如，在肺癌筛查中AI模型展现了识别肺部结节的能力。

根据2018年发表在《自然评论癌症》上的一篇评论，放射组学被用于预测非小细胞肺癌的肺腺癌和肿瘤组织学亚型的远处转移，并且对体细胞突变、疾病复发和基因表达谱也进行了预测[3]。2018年，研究人员开发并测试了一种基于深度学习的算法[4]，用于对胸部X线片进行分类，包括来自不同肺部疾病患者的数据，如肺炎、活动性肺结核、气胸和恶性肺部肿瘤。过去几年，来自全球各地的许多研究人员和创业公司已经开发并测试了不同的AI算法，用于对胸部X线片和胸部CT扫描等图像进行分类[4]。

目前，AI在肺部应用领域主要集中在成像方面，但在其他领域也有巨大潜力。随着更多基于机器学习和深度学习的AI模型的开发，这一领域的医疗保健有望得到改善。

AI在肺病学中的未来

以下是AI在未来可以帮助肺病学领域的许多方式。

改善对肺癌的检测　肺癌是一种常见而且高度致命的疾病，许多人寻求肺病学专家的治疗。AI可提高患者和医生的经验，因为它能够对肺癌成像进行定性解释，其中包括对肿瘤基因型的推断、肿瘤体积的划分、临床结果的预测，以及分析疾病和治疗计划对身体内其他靠近肺部的器官的影响[5]。所有这些都可以基于深度学习模型完成，因为它提供了结节分割的可能性。随着全身成像数据的积累和工作的进展，所有器官都可以接受检查和分析。

呼吸系统疾病的早期诊断　在医疗保健的不同领域，AI算法可以实现对不同疾病的早期诊断。在肺病学领域，该技术可帮助实现对呼吸道疾病的早期诊断。目前，一些技术已经到位，人们可以在家中使用设备进行慢性阻塞性肺病的自我监测。这些设备也可由临床医生远程访问，以便他们能够解释数据[1]。未来，这种技术可以进一步发展，较新的成像技术可以帮助肺科医生获得使用这些 AI 系统所需的数据。在进行预测和创建信息方面，视觉图像与其他数据一样重要。

肺功能测试的解释 肺功能测试并不容易进行，因为它需要收集大量信息并由肺科医生进行解释。解释这些信息需要时间，通常需要进行更多测试，直到医生能够做出正确的诊断。与人类相比，AI 在该领域表现出色，因为它可以提供强大而快速的分析来帮助这些测试[6]。专家可以使用它来改善实践并作为决策支持工具。比利时的两家医院已经开始使用 AI 软件，改善测试的解释并帮助诊断，该技术帮助医生能够更早、更快速、更准确地进行诊断。然而，请记住，AI 不能完全取代肺科医生。这是因为医生可以从肺功能测试以外的临床数据中获取更广泛的视角。因此，AI 可以更多地成为支持工具，而不是医生完全依赖的工具。

在肺病学中使用 AI 的挑战

在肺病学领域使用 AI 的挑战主要集中在模型的普适性方面。某种算法在一个医院可能表现出色，但在另一个医院可能不适用。为了克服这一挑战，数据科学家在开发和训练这些算法时需要使用一组异质性和代表性的图像样本。另一个挑战是肺部和胸部疾病的复杂性，其中成像模式重叠。由于许多疾病具有相似的成像模式，因此对患者病情的诊断具有挑战性。因此，在未来，肺病学不会完全依赖于 AI 系统。

总结

尽管在肺病学领域的研究相对有限，但随着机器学习和深度学习模型的广泛应用，这一领域在 AI 的支持下将取得卓越的进展。研究人员正在不断探索新技术，并在医院内进行实际应用以测试其有效性。因此，我们可以期待在这一领域中很快看到 AI 支持技术得到广泛应用。

53 · 风湿病学

风湿病学涉及慢性疾病及其并发症的处理、疾病进展和治疗的变化，以及传统药物治疗所导致的疾病波动等方面[1]。机器学习算法可以整合来自实验室调查、患者案例研究、研究和试验结果、医疗和放射扫描图像及基因数据等多方面的数据，并得出预测性结论，为临床医生制订个性化的最佳治疗策略提供指导。因此，在风湿病学领域，机器学习算法的应用范围非常广泛，从诊断到管理。

电子诊断 聊天机器人已经有了巨大的发展，网站或健康应用程序与患者互动，并对问题或导入的数据进行互动回应。这些症状检查器已经从简单的系统发展到深度学习系统，依靠患者的经验来整理和利用数据。Symptomate Chatbot 就是一个典型的应用实例[2]。

疾病识别和分期 机器学习已经成功应用于电子医疗记录，包括医疗编码和账单数据，用于检测类风湿关节炎患者，其 AUC 得分达 0.97，显示出在需要大量样本的研究中评估症状和疾病进展方面的潜力[3]。在英国，周等进行了一项大规模研究，使用随机森林方法从初级电子健康记录中挖掘数据，通过跟踪 "RA" 的诊断代码或疾病调节性抗风湿药物处方中使用的药物代码，达到了 92% 的准确率，并且在超过 5 000 名患者的测试集中识别出类风湿性关节炎患者[4]。

影像学模式 AI 已被用于各种成像技术，如 X 线、超声检查和 MRI 扫描等，通过提取特定的诊断和预后特征来分类疾病和疾病阶段。这些方法考虑了骨质侵蚀、软骨损失、腱鞘炎、骨髓水肿和血管病变等发现，并对数据进行比较和整理，从而生成预测性和可操作性报告，用于评估类风湿疾病[5]。近期，安德森等评估了将卷积神经网络应用于基于超声成像图像的关节炎特征评分，准确率为 86.4% ～ 86.9%。同样，巴尔巴克等利用卷积神经网络和 X 线图像对风湿性关节炎患者进行了骨侵蚀研究，发现 AI 系统和人类专家得出的结论没有明显差异[6]。

治疗路径　大型多中心资助的研究调查了 AI 在原发性干燥综合征以及类似的系统性自身免疫疾病患者中的应用，以应对特定的致病性[7]。机器学习方法在使用患者数据集了解疾病过程方面很有效，从而使临床医生能够观察治疗效果，同时也知道何时降低药物或干预措施的等级[8]。

基因分析　在风湿病学中，炎症性疾病的遗传易感性是很重要的，在慢性炎症的发病率增加中可以看到。人们已经努力在干扰素等细胞因子特征和其他生物标志物的帮助下追踪这些表达模式。2019 年，一种机器学习算法被应用于银屑病患者的基因谱，使用了 200 个遗传标记。该 AI 软件揭示了银屑病发病率的新基因位点，以及对皮肤银屑病发病率的预测分析，精确度为 90%，特异性为 100%[9]。

总结

AI 在风湿病学中的前景似乎很光明，基于 AI 工具的应用有望提高基于图像的诊断速度和准确性，以及基于医疗记录的数据来确定治疗方式的有效性，以提高缓解率和延长疾病进展。通过大力整理数据集进行用户验证，以确保临床医生和患者的接受和广泛的应用，可实现精准的个性化医疗目标。

54. 护理学

护理专业已经开始利用 AI 形成临床系统，包括电子医疗记录、医疗设备的集成和后备系统。除了收集医疗信息，AI 还被用来审查临床数据并回答问题。该技术还可根据对患者数据中特定趋势的识别，推断患者疾病的可能预后。护士可利用 AI 提升工作能力，从而实现快速处理大量信息，提出建议、预测结果，并帮助做出决策。

理解一个复杂的计算机程序可能是巨大的负担，特别是在医学领域。为了使这个过程不那么错综复杂，护士们应该谨记：算法是 AI 的核心基础。算法是一套结构良好、按时间顺序排列的规则或命令，使 AI 能够自我学习。这些算法在医疗系统中使用时被称为临床智能。临床智能是独特设计的算法，针对诊断和治疗过程，以便在适当的时间间隔内向正确的人提供正确的治疗建议。

AI 在护理工作中的作用

机器驱动的认知技能以下列方式有利于提高护士的批判性思维能力[1]。

视觉识别　AI 的视觉识别技术可以对图像和视频进行评估，实现识别和诊断的目的。有了这项技术，护士可以分析和检测伤口，监测呼吸频率，以及检测无法识别的疼痛、焦虑和抑郁等症状。

语音协助　AI 的语音辅助技能负责在需要时投射出语音命令以识别相关数据。这种 AI 技能在护理工作中被应用广泛，如为护理任务设置定时器和提醒，回复患者的信息，回答患者关于预定随访或其他与其疾病有关的问题。

神经网络　神经网络又称为机器学习，以两种方式运作。首先，通过利用多种算法仔细检查信息和其他数据，然后根据学到的经验进行机器式的改进。借助这项技术，护士可以确定患者的检查项目或安排后续预约。此外，他们还可以估计用于治疗特定患者的医疗用品和设备的成本。

众所周知，护士在医疗系统中扮演着最重要的角色，而 AI 的应用使医疗机构更加系统化[2]。现在已经在医院建立了完全基于 AI 的指挥中心，为医院工作人员（包括医生和护士）提供有益的数据，使他们能够调整和提出新的政策，以增加医疗资源供应，使患者的流量更加均衡。

指挥中心监测以下数据：① 监测并提供有关预约手术或随访的信息；② 提供关于患者突发事件和状况的原因和通知；③ 通过提供有关患者请病假的完整细节来帮助护士。

AI 未来在护理领域的应用方向

随着高效的 AI 逐渐分析和解释护士的任务，护理工作也将发生变革。这些技术将通过安排和监测护士的大部分任务，大大影响护士的工作方式。有些人可能认为，由于 AI 具备高度熟练的认知和编程技能，护士的作用可能会逐渐减弱。然而，护士不会被淘汰，AI 将融入提供护理和监督患者的实践中，人为因素并没有减少 [3]。

通过高度技术驱动的系统，护士只有通过学习新的和富有成效的思考和处理方法，才能增加知识和提升能力。这些创造性的技能将提高护士的熟练程度，使他们作为健康指导或信息专家等进行工作，而 AI 将通过管理许多耗时的任务，如膀胱扫描或静脉检测，来节省护士的时间 [4]。

AI 在护理领域的未来是乐观和有希望的。AI 已经极大地影响了医疗系统，使其更加结构化和系统化，并帮助临床医生和护士为患者做出及时的决策。因此，这个领域将是机器和人类共同努力的成果。最后，临床医生将始终拥有最终决策权。

⑤⑤• 物理治疗

物理治疗中带有 AI 赋能的运动传感器

AI 并非电影中的智能机器人，而是一种能够与物理传感器整合的计算机程序，用于改善我们的生活。随着现代技术的发展，人们对身体锻炼和健康管理的关注不断增加。AI 为医疗保健和健身提供了完美的解决方案，使我们能够根据个人情况进行最合适的锻炼。这种创新的体育锻炼和健康管理方式已经吸引了数百万人的关注，因为相比传统方式，它更加安全和高效。虽然用户仍然需要亲自完成实际的锻炼，但 AI 会由专业人士监督并提供指导。在物理治疗中，AI 通常与运动传感器结合使用，以辅助决策。

程序是如何工作的

在物理治疗中，AI 利用运动传感器通过监测疗程的创新程序来获取数据[1]。这些运动传感器可以检测肌肉的运动情况，从而帮助判断是否需要做出调整。通过检测肌肉的紧张程度和用户的位置，可以评估运动是否正确。集成的软件会收集从运动传感器获取的数据，并进行处理后呈现给用户。同时，它还会提示用户哪些方面需要进一步改进以及如何去做。借助这样的技术，全球范围内的人们已经开始采用这些智能设置，并将其作为物理治疗的一部分。现代的程序还可以与用户进行语音互动，数字治疗师可以通过语音笔记向用户传达正确的锻炼方式。

AI 在物理治疗中的好处

数据收集 大多数 AI 程序都可以收集数据，保存有关物理治疗课程的相关信息。这些数据为软件提供了足够的用户信息，以便提出改进建议。用户可以查看程序收集的数据，这是跟踪物理治疗进度的好方法。收集的数据还可以帮助 AI 为未来的治疗计划进行规划，让用户知道什么是最适合他们的[2]，有助于用户的长期改善。

最好的结果 众所周知，AI 的智能程度超出了我们的想象。在几秒钟内，AI 程序可以为个人做出最适合的决策。实践证明，采用 AI 的物理治疗方案已经为数百万人创造了最佳效果。这是因为 AI 能够模拟各种锻炼场景，并为每个用户选择最佳的训练方案[3]。它还可以帮助用户纠正错误，从而改善训练方案。因此，在物理治疗中应用 AI 可以为用户提供最佳效果。

不断监测 AI 的另一优势在于，它可以为用户提供持续监测。这意味着，用户将不再需要自己去预约或完成锻炼课程。有了数字教练不断的关注，用户可以达到完美的健身水平。AI 允许监测物理治疗课程的运动传感器持续工作，用户可以在每组练习后得到反馈[4]，这增强了用户实时了解运动效果，使他们保持健康。

有助于医生和物理治疗师 集成 AI 的物理治疗不仅对用户有益，还能为医生和物理治疗师提供信息。智能程序可以帮助专业人士跟踪患者的健身水平，协助他们为患者确定最佳的锻炼方式，从而最终改善所提供的医疗保健服务。此外，物理治疗师可以利用 AI 提供的数据远程监控患者，并做出决策[5]。

总结

AI 已经在健康和健身领域打下了基础，并将继续加强物理治疗的发展。智能程序的前景是光明的，随着时间的推移，我们可以期待更多的创新。由于 AI 可在几秒钟内处理所有信息，医疗保健将变得更加高效。随着时间的推移，现代技术如 AI 在物理治疗中的应用将会更加广泛。这将最终改善每个人的生活方式。借助 AI 的优势，通过体育训练保持健康的人们将继续将其作为生活方式的一部分。

56·兽医学

兽医学一直是医学的一个分支，但并没有得到应有的重视。AI 可以改变这种状况，为改善动物的医疗保健系统铺平道路[1]。

培训和实践方案

首先，AI 已经影响了许多专业的培训制度。模拟和增强现实可帮助许多兽医进行培训和实践。改善兽医培训制度将带来更好的动物保健系统，即使是专家和已经接受过培训的医务人员也可以从模拟和增强现实中受益，这可以作为全面培训，也可以根据兽医可能遇到的每一个复杂案例进行模拟。无论哪种情况，AI 都可以改进兽医的培训计划[1]。AI 的持续应用，将为该领域培养更多经验丰富的合格人员。

数据收集和分析

数据收集和分析在医学界至关重要，帮助专业人士研究各种情况，并提出有效的解决方案，这是从事人类医生的常见做法。然而，兽医和兽医外科医生无法利用这种技术，因为没有足够的数据被收集和分析。这使得兽医无法访问或保存以往的治疗记录。大多数时候，手动收集的少量数据在某些时候会丢失[2]。在 AI 的帮助下，这种情况可以改变，兽医和兽医外科医生可以从中受益。AI 可以帮助跟踪和收集数据，并保存所有的笔记。这可以提高动物护理的标准，并使医疗系统的知识更加丰富。

协助诊断 AI 与现代设备和计算机相搭配，可以协助兽医进行诊断。作为一名兽医和兽医外科医生，最困难的事情之一是无法与动物沟通症状、原因和问题，这增加了对外部条件和医学影像的依赖性。AI 可以帮助兽医确定动物的状况及疾病的诊断[3]，告诉兽医需要努力的领域及问题的根源。兽医可以利用这些信息做出更好的决策，最终提供更优质的医疗服务。

合适的程序和决策支持 在诊断的基础上，AI 可以帮助兽医完成治疗的其他部分，如手术程序和决策。最终的决定仍将由专业医生做出，但 AI 可以提供建议。这对动物来说非常有利，因为 AI 将通过所有的资源（如数据和笔记），然后在数据和统计数据的支持下做出决策。这不仅能帮助兽医提出有效的解决方案，还能为他们提供相关信息来支持建议决策。

减少专业人士的工作量 AI 可以比传统方法更好的方式来协助人类。大多数时候，大量的工作和缺乏休息时间会导致医护人员压力大，生产力下降。为了减轻医护人员的负担，可以用 AI 来有效地协助他们，从而减少工作量。将 AI 引入动物医学领域，可以让医生和医护人员得到放松[4]。它可以通过协助专业兽医完成治疗的各个环节，如诊断和决策支持，来减少专业兽医的工作量。AI 可作为兽医的助手，为他们分担一些负担，从而改善兽医为动物提供的医疗保健服务。

AI 在兽医学中的应用文献

AI 在兽医学中的应用发表的评论较少，这使得我们难以理解 AI 在这一领域可能带来的影响。然而，已有的一些评论传达了相同的信息，强调了 AI 对动物保健系统的重要性及其带来的好处。这些评论还分析了数据收集和决策支持方面的应用，为我们提供了对 AI 在兽医学中的意义及未来可能的改进方向。

AI 在兽医学中的未来

可以说，AI 在兽医学中的前景非常乐观。AI 的使用正在逐渐增加，并且正在改善兽医保健领域的许多方面。在人类医学中已经有许多方法和应用，而在动物保健领域也可以期待类似的应用。AI 可以帮助兽医进行诊断和数据分析，从而支持他们的决策。未来还有望改进程序和软件，使兽医能够加强治疗，为动物提供更好的服务。

AI 给兽医带来的好处不容忽视。通过协助兽医处理数据和诊断，AI 可以拯救许多动物的生命。它还可以帮助专业人士进行手术，提高动物手术的成功率。通过减轻医疗工作者的负担，AI 还可以有效支持决策。综上所述，针对 AI 在兽医学领域的积极评论表明，它有望为更加光明的未来铺平道路。

总结

有些疾病（如猫的慢性肾脏病）难以诊断，只有在疾病的晚期阶段才能诊断出来。然而，AI 利用肾功能的生物标志物（如对称二甲基精氨酸），可以更早发现疾病。同时，AI 被用来收集和分析大量的数据，并在更短的时间内获得有意义的结果。与人类健康一样，AI 在动物健康方面也非常关键，因为它利用先进的诊断和治疗技术，比传统的技术更有前途。在这个领域取得的进展可能会在未来覆盖更多的疾病。

57· 医疗管理

AI 在医疗管理中的作用已经从奢侈品变成了必需品。许多医疗机构已经开始为其行政部门架构 AI。从使用 AI 提高运营效率到从旧文件中提取重要数据，AI 可帮助医疗管理部门处理所有事情。

AI 在医疗管理中的应用

在医疗保健领域，AI 的应用是指利用算法执行特定任务，并以自动化的方式完成。当数据输入计算机后，AI 算法会审查数据，帮助行政人员解释数据并提出解决行政问题的方案。因此，AI 在医疗管理中有着广泛的应用。

据医疗信息与管理系统协会（HIMSS）的调查，59% 的医院利用 AI 来提高运营效率，其中 48% 的医院正在使用 AI 来最大化医疗行业的行政运作 [1]。其他研究还表明，在行政任务中使用 AI 可以为医疗行业节省高达 180 亿美元的成本 [2]。

AI 在医疗管理中的重要性

未来，医院的收入空间预计将比以往任何时候都更加紧张。因此，AI 在医疗管理中的应用变得比以往任何时候都更加重要。利用 AI 增强的机器人和 AI 驱动的工具可以帮助医院更轻松地减少错误、提高效率、增加生产力，并降低医疗实践中的成本。

让我们来看看 AI 改变医院运作的一些方式。

有助于事先授权　在一项调查中，85% 的医生表示，在过去 5 年中，医院的行政负担增加了很多，独自管理这种行政负担已经变得不可能，AI 可帮助他们克服这个问题。由于医院的大多数行政人员每天都要处理数以百计的授权，AI 帮助医疗主管人员实现了自动化的事先授权，这对于医疗行政管理而言是很有帮助的 [2]。

有助于信息管理　AI 在医疗领域的使用是一个很好的工具，可以为医生和患者管理信息 [3]，从而节省宝贵的时间和金钱，减轻患者和医生的压力。

有助于索赔和账单处理　对于医院的行政人员来说，处理索赔和账单处理非常烦琐，不仅耗费时间，而且可能变得昂贵。据估计，仅账单和处理费用就可能占到医生收入的 13%，而这却可能消耗医院收入的 85%，这是一个巨大的数字。这正是 AI 可以帮助医院和行政人员的地方[4]。它可以节省大量成本，并减轻行政人员的工作负担。

有助于临床决策支持　AI 在医疗管理中的应用对医生和患者都非常有用。医生可以利用容易获得的患者数据和基于 AI 的临床决策支持系统来做出更好、更准确和更精确的决策[5]。这可以节省大量时间，从而帮助患者快速康复。

提高生产力　后台办公室并不是医院里唯一进行行政工作的地方，行政任务包括很多其他工作，如记录患者摘要、记录病历笔记、写处方和检验单等。目前，所有这些任务都可由 AI 来管理。通过消除大部分或全部的人工和重复性任务，提高了生产力。据估计，使用 AI 可为护士节省近 5% 的时间，为医生节省近 17% 的时间[6]，他们可以利用这些节省下来的时间从事其他富有成效的工作。

AI 在医疗管理中的未来

虽然 AI 在医疗管理方面带来了许多好处，但一些管理部门仍不愿使用它，无论是在医院还是诊所，因为初始设置成本太高。此外，他们还担心隐私、数据完整性及许多组织孤立存在的问题。然而，他们并没有意识到从长远来看，AI 的使用可完全改变目前的工作方式[7]，并且大大节省成本。

有人认为，AI 的未来与医疗管理的未来是紧密相连的。AI 的广泛应用将改变整个医疗行业的前景。截至目前，我们只是触及了 AI 在医疗管理中的浅层作用。当我们深入探索时，我们将了解到在管理中实施 AI 系统可为医疗行业节省巨额开支。

总结

总的来说，AI 将在未来 5 年内对医疗管理产生巨大影响。该领域的所有工作人员和部门都将高度依赖 AI 的使用来执行他们的职责。

第 9 部分

技术发展与医疗 APP 应用

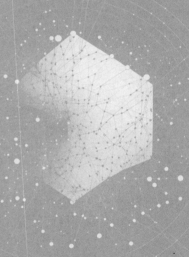

If an AI possessed any one of these skills — social abilities, technological development, economic ability — at a superhuman level, it is quite likely that it would quickly come to dominate our world in one way or another. And as we've seen, if it ever developed these abilities to the human level, then it would likely soon develop them to a superhuman level. So, we can assume that if even one of these skills gets programmed into a computer, then our world will come to be dominated by AIs or AI–empowered humans.

——Stuart Armstrong

如果人工智能的社交能力、技术发展能力或经济能力超越人类水平，就可能以这样或那样的方式主宰我们的世界。正如我们所看到的，如果它把这些能力发展到人类水平，就可能很快超越人类水平。因此，假设将上述任一种技能编入计算机，我们的世界就有可能被人工智能或人工智能授权的人类主导。

——斯图尔特·阿姆斯特朗

58· 技术发展和对医疗 APP 的影响

随着技术的迅速发展，似乎还在加速中。几乎每天都会有新的论文发表，发布一些重要的进展或新的线索，以促进我们对自然界的理解。然而，真正的好处在于将这些进展应用到现实世界中。本章将探讨通信、计算和 AI 在患者护理、诊断和研究方面的最新应用实例。

通　信

5G 蜂窝通信　关于 5G 网络，存在许多错误的说法。即使不考虑荒谬的阴谋论，公众（有时甚至包括专家）对 5G 的理解都不够理想。这在很大程度上可以归咎于手机运营商未能正确传达他们的计划，同时也应该让专家学者承担一定的责任，他们发布了一些虚假或错误的信息，① 始终为所有消费者提供无限的数据速率；② 取代所有消费者的宽带互联网服务（使光纤几乎失去意义）；③ 覆盖范围远不如现有的蜂窝电话服务；④ 比现有的蜂窝电话服务更可靠。

5G 是 4G 的进化。4G 给移动设备市场带来了真正的互联网服务速度。5G 在这基础上进一步扩展。5G 提供了以下 3 项基本服务：① MBB（大规模宽带）：更高的数据率位。确实，5G 将为个人用户提供非常高的数据速率和更有效地使用频谱。② 差异化服务：通过蜂窝网络支持差异化服务类型的能力。从本质上讲，这意味着蜂窝网络的服务质量。一些流量将优先于网络上的其他流量。一般来说，这些将是优质服务。③ eMTC（增强型机器类型通信）：一套为物联网传感器设计的特殊协议。通常情况下，这些是低速、延伸的服务。

低地球轨道卫星互联网　美国太空探索技术公司（SpaceX）（Starlink）、亚马逊（Amazon）（Kuiper）和一网公司（OneWeb）正在开发低地球轨道卫星，以提供天基互联网。

SpaceX 计划利用卫星互联网连接为地球上那些服务不足的地区提

供网络服务。该技术延迟非常低，速度也比 4G 更快，同时也具备 5G 网络的优势，有望改善此前服务不足的农村和偏远地区的医疗和保健服务，因为这些地区尚未覆盖 5G 网络。此外，这项技术还可以作为备用互联网连接的功能。

然而，需要注意的是，与这些平台相关的第一批设备和终端可能比传统的移动电话或路由器更为庞大且昂贵。

通信系统的进步有望为医疗保健带来巨大的优势，如对患者进行实时远程监控、分散医疗服务，为偏远地区或灾难 / 战区提供远程医疗服务，以及在我们的医院有效实施医疗机器人技术。

- **远程协助的外科手术**：由于低延迟网络和提供高速差异化服务的 5G 技术，西班牙巴塞罗那克利尼医院已成功实施了第一例远程外科手术 [1]。

- **机器人手术**：除了手术机器人的进化，为了开发越来越有效和实用的机器人，需要电信技术的支持，以确保与互联网的稳定连接和功能。5G 技术可以实现无中断的持续连接，消除了机器人在手术过程中断线的风险 [2]。对于实际规模化的应用，外科医生和机器人之间的主要连接可能通过具有适当服务质量的高容量光纤网络实现，而 5G 则可以作为光纤故障时的备用。

- **医疗护理的分散化**：在 COVID - 19 大流行的推动下，高速光纤和蜂窝网络正在提供快速的远程咨询服务。虽然有时会有争议，但这已成为远程医疗的常规用途之一。利用卫星宽带服务，这种远程医疗的方法可以在以前无法到达的偏远地区推广现代诊断和咨询，或在灾区和战区提供医疗服务。此外，正在设计专门的医疗设备 [3]，以向偏远地区提供护理服务和在线遥测。

医疗数据的集中化

数据存储和分析对医疗实践越来越重要。同样地，医疗记录需要安全和持久的存储，最好在现代数据中心实现。医疗记录（以格式化、规范化和一致的形式）也是某些 AI 系统对疾病的发展或演变作出预测的基础。

虚拟、增强和混合现实

这是一个由一系列类似技术促成的体验总称。虚拟现实（VR）环境向用户展示一个完全合成的世界并可进行互动。另一方面，增强现实（AR）将现实世界与虚拟物体、标签和纹理重叠在一起。在这之间，我们还有混合现实（MR），实际和虚拟世界是相互联系的，允许与数字对象互动，并在物理环境中保持存在感。所有这些对医学的实践和教学都有重大影响[4]。

无论是在发现、改进药物，还是在学习技术的演变及对患者的预防和治疗的监测方面，这些领域都利用了 AR/VR 和 MR 的优势。AR 允许医生将现实世界的感官体验与数字数据无缝融合，并在此方面发挥重要作用。因此，在治疗过程中不再需要另外获取重要信息，因为数据将叠加在患者身上，解剖结构能够被 AR 实时识别并突出显示，从而协助诊断和治疗。在诊断、手术和治疗过程中使用这项技术可以挽救生命。

许多医学生没有机会参与真正的手术，也没有机会深入了解专业人士的工作路线。然而，有了虚拟现实技术，这一局限性将得到改善，借助虚拟现实技术可在全球范围内完成高度细节的手术。因此，未来的医学生将能够观察到人体的所有细节和外科医生的操作，并在数百公里之外学习如何进行手术。

AI

随着云服务的发展，开源社区可以低成本获取大量计算资源，这使得 AI 领域更加流行。目前，对于 AI 和数据科学毕业生的需求已经超过了供应，这是一个充满了发明、创新和发展机会的肥沃领域。虽然 AI 的定义是模糊的，因为这个领域如此之大，但从一个层面来看，AI 被定义为有能力执行狭义任务的机器，通常这些任务需要人类来执行。这里的"狭义"很重要，因为你永远不会和负责检查涂片测试的 AI 一起在咖啡机前闲聊。然而，我们可以找到在图灵测试中接近最佳成绩的 AI，尽管在智能测试中可能表现不佳。

过去，对于复杂算法进行统计编码的机器（如下棋的计算机和导弹制导系统[5]）也被描述为 AI。然而，近年来，AI 研究的重点大多转向了机器学习，即机器从数据中学习，并根据先前对其他数据集的训练对新数据集进行推断的能力。在这一领域中，涌现了许多子专业，包括深度学习和强化机器学习。

AI/ML 产品的开发是一个深奥的数学领域，需要全面了解先进的统计分析技术。过去几年，用于分析和可视化数据[6]的工具数量急剧增加，实际应用现在已经进入了公共领域，并且其性能已经接近甚至超越了人类能力[7]。AI 已经在诊断测试和诊断成像中发挥了重要作用，使得这一过程更加快速、准确，并减少了侵入性操作的需求。

AI 云计算　AI 云计算是 AI、机器学习能力与基于云计算环境的结合。云计算供应商的按需付费商业模式使开发者和终端用户能够以低成本获得庞大的计算环境，从而降低了创新的障碍。例如，亚马逊（Amazon）Alexa、Siri 和谷歌助手（Google Assistant）等数字助手加入了基于云的计算资源和 AI 的无缝流动，通过提供上下文感知的语音分析服务，使用户能够获得一系列服务，如即时播放歌曲、进行购买或调整智能恒温器等。

神经网络和胶囊网络　神经网络是 AI/ 机器学习产品的基础之一，其是一种复制生物神经元运作的软件结构。每个神经元（软件或肉体）都非常简单，大量的输入被合并（并非简单地）为单一的输出值，然后这些输出又被连接到其他神经元的输入。这些大型的神经元结构可被组装成神经网络，然后完成任务（如果经过适当的训练）[8]。

胶囊网络也被称为 CapsNet，是由辛顿等提出的一种创新的深度神经网络设计。辛顿在多个领域都有丰富的经验，特别是在自然语言处理和图像识别方面。然而，CapsNet 尚未被应用于与药物发现相关的研究。在第一次尝试中，研究人员使用 CapsNet 来改进 hERG（人类 Ether-a-go-go-Related 基因）阻断剂和非阻断剂的分类模型。为此，限制性玻尔兹曼机胶囊网络（RBM-CapsNet）和卷积胶囊网络（Conv-CapsNet）被引入。在这种方法中，卷积和限制性玻尔兹曼机被用作特征提取器。

这些标志性的进步是深度学习过程中的明显标志。辛顿等在2006年推出了深度置信网的快速学习算法，这些算法被广泛应用于许多领域，特别是生物识别、语音识别、机器翻译、计算机视觉、音频识别、自然语言处理、社交网络过滤及其他游戏中，并取得了优异的结果，有时甚至超过人类。最近，深度学习已经被引入到药物发现中，并表现出了其巨大的潜力。然而，深度学习在药物研究和发现中的应用也面临一些问题，如深度学习需要大量的样本来进行模型训练。

• **提高生产力**：AI被用来精简工作量，并将IT基础设施内的重复性任务自动化，这将有效地提高生产力。有案例研究探讨AI如何使放射科受益[9]。

• **利用大数据**：通过AI，深度学习算法可以消化大量的数据，因为它们消耗的数据越多，在识别模式、自动化的复杂性和进行预测方面就越聪明。在计算基础设施中使用AI意味着为大数据分析提供更多的处理能力，可以简化疾病预测及更多的内容[10]。

模糊认知图　模糊认知图是一种人工智能工具，通过图形的方式表达因果关系的知识，结合了认知图谱和模糊逻辑的特点。与神经网络相似，模糊认知图不仅仅是将数据编码为1或0，而是可以包含多种状态[11]。

在医学领域，模糊认知图被广泛应用于医疗决策支持系统，能够帮助医生做出准确的决策，具有重要意义。结合了神经网络和模糊逻辑的特点，模糊认知图是目前研究复杂系统最有效、最新、最强大的人工智能方法之一。研究模糊认知图的结构属性，可为医学中的各个应用提供最佳的安排。

为了研究不同版本的模糊认知图在医疗决策支持系统方面的能力，医学实施被归纳为四个主要领域：预测、决策、分类和诊断。模糊认知图可以应对鉴别诊断和影响决策的难题，因此存在多种不同类型的模糊认知图。由于模糊认知图需要结合人类技能和知识，并且需要计算机辅助的方法，因此它们是设计医疗决策支持系统的工具之一。未来，模糊认知图将在医学中将发挥重要作用，成为医疗决策支持系统中不可或缺的一部分。

生成查询网络　生成查询网络是一种能够以全新的角度和高度准确性描绘隐藏场景的技术，它能够形成清晰的图像，而无须预先确定透视、阻挡或照明规律。这种技术是通过两个不同的网络实现的：一个是代表观察的网络，另一个则是将观察结果转换为预测的生成网络。

使用生成查询网络表示法能够在稳健和高效的数据上实现强化学习。与紧凑的生成查询网络表示结合，先进的深度学习者比基本模型更能有效地在数据上执行任务。

生成查询网络能够在对象层面学习、列举、定位，并对未标记的对象进行分类。即使其表示非常小，生成查询网络对查询的预测也非常准确，并且通常与"金标准"没有区别。这意味着生成查询网络能够准确地发现不同场景的正确配置。

此外，生成查询网络还能够表示、测量和减少不确定性，并解释场景中固有的不确定性。即使其内容并不完全可见，它可以将场景的多个部分视图结合成一个连贯的整体。通过模型预测的变异性来表达其不确定性，这种变异性会随着不断训练而逐渐减少。这将有助于神经网络的训练，并对医学成像产生积极影响。

生成查询网络的效用可以通过实例来解释，如对医学成像数据的生成查询网络操作[12]。

超图数据库　超图数据库是一个开源的、可扩展的、可移植的、分布式的、嵌入式的、通用的数据存储机制，专为 AI 和语义网领域的项目而创建。它的名字"超图数据库"源于其被用于存储超图。虽然它属于一般图形数据库家族，但超图数据库的设计允许以任意复杂的分层结构来管理信息，如可以模仿面向对象和关系型的数据管理风格。作为一种图形化的数据库，超图数据库提供了比其他图形化数据库更加通用和无限的功能。

生物信息学项目[13]是一个非常复杂的软件类别，可从超图数据库等数据管理工具中受益，并可无缝地集成其中。这些项目通常需要处理基于结构化分类法（或本体论）的复杂描述性信息和大型实验数据集。此外，复杂的算法需要与实验和本体数据一起工作，以推断生物组织不同层次的相互作用网络。超图数据库旨在简化这些活动。

小样本学习　近年来，机器学习领域发展迅速，其中小样本学习成为备受关注的技术之一。这一技术能够在极少量的训练数据下实现理想的学习效果，而无须像传统方法那样消耗大量训练数据。小样本学习在图像处理领域被广泛应用，尤其是在二分类模型中，能够获得足够的结果。此外，在生物医学系统中，传统的卷积神经网络常常需要大量标记数据集支持，但某些疾病的数据量可能无法满足这一要求，因此小样本学习在这种情况下非常有用。

神经形态计算　神经形态计算是一种计算形式，其中计算机的组件被设计成类似于人类神经系统的模型，指计算机硬件和软件组件的安排。神经形态计算有两个总体目标（有时称为神经形态工程）：主要目标是建立一个能够像人脑一样学习、存储信息并得出逻辑结论的工具；第二个目标是增加我们对人脑运作的了解。

传统的神经网络和机器学习计算与现有的算法很相似，通常专注于快速计算或减少电力使用，往往是以牺牲一个为代价完成另一个；而神经形态计算则可实现快速计算和减少电力消耗。这种计算还是大规模并行的，意味着可以同时执行多个任务。神经形态计算是事件驱动的，这意味着可以根据不断变化的生态环境对发生的事情做出反应，并且只需要所使用的计算机组件的功率。它们还具有高顺应性和弹性，这意味着非常灵活，可以泛化。高容错性意味着即使某些组件出现故障，系统仍然可以继续运行并提供结果。

此外，神经形态系统提出了新的芯片设计，将内存和处理器连接到各个神经元，而不是为每个神经元分配不同的区域。

蜂群智能　蜂群智能涉及分散和自组织系统内编码的总体学习。蜂群智能系统通常由简单的个体组成，在本地以及与环境之间相互关联。蜂群智能受到生物系统的启示，个体遵循非常简单的规则，没有集中的管理可以确定单个个体的行为。然而，有一只看不见的手控制着整个群体。蜂群智能在自然界中有许多例子，如蚂蚁群、鸟群、放牧动物、细菌生长和鱼群，其中每年秋天椋鸟的蜂拥而至就是典型代表[14]。

除了传统的优化问题，蜂群智能在许多领域得到应用，如图书馆材料收集、通信、医疗文件分类、动态控制和系统设计。蜂群智能在基础研究、医学、工程、商业和社会科学等广泛领域都有益处。

蜂群智能的主要目的是为了提供高质量的理念，解决蜂群综合智能面临的主要挑战，并回答与医学和保健有关的众多问题。蜂群智能的应用体现了先进算法的新兴趋势。

迁移学习　迁移学习是一种利用已有知识解决新任务的方法。在人工智能领域，迁移学习是指将已训练好的模型用于不同任务。例如，当使用一个简单的分类器来识别一张图片中是否包含背包时，我们可以利用训练时获得的知识来识别其他物体，如太阳镜。本质上，这两个任务都是在给定格式为 Y 的图像中识别类型为 X 的物体。通过迁移学习，我们可以利用已学习的知识来提高新任务的泛化能力，即将网络在任务 A 中学到的权重迁移到新任务 B 中。由于计算量较大，迁移学习主要应用于计算机视觉和自然语言处理任务，如情感分析。在视网膜图像分组中，迁移学习可用于黄斑变性和糖尿病性视网膜病变的分类[15]。

区块链和网络安全

与 AI 一样，在过去几年中，关于区块链的炒作令人难以置信。区块链的目标是提供一种模式，为不可靠的环境增加信心，并通过提供对链中可用信息的透明访问，减少业务中断。

区块链是如何工作的 其实概念很简单，它是一种交易的分布式账本。所有参与者都拥有整个账本的副本，并被告知每笔交易。如果一个参与者受到损害，其他参与者会注意到这一点，并将该参与者排除在外，直到恢复一致性。虽然许多消息序列和交易协议都支持这种操作，但本质上很简单，因为每个人都知道一切。要破坏一个区块链，攻击者必须破坏每一个设备的一致性。换句话说，区块链是一个分布式文件系统，其中参与者保留文件的副本，并在共识中同意更改。文件由区块组成，每个区块都包括前一个区块的加密签名，形成一个不可更改的记录。

区块链是如何重新定义安全的 当我们谈论区块链时，更广泛的信息安全观点变得更加重要，而非传统的端点保护工具。这种更广泛的观点包括通过透明的过程来保护用户的身份、交易和通信基础设施的安全。区块链技术的逐步部署有助于提高医疗领域的网络安全，将有助于缓解利益相关者之间的数据共享。这一愿景在当今互联网世界中越来越必要。当今，公司不断加强对安全漏洞、欺诈和黑客的防御，而区块链则可以成为数字交易的替代品。

AI 如何补充区块链 AI 联合区块链如果以特定的方式应用，可以增强我们的医疗数据管理系统。

- **更加安全**：区块链有助于安全地保存数据，而不会对数据安全进行任何操纵或干扰。

- **更加高效**：区块链可以通过建立一个可轻松扩展或升级的数据库来协助 AI。有了 AI，将有可能拥有一个去中心化甚至更有效率的系统。

- **更低的能源消耗**：区块链中的一些活动需要大量的能源来完成，AI 已经被证明是优化这种消耗的好工具。

区块链如何补充 AI 正如 AI 可以补充区块链一样，反过来也是可能的，并为个体产生优质的结果，以下是其发生机制。

- **改善解释**：困扰 AI 的事情之一是难以为用户形成良好的解释。区块链可以建立一个清晰的信息链，有精确的路线，这样就不会丢失。

- **增加了机器之间的信任**：在 AI 中发现的另一个问题是，机器人经常发现很难建立信任的纽带。因此，拥有一条区块链有助于可靠地追踪数据，此外还可以改善机器之间的沟通。区块链在互换价值时提供分配，并激发各方以无信任的方式参与这种交换，而 AI 需要提取有价值的数据。去中心化的规划使权力和决定不集中在一个人、一个实体或一个物体中成为可能。

- **更加有效**：区块链可以为学习数据提供更多的安全保障，也可以改善行动和标准模型，此外还可以在结果方面提供更多的优势，这将极大地优化医疗数据的存储。因为 AI 和区块链是天然的结合。

脑-机接口

多年来，科幻作家描绘了一个未来，其中人体大脑和计算机之间的界限因两者的融合而变得模糊[16]。近年来，科幻小说中的设想已经逐渐成为科学事实[17]。许多研究人员已经展示了如何通过直接连接人脑与机器，用思想的力量来控制机器[18]。脑-机接口的研究旨在通过利用神经生理信号和大脑微刺激，建立神经组织与机器人、电子设备或计算制造之间的直接沟通。早期的脑机接口技术是从脑电图、虚拟现实、皮层电位等研究工作中发展起来的，后来又涉及与增强现实有关的神经工程技术。

在过去的十年里，脑-机接口已迅速成为全球科学研究中增长最快的领域之一。尽管脑-机接口研究仍处于起步阶段，但已经展示了对各种神经系统疾病的治疗潜力，如瘫痪、癫痫、帕金森病、卒中和抑郁症。这些研究表明，进一步研究脑-机接口可能很快会促进新一代的神经义肢设备的问世，这些设备可以帮助那些因残疾而受到严重限制的患者恢复各种神经功能。脑-机接口的应用前景广阔，不仅限于医学领域，因为在未来，直接用大脑控制计算机和电子设备可能成为可能。正因如此，一些发达国家近年来已经启动了国家级脑-机接口研究计划。

神经链接（Neuralink）是致力于开发脑-机接口设备的众多公司之一[19]，目标是建立一个非常强大且能够处理大量数据的设备，通过相对简单的手术插入大脑中。Neuralink 的方法是通过创建一种新型电极，利用手术机器人将脑-机接口缝合到大脑中，其短期目标是建立一个可以帮助特定健康状况患者的设备。

量子计算

由于量子粒子具有叠加和纠缠的特性，量子计算机可以同时处理大量的计算结果。相比传统计算机只能使用 1 和 0 的二进制位，量子计算机可以利用叠加的 1 和 0 的量子位。预计量子计算机的计算速度将比传统计算机快数百万倍，同时也能处理更大量级的数据。其中一个特别重要的应用领域是模拟和分析用于药物开发和材料设计的分子，因为量子计算机能够利用与所模拟的分子相同的量子物理学规律进行计算。

物联网和嵌入式 AI/万物互联

物联网是指一个设备网络，通过有线或无线连接来交换数据。已经有集成了物联网的医疗设备被广泛使用，而在未来几年，这些设备的应用将会大幅增加。这些设备将不仅局限于医院和临床环境，而会进入患者的家庭，并作为可穿戴设备连接在患者身上。这一发展将帮助临床医生早期识别临床问题，并通过早期干预改善治疗结果。辅助生活解决方案将使患者能够在家中更长时间地独立生活，从而推迟入住养护院的时间，提高晚年生活质量[20]。物联网技术将有助于远程监控患者，并方便远程观察治疗进展。基于人工智能的物联网系统更加高效，能够实时收集和发送基本数据给临床医生。

边缘计算

边缘计算的重要性在于其能力，可以处理、分析和计算数据，与云端分析的数据质量水平相当。这就像拥有一个具有局部信号转换的外围神经系统，而不是让所有信号进入中枢神经系统进行检查和处理。

边缘计算可以改善患者的治疗效果，提高效率，降低成本，使我们更接近于个性化护理而不是自动化。与云计算相比，边缘计算具有许多优势，包括对有限带宽的依赖较少、更高的隐私和安全性、更快的数据传输速度及更低的成本。此外，边缘计算对在某些国家产生的数据有更大的控制，因为那里的法律可能会阻碍或允许政府对数据的访问。由于大量传感器产生的数据在本地使用，需要远程传输的数据量会减少。

这些优势的累积将带来重大的好处。首先，边缘计算可以刺激全球医疗技术的进步。众所周知，数据量越大，我们得到的机会就越多。边缘计算使同事们更容易且安全地分享数据，这将大大增强技术的发展，允许研究人员挖掘过去无法获得的数据。其次，通过消除管理和收集患者数据等不太有用的任务，减轻医疗从业者的工作量。最后一个好处是，可以使医疗保健更容易获得和负担得起，尤其是在缺乏医疗服务的农村地区。例如，一辆装有边缘计算设备的卡车可以访问偏远地区，通过将居民与远程医疗服务联系起来，为他们提供先进的医疗保健服务。

第 10 部分

大型企业与医疗
人工智能

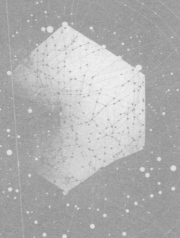

The development of full artificial intelligence could spell the end of the human race ... it would take off on its own, and re-design itself at an ever increasing rate. Humans, who are limited by slow biological evolution, couldn't compete, and would be superseded.

——Stephen Hawking

全人工智能的发展可能会导致人类的终结……它将自己能发展自己，并以不断增长的速度重新设计自己。受到缓慢的生物进化限制的人类，将无法与之竞争，并最终将被取代。

——史蒂芬·霍金

59. IBM 沃森（IBM Watson）

医疗保健是科技公司瞄准的一个主要领域，因为人工智能可以在其中发挥关键作用。医疗保健被认为是一个具有挑战性的领域，涉及各方面，其中个性化或许是最大的挑战。技术专家认为，在人工智能的帮助下，医疗保健将在未来发生革命性变化，因为在这个领域已经取得了重大进展。人工智能在医疗保健领域可能面临的主要障碍之一是需要深入了解医疗保健所面临的挑战。

谈到人工智能被用来改善医疗系统时，我们不能忽视 IBM Watson 的贡献。IBM Watson 的基本目的是提供综合性的解决方案，以解决医疗保健专业人士目前所面临的问题和挑战。IBM Watson 被誉为健康领域的英雄，旨在为患者的治疗和管理方式带来改变。在第 38 届 JP 摩根年度医疗保健会议上，IBM Watson 的经理强调了其在一些重要领域取得的重大进展，成为许多新闻的头条。本章将探讨 IBM Watson 在医疗保健领域的贡献，以及其计划如何在未来彻底改变医疗保健行业的面貌。

研究和进展

目前，很多医务人员都在使用 IBM Watson。据统计，有近 14.7 万名患者的医疗计划由 IBM Watson 管理。值得注意的是，采用这项技术的人数正在不断增加。以下是 IBM Watson 目前的一些成就[1,2]。

更快地获取知识　IBM Watson 在诊断疾病方面非常有效，因为它可以帮助医生识别或诊断各种疾病，尤其是一些不容易辨认的疾病，诊断这些疾病可能是非常困难的任务，需要进行大量的研究才能得出结论。IBM Watson 的优势在于可帮助医生更快地获取知识，并快速做出诊断。作为一名医生，必须阅读所有发表在医疗杂志上的信息，以寻找正确的诊断方法。然而，Watson 可以代为完成所有的研究和阅读工作，医生可能就不必再经历阅读长篇研究论文的艰辛过程。

推荐更好的治疗方法 医生的另一个角色是为患者推荐最佳的治疗方法。为此，医生需要花费大量的时间和精力，准备大量的笔记以正确地研究患者的健康状况，并提供合适的治疗建议。例如，纽约的斯隆·凯特琳癌症中心（MSKCC）目前正在培训 IBM Watson，以有效地节省医生的时间，并为患者提供治疗建议。

IBM Micromedex 临床决策支持解决方案可以提供高效的循证专业护理。这些临床决策工具通过快速挖掘全球各地的主要医学知识库来支持医生做出临床决策[1]。例如，Tidal Health 半岛地区医疗中心每年为近 50 万名患者提供服务，正在使用 IBM Micromedex 临床决策支持解决方案。这使得临床医生在搜索临床信息方面的时间从每次 3～4 分钟减少到 1 分钟以内。

可以在家里帮助患者 IBM Watson 不仅能够向患者提供在医院接受治疗的信息，还能指导患者出院后如何行动或遵循医生的建议。在患者出院后，IBM Watson 可以帮助医生监测患者的康复进展情况。IBM Watson 利用某些可穿戴设备作为指标来判断患者是否坚持康复，或在康复过程中是否出现潜在障碍。例如，HeartBit 是世界上第一个可穿戴设备，旨在通过可穿戴心电图设备实时监测心脏情况。它能检测心房颤动、心律失常和其他潜在异常的早期迹象，并立即向客户发出警报信号[3,4]。HeartBit 每秒产生约 10 000 个数据点，这些数据点传输到 IBM 云，用 IBM Watson 的物联网平台进行处理，并可由客户或相关医疗机构共享或访问。通过这个过程，如果治疗没有达到预期效果，医生会收到通知，从而可以采取相应的行动。

使用健康机器人 IBM Watson 在医疗保健环境中推出的个人助理是一项伟大的成就。用户可以通过与健康机器人互动，交流并获取回答各种问题的帮助。对于孩子来说，医院可能是一个沉重的环境，但健康机器人的友好互动可以让孩子感到平静，能够回答他们心中的任何问题。

最近，IBM 推出了一种名为"沃森市民助手"的新型聊天机器人解决方案，旨在为医疗行业、政府机构和学术组织提供最新信息和 CDC 推荐的指导。通过在线、电话或短信，沃森市民助手可以回答用户提出的普通问题，如"COVID-19 的症状是什么""如何正确清洁家居环境""如何保护自己"等。

最近，澳大利亚拉筹伯大学部署了沃森市民助手，为学生、教职员工提供有关 COVID-19 的常见问题的答案，包括联邦和州的限制以及大学的现状等[5]。在政府层面，印度安得拉邦在其健康任务门户网站上部署了由 IBM Watson 驱动的聊天机器人，回答关于 COVID-19 的常见疑问，包括中央和州政府在治疗、预防和公民福利方面的努力，并且支持印地语、泰卢固语和英语三种语言[6]。

目前，IBM Watson 为医护人员提供了一些产品，因为他们相信这些产品可以改变患者在医院中的治疗体验。患者的整体体验对 IBM Watson 来说非常重要，以下工具可以帮助医护人员为患者创造最佳的环境。

IBM Watson Care Manager　IBM Watson Care Manager 是一项工具，可帮助创建个性化的最佳治疗计划。它主要可以帮助人们确定个人需求，并创建最适合的简明建议计划。Care Manager 整合了多个护理提供者和系统，以提供个性化的计划，包括为患者确定适当的治疗和护理。同时，它考虑了护理管理的工作流程和第三方系统的整合，综合考虑患者疾病的所有方面。在 COVID-19 疫情期间，Care Manager 为许多人提供了极大的帮助。它支持结构化访谈，以追踪联系人，查看热点、康复时间表和人口统计数据等信息[7]。通过审查个人的 COVID-19 实验室结果、了解症状和严重程度，Care Manager 支持临床医生根据个人需求做出适当行动和干预的临床决策，提供综合护理管理。

下面是 Watson Care Manager 提供的总体功能：① 健康摘要；② 结构化方案；③ 第三方系统整合；④ Watson 健康云；⑤ 直观的用

户界面；⑥ 笔记总结；⑦ 护理指导员；⑧ 与 Watson Health 解决方案的互操作性；⑨ 监督和管理工具。

IBM 探索平台（IBM Explorys）

IBM Explorys 平台是一款用于整合医疗系统中大量数据的工具。这些数据源包括临床、会计、计费、社区和患者生成的数据，是优质医疗系统的重要组成部分。通过 Explorys，医疗系统能够分析管理服务质量、风险、成本和结果等关键指标。此外，Explorys 还包括准备治疗模型和获取独家信息的功能，因此可以突出高效的治疗模式，并为病情复杂的患者提供个性化的治疗方案。正如前面提到的，Explorys 在分析风险、成本和结果等主要领域发挥作用，从而帮助医疗系统实现最佳绩效。美国俄亥俄州一流的医疗服务提供者仁慈医疗（Mercy Healthcare）利用 Explorys 优先处理高风险和高成本的患者。

在 COVID-19 大流行期间，IBM Explorys 平台定义了一个特定的 COVID-19 队列，包括过去 1 年内被诊断为呼吸道问题和其他潜在 COVID-19 症状的个人，以及目前确诊的 COVID-19 病例[8]。这个数据库包含了真实世界中的纵向电子病历数据，每周进行更新。这些 Explorys 数据库提供了及时的分析，以监测 COVID-19 趋势的变化或改变[9]。

以下是 Explorys 提供的一些相关产品。

• IBM Explorys EPM Inform：每当医疗保健专业人员采取一项举措时，EPM 都会监测其进展情况，并定期更新该举措是否处于正轨。

• IBM Explorys SuperMart：SuperMart 是一个超快速的搜索工具，可以用其搜索数十亿的患者记录，还支持商业智能工具，使医疗机构能够制订具有成本效益的战略。这是一个获得深入信息的好工具。

• IBM Explorys EPM Registry：Registry 有助于制订医疗系统的综合框架，因为能快速识别目标人群并查看数据，从而增强决策和风险分层护理管理。

• IBM Explorys EPM Measure：Measure 是一个综合框架，用于将数

十亿的临床、运营和财务事件关联到基准和记分卡中进行比较。通常，这可以被看作是比较供应商、团体和地点的指标工具。

• IBM Explorys Network：为医疗从业者提供了改善医疗系统的新方法和设计机会，也为医学专家提供了一个相互交流的平台，致力于改善医疗系统。这个网络积极促进不同医疗领域之间的合作，如生物技术、制药和医疗设备创新者等，使大量研究可被访问和使用。该网络由近 1 亿份患者记录组成，供研究和制订计划之用，是一个相对安全的网络。对于面临挑战的医疗机构而言，这个平台为他们提供了在类似情况下取得成功的机构学习的机会。Explorys 网络的基本目的是将记录的可见性扩展至无限大，人们可以通过获取另一个机构的记录进行研究，并从其领域的专家中推断出有价值的信息，收集、联系和组合数据，以实施最佳答案。

IBM Explorys EPM Explore　Explore 是 Watson 提供的一个工具，主要用于治疗、诊断和结果，并帮助用户获得数十亿的数据文件。该工具还使医疗机构能够深入识别医疗管理中的差距、疾病热点和低效治疗计划。被用来分析与医疗机构表现有关的各种方面，并积极提出改进方法。

医疗保健领域的未来计划

我们已经看到，IBM Watson 目前正通过使用 AI 在医疗保健领域取得重大进展，但该公司的未来计划有可能彻底改变医疗保健系统。以下是其中改善医疗系统的一些计划。

药物发现过程　根据统计数据显示，制药行业平均需要十年时间才能发现一种更有效治疗疾病的新药。不过，IBM Watson 计划加快识别潜在新药的过程。有趣的是，IBM Watson 已经发现了 5 种与侧索硬化有关的新蛋白质，这些蛋白质以前并没有报道与侧索硬化有关。借助人工智能技术，我们可以发现不可见的数据，从而以更快的速度搜索新药物。

护理管理　虽然 IBM Watson 已经被用于医疗机构的护理管理，但它的可用性将进一步提高，因为它为医务人员提供了很好的协助形式。

技术可以用来评估高风险患者，并对他们进行优先排序。同时，纳入对患者记录和其他机构的访问，可以进一步改善护理管理过程。

癌症治疗 医疗专家在确定如何治疗癌症患者上花费了大量时间。IBM Watson 将能够为医生提供治疗癌症的方案。这项技术已经在近 155 家医院使用，IBM 计划在不久的将来将其扩展到更多医院。

临床试验 IBM Watson 的人工智能可以用于确定某个临床试验的合适患者。它使用临床试验匹配来识别适合临床试验的患者，从而消除了人工识别试验患者的需求，不会浪费任何时间。由于 IBM Watson 具有存储数十亿患者数据的能力，匹配过程变得非常快速，不匹配的机会被消除了。

IBM Watson 是在医疗系统中引领重大变革的人工智能领导者和见证者。然而，其主要目标尚未完成，这主要涉及让患者和医生的生活更轻松、更容易管理。人类在医疗领域的表现显然是有限的，包括患者管理和疾病研究，但 IBM Watson 的目标是无限的，并可以在改善医疗系统整体表现方面带来变革。

60· 谷歌（Google）

AI 可能会改变我们对医疗保健的认知，因此使用 AI 和深度学习算法的公司数量正在稳步增加。这也是谷歌等科技巨头开始探索进入医疗行业的原因之一，以期能够取得突破性进展。自 2014 年以来，谷歌一直在扩展各种专注于 AI 和医疗保健的子公司，并对现在和未来产生了较大影响。

谷歌目前的 AI 项目

目前有 3 个与医疗保健相关的人工智能项目：DeepMind 专注于医疗领域的 AI 研究；Verily 生命科学提供分析工具和研究，并与生命科学旗下的医疗集团合作；Calico 则专注于生物技术和年龄有关的疾病，但目前对 Calico 及其项目的了解不多。

值得一提的是，Verily 已经与尼康（Nikon）子公司欧堡（Optos）合作，开始研究使用 AI 进行糖尿病视网膜病变的检测方法。此外，谷歌和制药巨头强生公司（Johnson & Johnson）合作创建了 Verb Surgical，旨在为外科医生和医疗专业人员建立一个平台，将机器人技术、分析、医疗成像等连接起来。虽然人工智能应用于 Verily 和 Calico，但 DeepMind 是目前在 AI 研究和发展中最有意义的项目之一。

关于 DeepMind

DeepMind 成立于 2010 年，是一家英国 AI 研发公司，于 2014 年被谷歌收购。除了创建神经网络，使机器能够像人一样玩视频游戏，DeepMind 还开发了"神经图灵机"。这是一种能够访问外部记忆的神经网络，从而赋予计算机类似人脑的短期记忆能力。

你可能听说过 DeepMind 著名的成功项目——AlphaGo 程序。2016年，该公司的 AlphaGo 两次击败职业围棋选手，引发了全球的关注和讨论，并被拍摄成纪录片。另一个名为 AlphaZero 的程序，仅用了几个小时的强化学习就在围棋、国际象棋和 Shogi（一种日本游戏）中击败了人类玩家。继 AlphaGo、AlphaGo Zero 和 AlphaZero 之后，DeepMind 于 2019 年推出了最新的 AI 代理，名为 MuZero。MuZero 是一项重大的进步，甚至无须告知规则，便能掌握围棋、国际象棋、象棋和 Atari 等游戏。DeepMind 的人工智能技术值得钦佩，这也是谷歌能够将其应用于全球医疗保健行业的原因之一。

近期，DeepMind 还推出了名为 AlphaFold 的 AI 程序，用于预测蛋白质的结构[10]。该程序采用了深度学习系统设计，目前正在帮助科学家们了解 SARS-COV-2 病毒基因组中的蛋白质，提供有关病毒结构和变异能力的有用信息。

在英国，DeepMind 还与（美国）国家卫生服务机构合作，开发了一款名为 Streams 的诊断应用程序。奇怪的是，Streams 并没有使用 AI，而采用了一种专门为检测急性肾脏损伤而设计的算法。虽然在提供谷歌客户数据时，国家卫生服务机构曾遇到问题，但这款应用旨在帮助医生和护士检测易感患者的肾衰竭迹象，受到了伦敦皇家自由医院的医疗专业人士的欢迎。随后，DeepMind 决定与英国摩菲尔德眼科医院合作，将注意力从 Streams 转向眼睛相关的主要疾病检测，如青光眼、糖尿病视网膜病变和黄斑变性病变。经过数千次眼部扫描，DeepMind AI 现在能够比人类验光师和眼科医生更加高效、快速地识别眼部疾病的迹象。该算法还在接受进一步训练，使用从英国摩菲尔德眼科医院收到的未标注的 3D 视网膜扫描为医生标注图像，减轻了医生的工作负担。

类似的合作伙伴关系还包括与伦敦大学学院医院基金会信托基金合作，允许机器学习算法研究头颈部癌症患者的 MRI 和 CT 扫描。此外，DeepMind 还与英国癌症研究院合作，从 2017 年 11 月开始致力于改善乳腺癌的检测、诊断和治疗。以上仅为在英国国内的研究合作案例。

谷歌在美国的医疗发展近况

谷歌旗下的 DeepMind 一直在尝试将 AI 的进步应用到美国和英国的数据处理中。目前，DeepMind 和 G Suite 正在致力于解决记录复杂化和数据泄露等问题，目标是为患者记录创建一个既可访问又安全的方式，同时遵守 HIPAA 法规。DeepMind 利用密码学和区块链技术对数据进行加密，以减轻医疗专业人员在更新网络和传输医疗数据方面的负担。

将区块链与 AI 结合起来，将有望创造一个更可靠的网络，因为在 Streams 中已经触及了数据泄露和道德问题。作为互联网巨头，Google 可以开发算法，为医疗卫生领域提供更好的互联网信息搜索引擎优化策略，这应该不成问题。

例如，G Suite 处理患者记录，这意味着存储方法符合 HIPAA 的要求。由于 G Suite 采用软件即服务（SaaS）理念，使用 G Suite 的医生将能够以数字方式存储许多医疗文件，如 X 线片、视频、扫描和记录等。

此外，谷歌还将目光投向医疗视频。谷歌云视频 API 机器学习系统正在被调整为自主筛选媒体。通过在医疗保健领域应用 AI，将能够快速整理大量数据，发现并可能预防疾病和死亡。有可能实现的案例是通过超声波扫描视频来识别癌症。

最近，谷歌健康（Google Health）和梅奥诊所宣布了一项合作，旨在开发一种 AI 算法，以加速癌症放疗规划过程。这项合作将致力于为临床医生建立一种算法，以区分健康组织和肿瘤，并为转移性组织规划精确的放疗方案。

总结

谷歌及其医疗保健领域的子公司（主要是 DeepMind），是医疗改革的众多面孔之一。尽管数据和信息技术企业的发展依赖于消费者数据是敏感的话题，但毫无疑问，像谷歌这样的机器学习算法可以更好地改变医疗保健领域，且已经采取了对用户有力的措施。相信，将对医疗保健领域和世界产生积极的影响。

61· 百度（Baidu）

未来总是在我们的眼前，充满了可能性。然而，当许多人投资于亚马逊（Amazon）Alexa 和自动驾驶汽车等技术时，一些品牌正在将 AI 用于更独特的应用。百度，被称为"中国的谷歌"，曾经是技术竞赛中的一匹黑马，特别是最近与阿里巴巴和腾讯等企业一起，已经走到了 AI 研究的前沿。根据已经完成的 AI 研究，百度可能是 AI 的未来。

软件发布

2017 年，百度首席执行官李彦宏决定投资重组和重塑公司品牌，从而将资源投入 AI、大数据、移动和云计算研究。自那时起，百度通过与

AI 第一的公司配对，开发了以下软件和设备。

百度大脑 在 2017 年 12 月，百度和华为合作将华为的 AI 项目与名为"百度大脑"的 AI 服务融合，使得智能手机开发者可以获得相关开发工具，开发 AI 驱动的智能手机，如 AI 驱动的语音助手。同时，百度还与小米合作，在语音识别和计算机深度学习方面展开研究。截至 2020 年 9 月，百度大脑已经更新到了 6.0 版本，该版本开发了约 270 种核心能力和超过 31 万个模型供开发者使用，成为行业智能转型的主要驱动力。

DuerOS DuerOS 也被称为对话式 AI 系统，是由百度授权的语音助理，旨在提供推荐服务。百度建立了自己的 AI 移动应用，就像 Siri 或 Google Now 一样，数百万中国人可以使用。百度与 130 个合作伙伴合作进行更新，重新设计 DuerOS，因此 DuerOS 2.0 应运而生。Qualcomm 也参与其中，帮助将 DuerOS 整合到骁龙移动平台的智能手机和物联网设备中。百度最近宣布将 DuerOS 升级到 6.0 版本。DuerOS 6.0 是中国最大的同类系统，拥有 4 万多名开发人员，每月收到超过 58 亿次的语音查询。DuerOS V6.0 也已经通过 Xiadou AI 语音助手进行了部署。

Little Fish VS1 DuerOS 2.0 一经发布，百度就在 2018 年的 CES 上推出了一款集成 DuerOS 的智能显示器，被称为 Little Fish VS1。该设备可以识别和响应不同的面孔，并带有媒体播放和视频通话功能。VS1 还拥有百度的核心服务，如爱奇艺流媒体、云相册和百度搜索。

自动驾驶汽车 在中国的科技巨头中，只有百度公布了多项涉及太空和自动驾驶汽车的专利（仅在美国就有 15 项），这表明该公司显然在瞄准太空部署和自动驾驶汽车技术。2018 年，百度的自动驾驶软件"阿波罗（Apollo）"成功地让汽车安全地在道路上行驶了一圈。目前，包括福特（Ford）和英伟达（Nvidia）在内的 100 多家国际企业决定投资阿波罗软件，并且该软件已经获得了道路测试的批准。最近，百度宣布了一次重大更新，介绍了使用阿波罗平台的完全自主和远程驾驶汽车。百度还指出，其自动驾驶汽车已经在开放道路上进行了约 600 万千米的测试，并且在 27 个城市中实现了零事故率[11]。此外，百度还展示了其完全自主的机器人出租车，可以在没有后备司机的情况下载客。

LinearDesign　此外，百度还与美国罗切斯特大学和俄勒冈州立大学合作推出了 LinearDesign 网络服务器。LinearDesign 算法可以帮助大型疫苗公司优化其疫苗设计方案，通过根据病毒 mRNA 序列最稳定的二级结构进行优化[12]。

检测眼底疾病的 AI 相机

百度和中山大学共同开发的 AI 相机部署在广东省的医院里。这些相机可以检测三种类型的眼底疾病，即青光眼、糖尿病视网膜病变和黄斑变性。这些由 AI 驱动的相机扫描眼睛，并在 10 秒内形成报告，而不需要眼科医生在场。

正在进行的研究

百度研究院在北京、硅谷和西雅图设立了 3 个机构，旨在研究如何将 AI 与自然语言、语音、商业智能、计算机视觉、计算生物学及生物信息学融合。尽管百度已经退出了被称为"医疗大脑"的 AI 系统，该系统在医疗保健行业引起了轰动，但研究人员仍在不断寻求将 AI 引入医疗保健、金融和教育领域的新方法。

最近，百度正在开发一款提供关于人类语言学习方式的信息软件，使用学习机器进行学习的方式。AI 开始时是一片空白，但通过视觉和听觉的刺激，很快开始形成对语言的理解。一旦初始阶段结束，AI 单元将可以识别从未见过的物体。在这个教学环境中，百度的深度学习平台包括开源的 XWorld 和 PaddlePaddle。

百度正在与大型投资者谈判，计划在未来 3 年筹集高达 20 亿美元的资金，以支持一家生物技术初创公司，该公司将利用百度强大的 AI，进行药物发现和疾病诊断的复杂计算。

随着技术的不断进步，目前 AI 领域还没有明显的赢家。然而，百度正在证明，只要略微调整自己的优先事项列表，并与各种国际团队合作，AI 就可以在从教室到医疗检查、从汽车到助理机器人的各个领域中得到广泛的应用。百度的愿景将会引领我们走向何方呢？让我们拭目以待。

62 · 脸书（Facebook）

Facebook 一直在积极探索并重新定义医疗保健行业的未来，并展现了 AI 在该领域的潜力。Facebook 的自杀预测模型能够早期预测用户的自杀想法，展示了 AI 在医疗保健中的应用，该 AI 开发项目的主要目标是学习用户行为，团队已经进行了数百人参与的实验，并在预防自杀方面取得了进展。

Facebook 正在利用多种先进技术，如语言处理和语音识别，来处理用户的报告。帖子上线后，基于 AI 的软件会对其进行扫描，及时察觉并引起响应团队关注所有表现出痛苦迹象的内容。通过这种方式，Facebook 利用 AI 通过分析视频或文本数据来拯救人的生命。同时，Facebook 还提供了报告选项，使用户能够更快速地向相关机构提供信息。

预防自杀的 AI

相关报道表明，每天都有不少于 20 名退伍军人自杀。为了预防这一全国性的流行病，Facebook 正在以 Durkheim 项目的形式开发 AI。该项目允许退伍军人访问并分析他们的手机内容，如果他们的语言表明有自杀的想法或倾向，AI 软件就会做出同样的预测。医疗专家及社会工作者会立即得到提醒，以便他们能够为退伍军人提供帮助，避免自杀企图。该软件的测试初期成功率已经超过了可用的最新方法，能够准确地检测出 65% 的自杀意图，成为医疗专业人员识别有潜在自杀倾向的有力工具。政府和全美国的退伍军人都强烈支持 Facebook 发起的这个项目，其 AI 团队正在努力确保美国所有退伍军人都能得到这个创新软件的好处。

拯救人们远离毒瘾

该项目的另一个成果是使用 AI 从智能手机收集的数据中检测药物成瘾。各种打击药物成瘾的组织正在移动平台上使用 AI。现在有许多新的应用程序可用于检测药物成瘾，这些应用程序收集有关用户的屏幕活动数据、电话记录、睡眠数据、短信发送习惯和位置服务数据。利用这些数据，这些应用程序帮助受影响的人避免落入可能导致药物复发的触发因素。用户的药物偏好、药物使用历史和触发词等信息与应用程序收集的数据相结合，AI 将提供有关潜在风险的信息，并向该用户的治疗团队发送通知。这些应用程序的出现为防范药物滥用提供了新的途径，有助于救助深陷药瘾泥潭的人。

拯救成千上万的生命

Facebook 成功地向世界展示了 AI 如何通过处理自杀和吸毒等严重问题来帮助人们。AI 的功能就像疫苗和安全带一样，正在拯救许多人的生命。

63· 微软（Microsoft）

提到创新领域的知名企业，不得不提到微软。微软不仅开发计算机和软件，作为技术进步的主要参与者之一，微软目前正在加入医疗保健行业。通过 AI 和基于云的数据，微软正在改变卫生部门。

据微软称，正在进行的医学研究侧重于创建精准医学和临床级可穿戴设备、众包健康及通过数字世界提高医疗服务的可及性，其他研究领域包括基因组学、计算生物学和计算心理学。当涉及 AI 和医疗保健的融合时，无疑是热门话题。微软瞄准的竞争领域势必会加速 AI 与公共部门的融合，同时也会增加对机器学习的需求。

微软表示："我们的使命是赋予每个人和机构更多的权力。考虑到这一点，我们的雄心是创新者将能够利用 AI 和云计算来释放生物信息洞察力，并打破数据的孤岛，以实现对人类健康的真正个性化理解，从而使人们更好地获得治疗，降低成本，并改善结果 [13]。"从正在进行的研究来看，可以说，微软正在坚持不懈地努力。

微软的 AI 计划

2017 年，微软发布了 Healthcare NexT，该项目旨在向世界介绍云计算和 AI 的优势。其他项目包括以下几项 [13]。

医疗保健的 AI 网络 曾经被称为"微软眼科智能网络"的项目最近被重新命名，以涵盖医疗保健的所有方面。其主要目的是为心脏病专家创建一个基于 AI 的网络，这是通过与印度最大的医疗系统之一阿波罗医院合作建立的。

EmpowerMD 立足微软 AI 的使命，EmpowerMD 是为了创建一个 AI 系统，可以听取人类医生的意见并向其学习，以实现医疗保健任务的自动化。如果 EmpowerMD 获得成功，AI 将能够处理更简单的任务，而医生可以专注于其职业的主要作用——照顾患者并有更多的时间与患者面对面。该项目以微软 Azure 为基础。

微软医疗机器人服务 微软医疗保健机器人服务是一个利用 AI 的解决方案，帮助疾病预防控制中心和其他机构应对常见问题，从而减轻临床医生、护士和其他医疗保健提供者的负担，为需要帮助的人提供最佳治疗。该服务基于 Azure 云服务开发和部署 AI 机器人，以服务患者或公众 [14]。

美国最大的医疗系统之一 Providence 正在使用由 Azure 驱动的 AI 聊天机器人"Grace"在线回答患者的问题。而美国最大的药店 Walgreen 最近也部署了微软的医疗保健机器人，以支持其客户在疫情大流行期间咨询常见健康和药物问题。

EmpowerMD 项目框架中的一些有趣的功能包括自定义语音服务

（CSS）和语言理解智能服务（LUIS），它们都是智能云的一部分。这种语音识别和语言理解算法的应用未来将会非常有帮助，特别是对于不经常接受医疗护理的人群。更智能的聊天机器人可以识别特定的声音提示或接受指令，从而实现更快速的在线咨询和医疗服务。此外，CSS 和 LUIS 还可以用于翻译服务，对于无国界医生组织来说非常实用。

InnerEye　微软的 InnerEye 被描述为一种使用机器学习自动标注肿瘤和其他三维影像的方法。该项目旨在为定量放射学提取有针对性的放射组学测量，加速放疗和手术规划，并提高治疗质量 [13]。InnerEye 使用多种已经运行的算法，如深度决策森林和卷积神经网络，这些算法已经在 Kinect 和 Hololens 技术中得到了应用。然而，最主要的是，InnerEye 旨在帮助医护人员调整工作方式，重新定义结果，以提高治疗效果。

微软基因组学（Microsoft Genomics）　微软基因组学的主要合作伙伴是圣裘德儿童研究医院，其主要目标是治愈各种疾病。微软 Azure 制作的基因组学研究为医疗专业人员提供了强大的基于云计算的基因组处理服务。微软基因组学的其他项目包括"预感项目"，该项目涉及与自适应生物技术公司的合作，旨在解密免疫系统。

HIPAA/HITRUST——微软 Azure 的安全与合规蓝图　随着电子数据和患者记录的数量不断增加，保持信息的安全、可靠和透明性比以往任何时候都更加重要。此外，这些大量的数据包含了有关各种医疗条件、疾病和治疗的细节，但由于人们没有时间去筛选这些数据，这些细节往往被忽略。因此，微软 Azure 的安全和合规蓝图是一个符合 HIPAA 规则的"端到端应用程序"，旨在帮助医疗机构转移到云端并以安全和合规性为中心。微软 Azure 的安全性可以与微软 365 Huddle 解决方案模板一起使用，也可以单独下载。目前，IRIS 和 KenSci 正在使用微软 Azure 的安全和合规蓝图 [13]。

微软 365 Huddle 解决方案　2018 年 2 月，微软发布了基于原 Office 365 平台的新模板，专门针对某些行业。医疗保健团体可以与微软团队共同使用其模板，通过使用新的 SharePoint 列表、Power BI 表格来创建视觉效果，以及用于头脑风暴和记录新想法的 Bot 框架来增强会议的互动和相互之间的沟通。

总结

那么，这些对医疗保健意味着什么呢？在技术和医疗服务相互交织的未来，微软有什么打算呢？毫无疑问，微软的研究人员在绘制 DNA 图谱、增强放射学图像，以及提供更快、更准确的治疗等方面取得的进展，已经对全世界的医疗系统产生了影响。微软等公司正在努力创建早期版本的 AI 医疗网络，有助于更好地进行眼部健康检查，以治疗全球失明，或者像目前的 InnerEye 项目。AI 在医疗保健领域的应用肯定会有所改善。许多人都在说，医疗保健的未来掌握在微软等技术公司的手中，这是事实。如果没有这些创新技术，许多本可以治愈的疾病和病痛将继续困扰人类。因此，微软的这些项目对人类的未来至关重要。

64. 亚马逊（Amazon）

结构化数据在训练机器学习算法方面是不可或缺的。尽管电子病历已经存在相当长的时间，但仍然包含大量非结构化的文本，无法令人满意地使用。此外，手写的笔记、入院表格、处方和测试报告被埋没在海量的医院病历中，机器无法处理。人工整理这些医疗记录并对其进行分析是一项极其困难且耗时的工作，需要医疗专家理解和输入数据，或者需要开发人员编写自定义代码来提取每块信息。

Amazon Comprehend Medical（ACM）

ACM 是一个完全自主管理的自然语言处理服务，可分析和组织来自非结构化医疗笔记和处方的数据。它可以理解医学语言、解剖学术语、鉴别诊断、医学测试报告、治疗方案、药物强度、剂量和频率，轻松找到重要的统计数据和关联信息。该软件甚至可以转录医生的手写笔记，包括医疗俚语和缩写，准确率惊人。亚马逊表示，其经过训练的算法可以特别处理医生的病史采集信息和开具治疗处方信息。

使用 ACM 无须任何机器学习的专业知识，终端用户可以通过 API 访问该系统，无须编写复杂的规则或训练模型。用户只需将非结构化数据输入 ACM 界面，然后它就会分析文本并将相关的医疗数据及其相互关联信息提取成易于阅读的格式。ACM 可用于建立 AI 驱动的应用程序，以实现及时诊断，提供更优质的信息，帮助医生做出更明智的医疗决策。当与亚马逊 Alexa 结合时，ACM 还可以帮助患者主动管理健康，包括提醒用药和直接从家中预约看医生。

Amazon HealthLake

亚马逊近期推出了符合 HIPAA 标准的 Amazon HealthLake 平台，为医疗机构提供便利的云存储、数据分析和转换功能。Amazon HealthLake 可对非结构化的临床数据进行标准化处理，以提供有意义的信息[15]。医疗 IT 巨头 Cerner 已将亚马逊网络服务作为其云供应商，并在 AWS 上托管名为 HealtheDataLab 的云平台，为美国奥兰治县儿童医院的研究人员提供医疗数据，以支持临床研究和数据科学工作。

Amazon Distance Assistant

此外，亚马逊还部署了一项由 AI 驱动的新技术，称为 "Distance Assistant"，旨在帮助员工保持社交距离。该技术采用一个 50 in（1 in=2.54 cm）的显示器、一个本地计算设备、深度传感器和一个支持 AI 的摄像头来实时跟踪员工的移动。当员工之间的距离小于 6 ft（约 2 m）时，脚下的红色圆圈会提醒他们根据深度算法模型移动到一个安全的距离[16]。

在涉及云计算和通过机器学习系统处理大量数据时，隐私一直是一个重要的问题。亚马逊意识到医疗领域需要符合 HIPAA 标准的系统，以便检测医疗数据中可能存在的受保护的健康信息，如姓名、注册号和家族史，并对其进行匿名处理，以维护个人隐私。

65. 苹果（Apple）

到 2025 年，医疗领域的 AI 将成为一个价值 280 亿美元的产业，而苹果公司也想从中分一杯羹。苹果公司已经在全球范围内拥有良好的声誉，并有大量的用户可以帮助收集健康数据，这使其在与其他创业公司合作时占有先机，并在与现有公司合作时有了筹码。

Apple Watch

Apple Watch 除了能记录心电图，最新机型还增加了血氧传感器，该功能是 Apple 公司在 COVID-19 大流行期间因需求而增加的。在 COVID-19 大流行期间，血氧饱和度一直是人们关注的焦点，Apple Watch 也积极响应这一需求。最新的 Apple Watch 非常受欢迎，因为它除了有健身追踪功能，还有一个能详细记录主动消耗卡路里的应用程序，其健身应用可以检测并显示步数、站立时间、运动跑步速度和步行速度等趋势。Apple Watch 中的睡眠追踪应用可以提供睡眠时间、睡眠一致性和在床时间的总结。总的来说，这些功能可帮助用户调整作息和改善健康。

健康应用程序

苹果的健康应用程序预装在所有 iOS 设备中，是苹果人工智能战略的基石。该应用程序能记录步数并跟踪健康指标，包括身体活动量、手机使用时间、卡路里摄入量和睡眠。此外，还有第三方应用程序与外部传感器和跟踪器连接，以记录生命体征和其他特定的生物标志物如通过 Dexcom G5 的移动连续血糖监测系统可以记录血糖水平。

苹果正计划将医院的 EHR 数据引入手机的健康记录。HealthKit 是一个由 FHIR 启用的软件开发工具包，允许第三方应用程序访问健康记录应用编程接口，这将使用户能够与数百家医院和诊所同步他们的健康数据。例如，处方管理应用程序（如 Medisafe）可以使用应用编程接口访问健康记录功能，允许消费者将他们的处方列表导入门户网站，而无须手动输入。此外，该应用程序还提供有关药物相互作用可能性的相关信息。

Carekit

Carekit 是苹果公司的一个软件开发工具包，使开发者能够创建应用程序，使用 iOS 设备中的医疗保健传感器和工具实时监测用户。One Drop 是一个建立在这个框架上的应用程序，可以记录食物摄入量、药物提醒和活动情况。Glow nature、Glow baby 和 Iodine 是使用 Carekit 平台开发的一些最引人注目的健康应用程序，它们分别让用户更好地了解他们的怀孕情况，提供有关婴儿自然成长过程的信息，并帮助减少抑郁症。

66· 英伟达（Nvidia）

医学影像是最早感受到强大的 AI 算法活动的医疗领域之一。机器学习算法可以在识别医学图像中的模式方面做出超人的工作，并提供更多新的信息，这要归功于当今快得惊人的 GPU 技术。GPU 是用于运行医学图像处理算法的机器的核心，而 Nvidia 是这项技术的无冕之王。

强大的 GPU 平台

目前，大量的健康数据正在被更强大、更实惠的基因测序设备、智能手表、智能血压计和血糖监测设备收集。因此，急需先进的计算平台来收集这些数据，以供深度学习系统使用。Nvidia DGX 系统是技术领域的一次奇迹，旨在为 AI 探索提供最强大的计算能力，是世界上第一个专门为解决最复杂的机器学习挑战而制造的 AI 超级计算机。

BGI 集团是中国的一个基因组测序中心，他们有超过 1PB 的数据需要通过其机器学习算法 XGBoost 进行分析。通过在 Nvidia DGX－1 系统上运行他们的算法，该团队将分析速度提高了 17 倍，并将研究范围扩大到数百万种可用于癌症免疫疗法的目标肽。领先的 AI 公司（联合成像情报，United Imaging Intelligence）正与 Nvidia 合作，使用 DGX 系统部署其医疗成像软件，使其能够彻底改变成像工作流程、筛查影像照片和制订治疗方案。

开源 SDK

Nvidia Clara 是一种开源 SDK，可以帮助开发人员建立 GPU 加速系统和应用程序，使用大量的医疗图像和自动化医疗工作流程来训练 AI 模型。这使得开发人员能够与 Nvidia GPU 硬件同步建立医学成像应用程序，并带来新一轮的 AI 医疗仪器，以协助早期检测和治疗许多疾病。Nvidia Clara 承诺为医疗成像领域带来技术进步，这些技术进步已经彻底改变了某些行业，如游戏、自动驾驶汽车和云计算。

通过 AI 驱动的超级计算机和智能算法增强的医疗设备，将更加精确、方便、小巧和经济，加速医疗领域的革命。

健康数据处理

最近，Nvidia 与斯克利普斯公司（Scripps）合作，开发基于深度学习的算法，专门用于早期检测和预测严重的医疗事件（如心房颤动，这是卒中的一个诱因）。为了更好地训练 AI 模型，Scripps 正在提取 Fitbit 的可穿戴数据，这些数据提高了异常心跳和心律失常的检测精度。由于参与者数量巨大，该项目已建立了一个大规模的数据集，超过一百万人参与其中。

为了加速研究进展，Scripps 公司还提供元数据和关键数据集，其中一个数据集包含 1 000 多个连续正常心律的心脏传感器记录。Scripps 公司提供的另一个数据集是 80 岁以上从未患病者的整个基因组序列。

67• 通用电气（GE）

帮助医院顺利运行

医院是一个繁忙的地方。根据医院的规模，每天会有数以千计的患者前来就诊，他们会分散在不同的科室。因此，医院每天都会产生大量的数据。这些数据大部分与医疗无关，而是与管理和行政相关，如患者的保险信息、生物数据等。这些数据每天都被储存起来，但由于数量庞大，从未被分析过。通用电气医疗集团（GE）考虑到这一问题，并创建了一个名为爱迪生应用（Edison Applications）的系统，使用 AI 和深度学习技术来整合和分析这些数据。通过整合和分析来自医院不同科室的数据，该系统可以帮助医院更顺利地运营。

通过该系统，医院可以更好地引导患者的流动，从而改善就医体验。另外，分析患者的人口统计学数据，并将其与不同患者群体在一年中不同时期的各种疾病的发病频率联系起来，有助于医院提前做好准备。在急救科，甚至只有几秒钟的时间差也可能意味着生与死的区别，而该系统可以帮助节省宝贵的几分钟，从而挽救生命。该系统的有趣之处在于，它在幕后默默完成这一切，是一个无名英雄，医院使用该系统来改善患者护理，而患者甚至并不知道这个系统的存在。

分析医疗数据

在上文提到行政数据之后，实际上，医院所产生的医疗数据比行政数据更为丰富。这些数据以患者的病史、调查、患者记录和治疗记录的形式存在，其中 90% 的数据由医学成像技术产生，如 X 线、MRI 和 CT 扫描等。通用电气医疗集团研发了一套系统，可以分析这些医疗数据以改善患者的医疗服务质量。

X 线扫描革命

X 线扫描革命是医院中最基本、最常用的诊断工具，占据了所有医疗成像技术总量的 2/3。然而，有近 25% 的扫描质量不佳，无法使用。考虑到正在进行的 X 线扫描总量，这是一个庞大的数字。通用电气医疗保健公司已经开发了一个系统，通过使用 AI、ML 和 DL 技术，寻找造成 X 线质量不佳的原因，这可能涉及多种因素，如操作技术、患者情况或机器问题。该系统能够找出原因并提出建议，以尽可能减少无法使用的 X 线数量。

利用通用电气的 AI 解决 COVID-19 问题

通用电气的 AI 也被用来解决 COVID-19 问题。其中，"重症监护套件（Critical Care Suite）2.0" 采用了新的 AI 算法，可帮助临床医生在为严重的 COVID-19 患者进行气管插管时评估气管内导管的正确位置。而 "CT in a Box" 则是另一种由 AI 驱动的解决方案，可实现快速的 CT 扫描并同时保持社交距离的措施。这个系统已经在全球 100 多个地点安装，并成功减少了与 COVID-19 患者身体接触的机会。"胸腔护理套件（Thoracic Care Suite）" 则搭载了 AI 算法，可以分析胸部 X 线的结果，并突出显示潜在异常情况，供放射科医生审查，包括肺炎、肺结节、结核和其他可能表明 COVID-19 放射学结果的迹象[17]。

68· 西门子（Siemens）

随着世界的发展，普通人获得医疗帮助的机会正在增加，更多的人可以负担得起医疗保健。这是一个国家发展和增长的标志，也给医疗资源带来了更大的压力。如今的医疗实践也变得非常依赖医学影像，如 X 线、MRI 和 CT 扫描，借助这些技术是为了使医疗实践和诊断更加准确。然而，这也意味着这些医学影像资源已经非常紧张了。

正确利用医学影像资源

西门子医疗集团已经开发了一个基于 AI 和 DL 的系统，来解决医学影像资源的问题。该系统不仅可以帮助医生在整个医学成像过程中提高测试准确度，还能协助分析报告。这个系统采用了"三管齐下"的方法。

三管齐下的方法　首先，西门子系统通过使用红外线和其他简单的相机和传感器，帮助患者采取正确的姿势和位置，这对于扫描非常重要。近 1/3 的扫描因为患者姿势不正确必须重新进行，但西门子系统可以避免这种情况，减少不必要的扫描次数，实现有效利用有限的资源。

其次，西门子系统可以告知医生在扫描过程中哪些器官对射线敏感，从而让医生相应地调整辐射的强度，特别是对于敏感器官，系统还可以减少扫描的数量，以保护患者的身体健康。

最重要的是，西门子系统利用 DL、ML 和 AI，帮助分析扫描结果并生成准确的诊断。该系统拥有一个庞大的数据库，从许多医院收集了几十年的数据，可以帮助放射科医生准确分析扫描结果，并提供准确的诊断。

因此，这个西门子系统有助于减轻医学影像资源的压力，减少了质量不好、无法使用的图像，同时也帮助医生更加准确地分析和解释医学图像，提高医疗服务水平。

69· 飞利浦（Philips）

飞利浦有许多不同的产品，使用 AI 系统和 DL 来帮助患者和医生。让我们简单回顾一下该公司的产品。

Philips Illumeo

Philips Illumeo 是专门为放射科医生开发的产品，利用其数据库和 AI 系统帮助医生更好地分析医学图像。使用 Philips Illumeo 进行图像分析，放射科医生能够向其他医生提供更好的输出和反馈报告，这些报告直接影响医生的诊断结果。

Philips IntelliSpace Portal 12

除了 Philips Illumeo，Philips IntelliSpace Portal 12 也通过高级可视化服务对成像技术进行了全面改进。在 COVID-19 肺部浸润自动识别和检测方面，IntelliSpace Portal 12 的 AI 驱动定量评估功能可以帮助放射科医生获取有用信息，从而能够进行鉴别诊断。IntelliSpace Portal 12 还引入了用于肺部结节检测的 AI 算法，不同心功能的分析和与 COVID-19 肺炎相关的肺部浸润等最新功能，正在改变心脏病学、肺病学、肿瘤学、骨科、神经病学和血管成像等领域的成像技术，并兼容已使用的设备。此外，IntelliSpace Portal 12 还推出了先进的心脏病学临床软件包，如带有 CaaS MR 4D flow 的 MR 心脏分析，以可视化患者心脏和主动脉的血流模式。

Philips Wellcentive

Philips Wellcentive 是飞利浦医疗保健公司为让更多人获得高质量医疗保健所推出的一项服务，超过 4 900 万名患者已经受益于该服务。患者可以通过手机使用这个健康门户网站，根据自己的症状获取准确的诊断结果。Philips Wellcentive 还可以分析人口群体，以便更好地利用不同地区的医疗资源，并引导用户去附近最适合的医疗保健机构。

Philips Respironics DreamMapper

Philips Respironics DreamMapper 配备了一个带有传感器的呼吸面罩，该产品使用 AI 和 DL 系统，帮助睡眠呼吸暂停患者获得平静的睡眠。

Philips CareSage

Philips CareSage 是在患者出院后也能跟踪他们的健康状况。以前，医疗保健仅限于医院；一旦患者离开医院，就没有系统持续地提供医疗保健服务。Philips CareSage 已经解决了这个问题。

第 11 部分

初创公司与医疗
人工智能

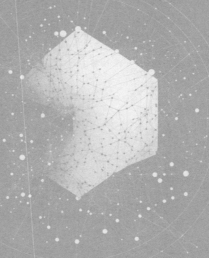

It seems probable that once the machine thinking method had started, it would not take long to outstrip our feeble powers ... They would be able to converse with each other to sharpen their wits. At some stage, therefore, we should have to expect the machines to take control.

——Alan Turing

看来，一旦开启了机器思维方式，机器智能超越孱弱的人类就不再久远……它们可以互相交谈，磨炼自己的智慧。因此，在某个阶段，我们应该预计机器将掌握控制权。

——艾伦·图灵

70 · 初创公司在医疗人工智能中的作用

长期以来，初创企业通过引入新的理念在经济领域产生了重要的影响。这些理念可能在竞争中获得广泛认可，也可能失败。现在，这种力量已经转向医疗保健领域，并试图通过使用 AI 来重新构建医疗系统。一些国家正在努力实现全民医疗和可负担医疗，改善医生与患者之间的比例失衡现象。这些初创公司以及它们引入的 AI 和 ML 系统可能为解决医疗困境提供解决方案。如果您想了解全球医疗保健 AI 初创企业的全面清单和描述，请访问 MedMantra.com/aih。

以下是一些随机选择的初创企业，它们的 AI 和 ML 技术正在重塑医疗保健领域。

初创企业医疗 AI

原子探索（AtomWise） 是一家位于美国的公司，利用其强大的 AI 工具发现和开发新药。该公司的程序能筛选出具有有效性、选择性和多药理学效应的新药，并以无与伦比的速度和效率防范脱靶导致的毒性。在全球范围内，埃博拉病毒的流行已夺走了成千上万人的生命。尽管已有数千种药物被批准用于治疗，但 AtomWise 发现了一种以前未曾被用于抗病毒治疗的新药，可以阻止该病毒多个菌株的感染。

迈达普（Medopad） 是一家位于英国的公司，扮演着保健提供者和患者之间桥梁的角色。该公司开发了可穿戴设备，能够向医疗服务提供者发送数据，从而使患者能够得到最佳的医疗服务，并减少了前往医院的次数。该公司强大的 AI 系统也有助于疾病的诊断。

沃科索云（VoxelCloud） 是一家中国公司，正在利用 AI 系统革新医学的诊断和治疗。该公司的强大分析仪器可以分析医疗扫描数据，并通过 AI 获得快速和可靠的诊断结果。该公司目前的产品涵盖肺癌、视网膜疾病和冠心病等领域。该公司在中国和美国均设有办事处。

努里塔斯（Nuritas） 是一家位于爱尔兰的公司，致力于研究自然的生物活性肽及其治疗潜力。该公司利用基因组学知识，在 AI 的帮助下开发新药和其他保健项目，旨在帮助不同的制药公司。

奥金（OWKIN） 是一家法国公司，拥有广泛的 AI 项目，涵盖了许多领域。该公司结合并利用医疗数据、基因组学、生物学和病理学的知识，以获得准确的诊断结果。自该公司在法国成立以来，一直在市场中活跃。

硅质医疗（Insilico Medicine） 是一家致力于让人类更长久地保持年轻的俄罗斯公司。该公司使用 AI 系统研究健康长寿的奥秘，并不仅仅开发了青春药水，还与不同的制药公司合作，研究并帮助开发新的有效药物。

司奈普 40（Snap40） 是一家位于苏格兰的公司，专门制造可穿戴设备，测量生命体征，如血压、体温、心率、呼吸和血氧饱和度等。这些可穿戴设备不仅可以将这些生命体征数据储存下来，还可以发送给佩戴者的医疗保健提供者，这样他们就可以用最少的访问次数全天候地关注用户的健康状况。

艾多克（Aidoc） 是一个帮助放射科医生的工具。该公司使用 DL 算法阅读医疗图像，帮助放射科医生从图像中挑出异常情况。通过阅读图像数据并对庞大的数据进行分层，Aidoc 能够帮助放射科医生更好地完成工作。该公司来自以色列。

安基生物科学（Engine Biosciences） 是一家位于新加坡的公司，通过使用 AI 将基因组学知识与医疗数据相结合，帮助制药公司开发新药。该公司推出了一种更快的药物开发方法，将高通量、大规模并行生物实验与 AI 相结合，重新设计药物。

弗朗特奥健康（Fronteo Health） 是一家日本公司，利用 AI 促进健康护理，通过应用最先进的文字和文件嵌入技术及严格的统计学实现来开展。该公司提供客观、透明和可重复的分析，以满足医疗保健专业人士的需求。Fronteo Health 正在发挥作用的一些领域包括诊断、制药、个性化保健和数据管理。

索德健康（Sword Health） 是一家位于葡萄牙的公司，率先开发了基于 AI 的数字物理治疗师，使患者得以在家中接受治疗，从而最大限度地提高了参与度和临床效果，同时确保了完全的数据问责制。此外，他们还生产可穿戴设备，用于收集并发送与个人健康有关的数据（如生命体征）给医疗机构。

论影（Lunit） 是一家位于韩国的公司，利用 DL 和 AI 和大量医疗数据库，致力于发现、设计和开发强大的数据驱动的影像生物标志物。该公司专注于病理学和放射学领域的研究与开发。Lunit 已获得韩国能效管理制度的批准，用于在 AI 驱动的胸部 X 线扫描中进行结节检测。

生命语者（Life Whisperer） 是一家澳大利亚公司，利用 AI 系统，在已有的胚胎中检测出最健康的胚胎，从而最大限度地提高体外受精后成功怀孕的概率。该公司考虑到胚胎健康的不同参数，并确认出最有可能在母体子宫内成为胎儿的胚胎。

麦迪科特（Mediktor） 是一家西班牙公司，开发了一个非常可靠的症状检查器，使用 AI 和 DL 技术，能够提供准确的诊断。该聊天机器人使得医疗服务的提供变得非常容易和方便，同时也将医生和患者联系起来。

凯亚健康（Kaia Health） 是一家德国公司，让用户通过手机监测自身健康状况，利用 AI 系统，使每个人都能轻松地获得保健服务。

顶级数据科学（Top Data Science） 是一家来自芬兰的公司，致力于利用 AI 收集医疗数据并进行分析，为医生提供智能模型，以便未来能更好地诊断和治疗不同的疾病。

格拉斯解决方案（Geras Solution） 是一家位于瑞典的公司，专注于通过启动 AI 系统，帮助患有痴呆症的老年人过上相对正常且高质量的生活。该公司的产品是一款虚拟助手，为老年人提供帮助。

分诊（Triage） 是一家加拿大公司，开发了一款智能手机应用，能够帮助用户实时诊断皮肤状况。用户只需拍一张照片并上传到应用程序，剩下的工作将由 AI 系统完成。

普罗尼卡实验室（Prognica Labs） 是一家位于阿联酋的公司，旨在利用 AI 彻底改变肿瘤学领域。该公司通过使用先进的 AI 系统，早期发现癌症患者，扫描和分析医疗图像，给出可靠的诊断。此外，该公司还通过应用 AI、ML 和云计算，帮助病理学家改变在整个组织切片图像上进行组织学诊断的方式。

库尔人工智能（Qure.ai） 是一家位于孟买的公司，成立于2016年，致力于利用 AI 和 DL 系统彻底改变医学成像领域。该公司通过分析大量的 X 线、CT 扫描和 MRI 数据，构建了一个庞大的数据库，并利用 AI 和 DL 系统对数据进行整合。该公司推出了以下 3 种产品。

• qXR：qXR 利用 AI 和 DL 技术分析和检测 X 线片中的异常数据。它可以识别和定位胸部 X 线片中的 15 种常见异常问题。基于其数据库中包含的大量回顾性 X 线片和来自世界各地的 X 线记录，即使 X 线片质量不同，也能给出准确的诊断。

• qER：CT 扫描是急诊室对头部外伤患者进行的首要检查。qER 可以快速检测出紧急情况，如脑出血和颅骨骨折。在拥挤和繁忙的急诊室中，qER 有助于对患者进行分流和评估。

• qQuant：qQuant 具备多种功能，包括对 CT 和 MRI 扫描进行全自动检测、量化和 3D 可视化。其目的是协助医生，使其能够更加关注患者。

总结

AI 不仅是释放医疗技术潜力的关键，也是我们展望未来的大门。这些初创公司只是众多案例中的一部分，它们正在通过应用 AI 和 ML 技术来改造整个医疗领域。从简化医疗记录的创建和存档过程，到增强医学成像和疾病检测，这些算法和 AI 系统正在为世界各地的医疗专业人士提供支持。随着市场不断向基于 AI 的技术转变，医疗保健将不断得到改善，并且未来还将涌现更多类似的初创公司。

第 12 部分

结语

I think we should be very careful about artificial intelligence. If I had to guess at what our biggest existential threat is, I'd probably say that. So, we need to be very careful.

——Elon Musk

我们应该对人工智能非常小心，如果一定要猜人类生存的最大威胁是什么，那可能就是人工智能。所以，我们一定要小心谨慎。

——埃隆·马斯克

71. 结语

AI 的出现既受到批评，也获得了赞誉。虽然有些人称赞它是技术进步的象征，但有些学者认为它是邪恶力量的体现。但有一点是肯定的，AI 已经到来了，而且会变得更加先进。有些人担心，AI 的发展可能对就业市场和整个人类产生巨大影响，因此对引入 AI 后对民众可能产生的影响进行了虚假的争论，产生了关于这项技术的开放性问题和无限的争议。

那么，我们是否能够预测这些机器何时会超越人类水平的智能，甚至推翻人类？这是否可能发生？这个问题困扰着人类。我们经常谈论，在 21 世纪可能获得超人类的 AI。我们经常对技术进行过度夸大，而 AI 正处于这一切的中心。

在医疗保健领域，AI 的使用给许多机构带来了无数令人兴奋的机会。在短时间内，医疗保健领域可以在节约成本的情况下得到极大的改善。然而，有必要谨慎安排这一自主系统，以防止 AI 的部署对劳动力市场产生负面影响。然而，AI 的存在是为了支持医疗保健人员，而不是像一般人认为的那样，威胁人类在医疗保健领域的就业机会。

AI 提供了许多有益的帮助，包括扫描分析、样本分析、记录患者的生命体征，以及将所有这些信息汇总给主治医生以决定最终的治疗方案。新药的开发有时需要一定的猜想或科学家的直觉，他们从化学品组合中选择目标分子进行研究。因此，AI 被称为"实验者的助手"，有望以更高的效率和效力完成这项任务。

在理解疾病方面，医疗保健专业人员在这方面很熟练，但 AI 在做出更好、更可靠的临床决策方面起到了助推器的作用，以快速推进创新。简而言之，自然智能应该得到 AI 的增强，并使其仅次于人类智能，向前迈进……

有人预测，AI 将以最令人震惊的方式影响医疗保健，包括慢性疾病的护理和管理、增加患者健康数据的可用性、解决医学环境和社会经济方面的问题、将精准医学与遗传信息和治疗管理相结合等。

　　制药公司也正在积极跟进这场技术革命，这可能产生最好的影响。药物的开发需要效率，而 AI 在很大程度上能够做到这一点。

　　因此，对于 AI 可能取代医疗服务的担忧只是恐惧和幻想的产物。这项技术可能成为辅助技术或研究的助手。毕竟，还有什么机器比得上人脑呢？

　　在不久的将来，机器智能的应用将变得非常普遍，并对拯救生命的事业做出巨大贡献。更重要的是，在可能导致生命损失的情况下，人们必须对程序有 100% 的信任和把握。因此，应该给机器一个机会来实现这种改变。

第 13 部分

词汇表

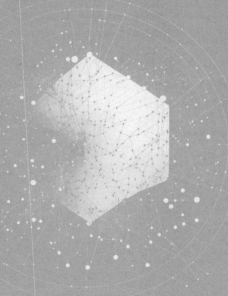

We have seen AI providing conversation and comfort to the lonely; we have also seen AI engaging in racial discrimination. Yet the biggest harm that AI is likely to do to individuals in the short term is job displacement, as the amount of work we can automate with AI is vastly larger than before. As leaders, it is incumbent on all of us to make sure we are building a world in which every individual has an opportunity to thrive.

——Andrew Ng

我们已经看到人工智能为孤独的人提供了对话和安慰；我们也看到人工智能参与种族歧视。然而，人工智能可能在短期内对个人造成的最大伤害是工作岗位流失，因为人工智能自动化完成的工作量远远超过以前。作为领导者，所有人都有义务确保建立一个让每个人都有机会茁壮成长的世界。

——吴恩达

常用术语缩略词英汉对照

AI	artificial intelligence	人工智能
ARM	augmented reality microscope	增强现实显微镜
ANN	artificial neural network	人工神经网络
AR/VR	assisted and virtual reality	辅助和虚拟现实
AUC	area under curve	曲线下面积
BD	big data	大数据
CAD	computer-aided design	计算机辅助设计
CADD	computer-aided drug design	计算机辅助药物设计
CAM	computer-aided manufacturing	计算机辅助制造
CAP	credit assignment path	信用分配路径
CDBN	convolutional deep belief networks	卷积深度信念网络
CDSS	clinical decision support system	临床决策支持系统
CFD	computational fluid dynamics	计算流体动力学
CIO	chief information officers	首席信息官
CIS	clinical information system	临床信息系统
CNN	convolutional neural networks	卷积神经网络
CNV	copy number variants	拷贝数变异
CPU	central processing unit	中央处理单元
CSS	custom speech services	自定义语音服务
DA	discriminant analysis	判别分析
DBM	deep boltzmann machines	深度玻尔兹曼机
DBN	deep belief networks	深度信念网络
DEM	discrete element modeling	离散元素建模
DICOM	digital imaging and communications in medicine	医学数字成像和通信

DL	deep learning	深度学习
DNN	deep neural networks	深度神经网络
DS	data science	数据科学
DTI	drug-target interactions	药物靶点相互作用
EBM	evidence-based medicine	循证医学
EMR	electronic medical record	电子医疗记录
EHR	electronic health record	电子健康记录
FDA	Food and Drug Administration	美国食品药品管理局
FL	federated learning	联邦学习
FNN	feed-forward neural networks	前馈神经网络
GA	genetic algorithms	遗传算法
GAN	generative adversarial networks	生成对抗网络
GBM	gradient boosting machines	梯度提升机
GCP	good clinical practices	良好临床实践
GLP	good laboratory practices	良好实验室实践
GMLP	good machine learning practices	良好机器学习实践
GPU	graphics processing unit	图形处理器
GRU	gated recurrent unit	门控递归单元
HCI	human computer interface	人机交互
IND	investigational new drug	新药研究
IoMT	internet of medical things	医疗物联网
IoT	internet of thing	物联网
k-NN	k-nearest neighbors	k-近邻算法
LDA	linear discriminant analysis	线性判别分析
LRP	layer-wise relevance propagation	分层相关性传播
LSTM	long short-term memory cells	长短时记忆单元
LUIS	language understanding intelligent services	语言理解智能服务
LVQ	learning vector quantization	学习向量量化

LVS	latent vector space	潜在向量空间
MAE	mean absolute error	平均绝对误差
ML	machine learning	机器学习
MLP	multi-layer perceptron	多层感知器
MM	molecular mechanics	分子力学
MMP	matched molecular pair	匹配分子对
MSE	mean squared error	均方误差
NLP	natural language processing	自然语言处理
NN	neural networks	神经网络
PACS	picture archiving and communication system	图片存储和通信系统
PET	privacy-enhancing technologies	隐私增强技术
PLS	partial least square	偏最小平方法
PR	polynomial regression	多项式回归
RF	random forests	随机森林
RIS	radiology information systems	放射学信息系统
RC	remote controlled	远程操控
RCNN	recursive neural networks	递归神经网络
PHI	personal health information	个人健康信息
PHM	population health management	人口健康管理
RL	reinforcement learning	强化学习
RNN	recurrent neural networks	循环神经网络
RPA	robotic process automation	机器人流程自动化
QM	quantum mechanics	量子力学
QSAR	quantitative structure activity relationship	定量结构－活性关系
SaMD	software as medical devices	医疗设备软件
SDAE	stacked de-noising auto-encoders	叠加去噪自动编码器
SEA	similarity ensemble approach	相似性集合法
SMILES	simplified molecular input line-entry system	简化分子输入行系统

SNP	single nucleotide polymorphisms	单核苷酸多态性
SOM	self-organizing maps	自组织地图
SVM	support vector machines	支持向量机
TPLC	total product lifecycle	全产品生命周期
TPU	tensor processing unit	张量处理单元
VBC	value-based care	价值医疗
VNA	vendor neutral archive	供应商中立档案
VS	virtual screening	虚拟筛选
WGS	whole-genome sequencing	全基因组测序
WHO	World Health Organization	世界卫生组织
XAI	explainable AI	可解释性人工智能

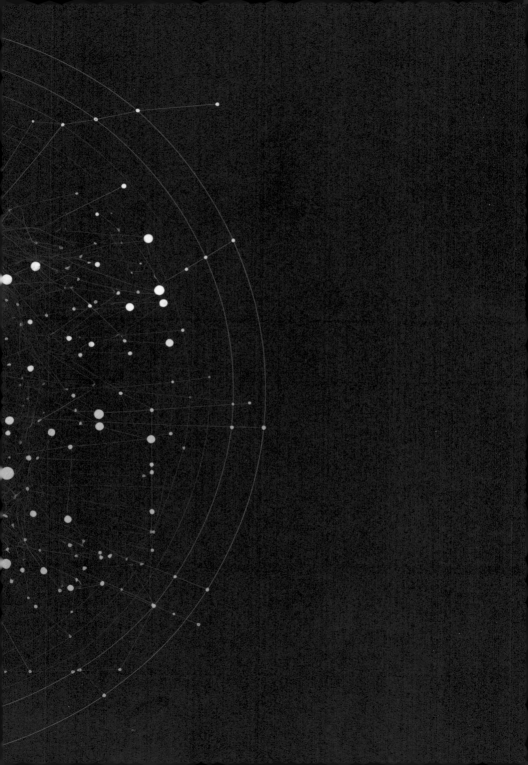